全国高等医药院校配套教材

医学课程学习纲要与强化训练

流行病学学习指导

主　　编　　罗家洪　李　健

副 主 编　　姚应水　高晓虹　孙桂香　胡利人
　　　　　　叶运莉　齐亚莉　梁多宏　郑　铃
　　　　　　殷建忠　吉渝南　刘洪庆　王耶盈

学术秘书　　陈　莹　喻　箴

编　　委　　（按姓氏汉语拼音排序）

陈冬富（泸州医学院）　　　　　　毛　勇（昆明医科大学）
陈　莹（昆明医科大学）　　　　　孟　琼（昆明医科大学）
程　然（大连医科大学）　　　　　倪进东（广东医学院）
董莉萍（北华大学）　　　　　　　彭仙娥（福建医科大学）
杜瑞红（北华大学）　　　　　　　齐亚莉（北华大学）
高晓凤（川北医学院）　　　　　　史新竹（沈阳医学院）
高晓虹（大连医科大学）　　　　　孙桂香（徐州医学院）
和丽梅（昆明医科大学）　　　　　王金权（皖南医学院）
胡利人（广东医学院）　　　　　　王效军（广东医学院）
胡良英（广东医学院）　　　　　　王耶盈（昆明医科大学）
胡志坚（福建医科大学）　　　　　吴　庆（昆明医科大学）
黄志刚（广东医学院）　　　　　　徐继承（徐州医学院）
吉渝南（川北医学院）　　　　　　杨　超（泸州医学院）
金岳龙（皖南医学院）　　　　　　姚应水（皖南医学院）
孔丹莉（广东医学院）　　　　　　叶运莉（泸州医学院）
李　健（川北医学院）　　　　　　殷建忠（昆明医科大学）
李　岩（北华大学）　　　　　　　喻　箴（昆明医科大学）
梁多宏（沈阳医学院）　　　　　　张光成（潍坊医学院）
刘成凤（潍坊医学院）　　　　　　张　晶（北华大学）
刘洪庆（潍坊医学院）　　　　　　张俊辉（泸洲医学院）
刘　娅（泸州医学院）　　　　　　郑　铃（福建医科大学）
刘振中（川北医学院）　　　　　　朱　陶（川北医学院）
罗家洪（昆明医科大学）

科学出版社

北　京

内 容 简 介

　　本书是全国高等医药院校规划教材案例版《流行病学》配套教材,由原班作者编写,帮助、指导医学生或读者学习流行病学。每一章内容包括目的要求、思考题参考答案、补充思考题、补充思考题参考答案等。本学习指导目的明确、重点突出,操作明细、解释详尽,分析正确、解惑答疑,题库丰富、适应备考,突破传统学习模式,在内容、框架、体例上有所创新,突出"三基"内容,知识点明确,易学易懂。

图书在版编目 (CIP) 数据

流行病学学习指导／罗家洪,李健主编.—北京:科学出版社,2011.2
(全国高等医药院校配套教材·医学课程学习纲要与强化训练)

ISBN 978-7-03-029833-1

Ⅰ.流…　Ⅱ.①罗…②李…　Ⅲ.流行病学-医学院校-教学参考资料
Ⅳ.R18

中国版本图书馆 CIP 数据核字(2011)第 014920 号

责任编辑:许贵强　李国红／责任校对:赵桂芬
责任印制:徐晓晨／封面设计:黄　超

科 学 出 版 社出版
北京东黄城根北街 16 号
邮政编码：100717
http://www.sciencep.com

北京东华虎彩印刷有限公司 印刷
科学出版社发行　各地新华书店经销

*

2011 年 2 月第　一　版　　开本:787×1092 1/16
2017 年 9 月第七次印刷　　印张:13
字数:293 000
定价:24.80 元
(如有印装质量问题,我社负责调换)

前　言

　　《流行病学学习指导》是中国科学院教材建设专家委员会规划教材、全国高等医药院校规划教材、罗家洪和李健主编的《流行病学》(案例版)的配套教材。《流行病学》(案例版)是在借鉴国外先进教学模式的基础上编写的适合中国国情的全新案例式教材。该教材是常年从事流行病学教学工作的各位编委的经验总结,也是医学科研方法的综合反映,具有先进性、科学性、启发性、适用性、易学易用等特点。

　　流行病学的学习注重理论知识的掌握,更注重在实际工作中的灵活应用。为配合教材的学习,帮助广大医学生及医务工作者有效掌握流行病学的常用方法及其原理,灵活应用流行病学知识搞好科研工作,我们以《流行病学》(案例版)为基础,由该教材编委亲自编写,帮助、指导学生及医务工作者学习流行病学。每一章内容结构主要由目的要求、思考题参考答案、补充思考题、补充思考题参考答案四个模块构成。附录为常用统计软件包简介和模拟考试题。

　　《流行病学学习指导》各个模块具体内容为:

　　(1) 目的要求:包括了解、熟悉、掌握、重点难点几个方面。**①了解**:只要知道有这些内容,不必要熟记。**②熟悉**:需要熟记的内容,知道来龙去脉及其应用。**③掌握**:不仅需要熟记,还要会计算、会灵活应用。**④重点难点**:教学或学习要点或关键点以及疑难点。

　　(2) 思考题参考答案:对教材中的思考题进行详细解答和评析。

　　(3) 补充思考题:补充大量的是非题、选择题和应用分析题等。

　　(4) 补充思考题参考答案:对补充的是非题、选择题和应用分析题等进行解答。

　　(5) 常用统计软件包简介:介绍常用统计软件包 SAS、SPSS、STATA、EpiData、PEMS。

　　(6) 模拟考试题:附录不同类型、不同难易程度的四套《流行病学》期末模拟考试题。

　　《流行病学学习指导》主要特点和创新之处:

　　(1) 目的明确、重点突出:为避免学习中主次不分的情况,每章的第一部分介绍学习的目的要求,明确学习的重点和难点,应该掌握、熟悉和了解的内容。在分清主次的基础上,调动学习者的主动性和积极性,以事半功倍地学好流行病学。

　　(2) 操作明细、解释详尽:为适应信息时代的发展,准确高效地分析处理各种医学科研资料,医学生和医务工作者必须具备应用 SAS、SPSS、PEMS 等统计软件包的能力。为使学习者掌握 SPSS 的常用统计分析方法,《流行病学学习指导》附录介绍常用统计软件包 SAS、SPSS、STATA、EpiData、PEMS,重点介绍 SPSS 软件包,以教材为基础,以实例分析和电脑操作的形式,按统一模式构建例题(分析→操作→结果→解释),由浅入深地指导学生学习SPSS 的应用。具体模式:首先,分析资料的研究目的、类型及其设计方案,据此决定应该采用何种统计方法进行分析,调用何种 SPSS 过程实现;然后,以图文并茂的形式指导学习者进行每一步操作(建立数据库→输入数据→统计分析),并以统计术语的形式,翻译每个新出现的英语单词或短语;最后,根据 SPSS 的输出结果,逐行逐字地解释了每个结果的意义,并结合专业知识,做出统计结论。EpiData 则详细介绍问卷和数据库的建立及其数据转换。

(3) 分析正误、解惑答疑: 全面解答了《流行病学》(案例版)的思考题和本书内的补充思考题。按解答、评析的形式,具体分析每道习题错误的原因或正确的道理,特别是针对反例式应用分析题,既详尽分析了错误原因,又给出正确做法。这样的解题方式,让学习者感到好学、易懂、过目不忘。

(4) 题库丰富、适应备考: 为适应医学生参加执业医师、研究生入学等综合性考试的备考需求,我们在教材思考题的基础上,根据教学大纲的要求,增加了大量的补充思考题,其中大部分应用分析题都是医学科研热点的浓缩,具有时代性。可供不同层次学习者应付各种考试的实战模拟训练,也可供教师及有关人员出题参考。最后四套《流行病学》期末模拟考试题,可供不同层次学习者应付各种考试的实战模拟训练,也可供教师及有关人员出题参考。

总之,《流行病学学习指导》突破传统模式,在内容、框架、体例上有所创新;采用案例式教学,附录增加易学易用的国际统计软件包 SPSS 等操作;配合教学,结合医学科研实例、案例引导教学,由浅入深、层次分明、针对性强;突出"三基"内容、知识点明确、易学易懂。

《流行病学学习指导》凝聚了各位编者的大量心血,是各位编者多年来教学经验总结或科研成果的综合反映。在教材编写和出版过程中,得到了科学出版社和各参编医科院校的大力支持;同时,昆明医科大学校长姜润生教授,副校长李松教授,副校长李燕主任医师,教务处章宗籍处长,公共卫生学院陆林院长、张有福书记、殷建忠副院长、吴锡南副院长等也给予了大力支持并提出了宝贵意见,我谨代表全体编委一并鸣谢。

由于编者的水平和编写经验,难免存在缺点和错误,热忱欢迎广大师生和同行批评指正,并希望各医学院校在使用过程中不断总结经验,提出宝贵意见,以便进一步修改完善。

罗家洪

2010 年 10 月于春城昆明

目　　录

第1章 绪 论

一、目 的 要 求

【了解】 流行病学发展简史;流行病与其他学科的关系;学习流行病学的意义。

【熟悉】 流行病学的应用;流行病学的重要观点。

【掌握】 流行病学的定义及其基本内涵;流行病学研究方法分类;各种流行病学研究方法的主要作用。

【重点难点】 重点是各种流行病学研究方法的主要作用;难点是各种流行病学研究方法在实际应用中容易出现的错误。

二、思考题参考答案

(一)名词解释

1.【解答】 流行病学是一门研究人群中疾病与健康状况的分布及其影响因素,并研究和制定防制疾病及促进健康的策略和措施的科学。

2.【解答】 疾病监测又称流行病学监测,是长期地、连续地、系统地收集、核对与分析疾病的动态分布及其影响因素的资料,并将信息及时上报和反馈,以便及时采取干预措施并评价其效果。

3.【解答】 人群疾病自然史是指疾病在人群中的自然发生发展的规律,个体疾病自然史是指疾病在个体中由亚临床期、症状早期、症状明显期、症状缓解期、恢复期或临床前期、临床期和临床后期的自然发生发展规律。

(二)填空题

1. 疾病与健康状况的分布及其影响因素 **2.** 基础医学 临床医学 预防医学 **3.** 观察性研究 实验性研究 理论性研究 描述性研究 分析性研究 **4.** 病例对照研究 队列研究 **5.** 个人 整个社区

(三)是非题

1. 答案: -

【评析】 本题考察点:观察法的地位。流行病学是在人群中进行研究的,大多数情况下只能进行观察性研究,因此观察法是流行病学研究的基本方法。

2. 答案: +

【评析】 本题考察点:实验性研究与观察性研究的主要区别。实验性研究能人为施加干预措施,而观察性研究只能被动地观察。

3. 答案: -

【评析】 本题考察点:现场试验与社区干预试验的研究对象。现场试验与社区干预试验均以尚未患所研究疾病的人群为研究对象。

4. 答案:-

【评析】 本题考察点:描述性研究的主要方法。病例对照研究是分析性研究方法的一种。

5. 答案:+

【评析】 本题考察点:实验性研究的特点。在实验性研究开始时,研究的结局还没有出现,而是在研究者人为地施加干预措施后,随访观察一段时间才能得到,因此实验性研究一般是前瞻性的。

(四) 选择题

1. 答案:a

【评析】 本题考察点:描述性研究的作用。描述性研究在病因探索过程中主要是提出假设。

2. 答案:c

【评析】 本题考察点:描述性研究的地位。描述性研究是流行学研究的起点。

3. 答案:e

【评析】 本题考察点:横断面研究的疾病频率指标。横断面研究中所得的疾病频率指标一般是患病率,而不是发病率。

4. 答案:b

【评析】 本题考察点:分析性研究的作用。分析性研究在病因探索过程中主要是检验假设。

5. 答案:c

【评析】 本题考察点:实验性研究的作用。实验性研究在病因探索过程中主要是证实假设。

(五) 简答题

1.【解答】 该定义的基本内涵:①研究对象是人群,包括各型病人和健康人;②研究内容是疾病与健康状况;③研究任务是阐明疾病与健康状况的分布及其影响因素,研究防制疾病及促进健康的策略与措施。

2.【解答】 实验性研究的主要类型是临床试验、现场试验和社区干预试验。三者之间有着一定联系和区别。

(1) 联系:① 研究者能人为施加干预措施;② 一般是前瞻性研究;③ 临床试验与现场试验都是以个体作为基本单位。

(2) 区别:① 研究对象不同,临床试验主要以病人为研究对象,而现场试验与社区干预试验均以尚未患所研究疾病的人群为研究对象;② 基本单位不同,现场试验接受干预措施的基本单位是个人,而社区干预试验接受干预措施的基本单位是整个社区;③ 研究目的不同,临床试验的主要目的是评价某种药物的安全性和有效性,而现场试验与社区干预试验常用于对某种预防措施的效果进行评价。

3.【解答】 流行病学的重要观点包括群体观点、社会医学和生态学观点、比较的观点、多病因论的观点、概率论的观点。

三、补充思考题

(一) 名词解释

1. 类试验(quasi-experiment or semi-experiment)
2. 临床试验(clinical trial)
3. 横断面研究(cross-sectional study)
4. 病例对照研究(case-control study)

(二) 是非题(正确记"+",错误记"−")

1. 流行病学(epidemiology)的定义是随着社会发展的变化而变化。　　　　　(　　)
2. 在传染病高发期,流行病学主要是研究传染病的防治问题。　　　　　(　　)
3. 英国 Stallybrass(1931 年)流行病学定义为"流行病学是关于传染病的科学——它们的原因、传播蔓延以及预防的学科"。　　　　　(　　)
4. 在传染病发病率和死亡率下降,非传染病发病率和死亡率上升,流行病学不仅研究传染病,同时也研究非传染病。　　　　　(　　)
5. 19 世纪流行病学就开始研究健康状况。　　　　　(　　)
6. 中国古代殷墟甲骨文已有"虫"、"蛊"、"疟疾"及灭虫的记载。　　　　　(　　)
7. 15 世纪中叶,唐朝就开设了"疠人坊",专门隔离麻风病人。　　　　　(　　)
8. 公元前 400 年,希腊著名医生希波克拉底(Hippocrates)的著作《空气、水及地点》,阐述了疾病与环境因素的关系,首次使用了"epidemic"(流行)一词。　　　　　(　　)
9. 15 世纪中叶,意大利威尼斯最早进行检疫(quarantine),首创了传染性疾病检疫的历史,要求所有外来船只必须在海港停留 30 天进行检疫。　　　　　(　　)
10. 1662 年,英国 John Graunt 利用伦敦出生与死亡统计资料编写了第一个寿命表,当时伦敦平均寿命为 28.2 岁。首次将统计学方法引入流行病学领域。　　　　　(　　)

(三) 选择题(从 a~e 中选出一个最佳答案)

1. 按是否事先设立(　　　),可将观察性研究分为描述性研究和分析性研究。
   - a. 试验组
   - b. 对照组
   - c. 盲法
   - d. 观察指标
   - e. 以上都不对
2. 病例对照研究是一种(　　)方法。
   - a. 前瞻性研究
   - b. 回顾性研究
   - c. 横断面研究
   - d. 现况研究
   - e. 以上都不对
3. 队列研究是一种(　　)方法。
   - a. 前瞻性研究
   - b. 回顾性研究
   - c. 横断面研究
   - d. 现况研究
   - e. 以上都不对
4. 病例对照研究是一种(　　)的研究方法。
   - a. 从因到果
   - b. 从果到因
   - c. 因果同时研究
   - d. 以上均对
   - e. 以上都不对

5. 队列研究是一种( )的研究方法。

    a. 从因到果   b. 从果到因   c. 因果同时研究

    d. 以上均对   e. 以上都不对

6. 第一级预防是( )

    a. 传染病的"五早"(早发现、早诊断、早报告、早隔离和早治疗)

    b. 慢性非传染病的"三早"(早发现、早诊断和早治疗)

    c. 合理治疗疾病并防止伤残、延长寿命

    d. 预防是病因预防,即防控疾病的发生

    e. 以上都不对

7. 第三级预防是( )

    a. 传染病的"五早"(早发现、早诊断、早报告、早隔离和早治疗)

    b. 慢性非传染病的"三早"(早发现、早诊断和早治疗)

    c. 合理治疗疾病并防止伤残、延长寿命

    d. 预防是病因预防,即防控疾病的发生

    e. 以上都不对

8. 实验性研究主要包括( )等。

    a. 临床试验   b. 现场试验   c. 社区干预试验

    d. 以上均对   e. 以上都不对

9. 流行病学重要观点是( )

    a. 群体观点与比较观点   b. 社会医学和生态学的观点

    c. 多病因观点   d. 概率论观点   e. 以上都对

10. 流行病学主要用于以下( )等几个方面。

    a. 描述疾病和健康状况的分布

    b. 疾病预防与疾病监测

    c. 探索疾病病因和危险因素

    d. 揭示疾病的自然史和疾病诊断、防治的效果评价

    e. 以上都对

11. 现代关于"流行病学",下列说法错误的是( )

    a. 流行病学是从群体角度研究疾病与健康

    b. 流行病学研究的病种仅限于传染病

    c. 流行病学从疾病分布入手探讨疾病的流行因素

    d. 流行病学属于预防医学的范畴

    e. 流行病学已深入临床医学的研究中

12. 流行病学研究范围为( )

    a. 传染病   b. 非传染病   c. 健康问题

    d. 原因不明的疾病   e. 一切疾病和健康

13. 下列哪一条是现代医学模式( )

    a. 生物学医学模式   b. 环境健康医学模式   c. 生物-心理-社会医学模式

    d. 综合健康医学模式   e. 生物、行为生活方式、卫生服务医学模式

(四) 简答题

1. 哪个朝代哪个人发明了人痘接种?

2.《种痘新书》是哪个朝代哪个作者所著? 比英国牛痘苗接种早多少年?

3. 李时珍是哪个朝代的人? 有何成就?

4. 哪年哪个机构首先使用多变量分析——Logistic 回归分析?

5. 哪年在哪个城市成立了流行病学学会,标志着流行病学学科的形成?

6. 哪年哪个人首次使用回顾性队列研究的方法,说明了母乳喂养的好处?

7. 哪年哪个人出版了描述性现场研究的论文,阐明了霍乱经饮食传播的理论?

8. 哪年哪个人首次进行随机对照试验(链霉素治疗肺结核的随机对照临床试验)?

9. 哪年哪个人出版了第一本现代流行病学研究方法的教科书?

10. 哪年哪个人出版了《病例对照研究(Case-Control Studies)》?

11. 哪年哪个人出版了第一本流行病学辞典?

12. 哪年哪个人提出将常见的偏倚分成 3 类?

13. 哪年哪个人出版了《理论流行病学(Theoretical Epidemiology)》?

14. 哪年哪个人出版了《现代流行病学(Modern Epidemiology)》?

15. 哪年哪个人出版了《癌症研究的统计学方法(Statistical Methods in Cancer Research)》?

16. 哪年哪个人出版了第一本"分子流行病学——原理与实践"专著,提出了生态流行病学模式?

17. 哪年我国研制成功我国第一批脊髓液体活疫苗,哪年研制成功单价液体活疫苗,哪年研制成功单价脊髓灰质炎糖丸活疫苗,哪年研制出 3 价脊髓灰质炎糖丸活疫苗?

18. 哪年全国人大通过并颁布了《中华人民共和国传染病防治法》,防疫工作走上法制轨道?

19. 哪年我国公布实施了《突发公共卫生事件应急条例》,将我国突发公共卫生事件的应急处理工作纳入法制轨道?

20. 我国哪年哪月哪日起施行《中华人民共和国突发事件应对法》?

21. 哪年我国自主研制的 SARS 疫苗进行志愿者人体试验,结果表明是安全和有效的?

22. 简述现场试验与社区干预试验。

(五) 应用分析题

1. 某课题组利用 2001~2010 年某市肺癌病因学社区干预试验研究的数据,运用状态风险分析理论,选择生活燃料、改炉改灶和慢性支气管炎病史等为伴随变量,建立了某居居民肺癌的危险状态分类模型。该模型可对人群及个体患肺癌危险度进行评价,有助于确定肺癌高危人群和高危个体,为指导当地肺癌的预防提供依据。

问:该研究采用了何种流行病学研究方法? 目的是什么?

2. 2009 年 2 月 18 日,云南省某县建筑工地发生群体性不明原因疾病,21 人中有 9 人发病,患者不同程度出现发热、全身乏力和肌肉酸痛等症状,其中一人经抢救无效死亡。

问:

(1) 需要进行什么调查? 患者发病原因是什么?

(2) 该疾病的防治对策如何?

四、补充思考题参考答案

(一) 名词解释

1.【解答】 一个完整的现场研究应具备实验性研究的四个基本原则(或特点),即设立对照、处理因素、随机抽样与分配、均衡或齐同对比原则。如果一项实验研究缺少其中一个或几个特征,这种实验就称为类实验。实际工作中类实验是指不能做到随机分组或没有平行对照的实验。

由于社区干预试验中接受干预措施的基本单位是社区,常常对象多、范围广,较难做到随机分配,因此常属于类实验。

2.【解答】 临床试验是以病人或正常人作为研究对象的医学研究,通过一定的干预,如新药、新疗法等,观察对人体的作用、不良反应等,以确定治疗措施或药物的效果与价值。临床试验一般是前瞻性研究。由于临床试验的观察对象是人,个体差异大,疾病的转归除了受疾病发展规律的支配外,还受许多其他因素的影响。因此,临床试验的设计要求更为严密,统计分析也有其特点。临床试验应当遵循随机、对照、均衡、重复和双盲的原则。

3.【解答】 横断面研究是指根据研究需要,运用普查或抽样调查等方法去收集特定时间内、特定人群中与疾病或健康状态有关的变量,以描述目前疾病或健康状况的分布及其有关因素。研究对象可以是确定人群的所有个体,也可以是该人群的一个代表性样本。

4.【解答】 病例对照研究是选择了一定数量的确诊某病患者作为病例组,另选了相应数量的未患该病但具有可比性的个体作为对照组,调查并比较病例组与对照组中某可疑因素的暴露比例,以分析该因素与疾病的联系。

(二) 是非题

1. 答案:+

【评析】 本题考察点:流行病学定义。流行病学的定义是随着社会发展的变化而变化。

2. 答案:+

【评析】 本题考察点:流行病学定义。在传染病高发期,流行病学主要是研究传染病的防治问题。

3. 答案:+

【评析】 本题考察点:流行病学定义。英国 Stallybrass(1931 年)流行病学定义为"流行病学是关于传染病的科学——它们的原因、传播蔓延以及预防的学科"。

4. 答案:+

【评析】 本题考察点:流行病学定义。在传染病发病率和死亡率下降,非传染病发病率和死亡率上升,流行病学不仅研究传染病,同时也研究非传染病。

5. 答案:-

【评析】 本题考察点:流行病学定义。到 20 世纪后期,流行病学也研究健康状况。

6. 答案:+

【评析】 本题考察点:流行病学发展简史。中国古代殷墟甲骨文已有"虫"、"蠱"、"疟疾"及灭虫的记载。

7. 答案:-

【评析】　本题考察点:流行病学发展简史。15世纪中叶,隋朝就开设了"励人坊",专门隔离麻风病人。

8. 答案:+

【评析】　本题考察点:流行病学发展简史。公元前400年,希腊著名医生希波克拉底(Hippocrates)的著作《空气、水及地点》,阐述了疾病与环境因素的关系,首次使用了"epidemic"(流行)一词。

9. 答案:-

【评析】　本题考察点:流行病学发展简史。15世纪中叶,意大利威尼斯最早进行检疫,首创了传染性疾病检疫的历史,要求所有外来船只必须在海港停留40天进行检疫。

10. 答案:-

【评析】　本题考察点:流行病学发展简史。1662年,英国John Graunt利用伦敦出生与死亡统计资料编写了第一个寿命表,当时伦敦平均寿命为18.2岁。首次将统计学方法引入流行病学领域。

(三) 选择题

　1.b　2.b　3.a　4.b　5.a　6.d　7.c　8.d　9.e　10.e　11.b　12.e　13.c

(四) 简答题

1.【解答】　宋朝天花流行时,峨眉山人创用了人痘接种,预防天花获得成功,此法后传至欧、亚的其他国家。

2.【解答】　清朝张琰著《种痘新书》,先后流传到欧亚各国,成为"人工免疫法"的先驱,比英国18世纪末用牛痘接种法还要早几百年。

3.【解答】　明朝李时珍经过40多年的努力,著《本草纲目》,全书共52卷,约190万字。载药1892种,绘图1000多幅,收录方剂11 096首。书中将药物作了科学分类,分为十六纲、六十类,是古代最完备的分类系统,比现代植物分类家奠基人林奈还早157年。李时珍因此被公认为是世界伟大的科学家之一,故而《本草纲目》很快译成日、拉丁、英、法、德、俄文等,流传国外。李时珍主张病人衣服放于甑上熏,具有"消毒"观念,用以预防疾病的传染。

4.【解答】　1948年美国弗雷明汉心脏研究(Framingham Heart Study)首先使用了多变量分析——Logistic回归分析。

5.【解答】　1950年首次在伦敦成立了流行病学学会,标志着流行病学学科的形成。

6.【解答】　1912年Lane-Claypon首次使用回顾性队列研究的方法,说明了母乳喂养的好处。

7.【解答】　1920年Goldberger出版了描述性现场研究的论文,阐明了霍乱经饮食传播的理论。

8.【解答】　1948年Austin B. Hill首次随机对照试验(链霉素治疗肺结核的随机对照临床试验)。

9.【解答】　1960年McMahon出版了第一本现代流行病学研究方法的教科书。

10.【解答】　1982年James Schlesselman出版了《病例对照研究(Case-Control Studies)》。

11.【解答】　1983年加拿大的Last出版了第一本流行病学辞典。

12.【解答】 1985 年 Miettinen 提出将常见的偏倚分成 3 类。

13.【解答】 1985 年 Olli Miettinen 出版了《理论流行病学(Theoretical Epidemiology)》。

14.【解答】 1986 年 Kenneth Rothman 出版了《现代流行病学(Modern Epidemiology)》。

15.【解答】 1987 年 Breslow 和 Day 出版了《癌症研究的统计学方法(Statistical Methods in Cancer Research)》。

16.【解答】 1993 年 Schulte 出版了第一本"分子流行病学——原理与实践"专著,提出了生态流行病学模式。

17.【解答】 1959 年我国研制成功我国第一批脊髓液体活疫苗,1960 年研制成功单价液体活疫苗,1963 年研制成功单价脊髓灰质炎糖丸活疫苗,1971 年研制出 3 价脊髓灰质炎糖丸活疫苗。

18.【解答】 1989 年全国人大通过并颁布了《中华人民共和国传染病防治法》,防疫工作走上法制轨道。

19.【解答】 我国公布实施了《突发公共卫生事件应急条例》,将我国突发公共卫生事件的应急处理工作纳入法制轨道。

20.【解答】 我国 2007 年 11 月 1 日起施行《中华人民共和国突发事件应对法》。

21.【解答】 2004 年我国自主研制的 SARS 疫苗进行志愿者人体试验,结果表明是安全和有效的。

22.【解答】 现场试验与社区干预试验都是在社区(一定区域内的人群)或现场环境下进行的干预性研究,均以尚未患所研究疾病的人群为研究对象,但现场试验接受干预措施的基本单位是个人,社区干预试验接受干预措施的基本单位是整个社区。现场试验与社区干预试验常用于对某种预防措施的效果进行评价。

现场试验与临床试验的不同点在于其研究对象是以尚未患所研究疾病的人群,需到社区"现场"开展研究。

(五) 应用分析题

1.【解答】 该研究采用的是理论性研究,目的是建立数学模型,对人群患病危险度进行理论研究。

2.【解答】

(1) 经省州县领导和各级疾控中心及有关专家的流行病学病因调查,发现该疾病是由旋毛虫导致的,原因是发病农民工吃饭的食堂卫生条件较差,工地做饭只有一块砧板,所食用的猪肉在加工过程中,砧板生熟混用导致的。

(2) 防治对策:①患者治疗,采用特效药阿苯达唑治疗,经全程足量治疗,患者全部康复出院。②加强食堂卫生管理,严格生熟分开。③有关部门在全县范围内对屠宰点、零售摊点,按照相关规定实施严格的动物、肉类卫生检疫,严禁未经检验的肉类出售。在全县范围内对饮食服务场所进行检查,同时加强宣传教育力度,不吃生的或未煮熟的猪肉及其他哺乳类动物肉或肉制品,提高全民卫生意识。同时,加强卫生专业人员对旋毛虫病防治的专业知识和技能的培训。遵守食品卫生管理法规,发现感染有旋毛虫病的肉要坚决焚毁;扑杀鼠类、野犬等保虫宿主等,防止人群感染。

(罗家洪 毛 勇 喻 箴)

第2章 疾病分布

一、目的要求

【了解】 疾病频率的常用测量指标:引入率、潜在减寿年数;描述人群的各个特征分布,地区分布中相关问题。

【熟悉】 疾病频率的常用测量指标:续发率、感染率和生存率;移民流行病学的分析原则。

【掌握】 疾病频率的常用测量指标:发病率、罹患率、患病率、死亡率和病死率;疾病流行强度术语;疾病分布中年龄分布分析方法,描述疾病时间分布的形式,描述地区分布的术语。

【重点难点】 疾病频率常用测量指标;难点是综合描述疾病的三间分布,找到病因线索。

二、思考题参考答案

(一)名词解释

1.【解答】 参见教材【知识点2-1】。

2.【解答】 参见教材【知识点2-2】。

3.【解答】 参见教材【知识点2-3】。

4.【解答】 参见教材【知识点2-4】。

5.【解答】 参见教材【知识点2-6】。

6.【解答】 参见教材【知识点2-6】。

7.【解答】 参见教材。

8.【解答】 参见教材【知识点2-8】。

(二)是非题

1. 答案:+

【评析】 本题考察点:移民流行病学原则。

2. 答案:-

【评析】 本题考察点:患病率的影响因素。寿命延长,但不能治愈,使存活的旧的病例增加,所以可能出现患病率增加。

3. 答案:-

【评析】 本题考察点:病死率的概念。一定时期内(通常为一年),患某病的全部病人中因该病死亡的比例,即某病患者中的死亡百分比。

4. 答案:-

【评析】 本题考察点:疾病的时间分布。疾病的季节性研究不仅适用于许多传染病,也适用于部分非传染性疾病。

（三）选择题

1. 答案：a

【评析】 本题考察点：描述疾病地区分布的术语。自然地方性是指由于某些自然环境的影响，而使一些疾病只在这些地区存在。包括两类情况：一类是传播媒介受自然环境的影响，只在某些地区存在，使该病分布呈地方性，例如血吸虫的传播媒介钉螺多存在于南方，因此血吸虫病也多存在于南方；另一类是与自然环境中的微量元素分布有关，如地方性甲状腺肿等。

2. 答案：b

【评析】 本题考察点：描述疾病时间分布的形式，有 a、c、d、e 四种形式。

3. 答案：e

【评析】 本题考察点：暴发时常用的指标是罹患率，通过比较吃不同食物的罹患率，从而判定哪种食物是病因。

4. 答案：e

【评析】 本题考察点：疾病的三间分布。

5. 答案：a

【评析】 本题考察点：疾病的流行强度。发病率维持在历年的一般水平，称为散发。

（四）简答题

1.【解答】 参见教材【知识点 2-6】。

【评析】 本题考察点：疾病的时间分布。疾病发生的频率随着时间的推移而不断变化，因此研究疾病的群体现象时，必须结合时间进行分析，从而了解疾病的流行动态，提供病因线索，还有助于验证可能的致病因素与疾病的关系。

2.【解答】 有两种分析方法：横断面分析和出生队列分析。

（1）横断面分析：是分析同一时期不同年龄组和不同年代出生的各年龄组的发病率或死亡率的变化。多用于急性病。对慢性病来说，因其暴露时间长，致病因素的强度可能有变化，不能正确显示致病因素与年龄的关系。

（2）出生队列分析：是对同时期出生的一组人群作为一个出生队列，随访若干年，描述一个或多个出生队列在不同年龄时的某病发病率或死亡率。常用于慢性病。它可以明确地显示致病因素与年龄的关系，有助于探明年龄、所处时代特点及暴露经历三者在疾病频率变化中的作用。在评价疾病年龄分布的长期变化趋势及提供病因线索方面有很大的意义。

【评析】 本题考察点：疾病的人群分布中年龄特征。

（五）应用题

1.【解答】

（1）暴发。

（2）首先题中描述与教师接触密切的 165 名学生中未发现肺炎病例，因此发病与接触病人无关；其次计算罹患率可知不论购买与否，分购时在场者罹患率明显高于不在场者，因此可认为肺炎的发生可能与集体分购甘蔗时在场有关。

（3）①病人的恢复期血清 IgE 显著增高；②甘蔗表面分离出以青霉菌、毛霉菌等真菌为优势的菌株。吸入甘蔗表面所吸附的霉尘可能是这次过敏性肺炎暴发的原因（表 2-1）。

【评析】 本题考察点：罹患率的计算。深刻理解何为暴露人口。

表 2-1 购买甘蔗或在分购现场停留与发病关系

购买与否	分购时是否在场	人数	发病人数	罹患率(%)
+	+	30	18	60.0
+	−	15	3	20.0
−	+	1	1	100.0
−	−	4	0	0
合计		50	22	47.8(22/46)

2.【解答】

(1) 年平均发病率：$\dfrac{17\ 950}{10\ 696\ 260} \times 10\ 000/万$

(2) 年平均人口数为 10 696 260,代入计算可得每月的蝮蛇咬伤发生率。从表 2-2 中可以看出每月均有蝮蛇咬伤发生。蝮蛇咬伤发病率与季节有密切关系。

11 月以后至次年 3 月这 5 个月的发病数最少,这段时间蛇类进入冬眠状态,少数蛇伤是在意外情况和气温异常变化情况下发生的。从 4 月份开始蝮蛇伤逐渐上升,5 月至 10 月达到高峰。此时正值双抢大忙季节,大批劳动力从事田间劳动及野外作业,此时蛇的活动较为频繁,蛇伤人的机会也随之增多,提示在这期间劳动时应加强防护。

表 2-2 某省三市 10 年间蝮蛇咬伤月份分布

月份	蛇伤人数	构成比(%)	蛇伤发生率(/10 万)
1	19	0.11	0.18
2	18	0.10	0.17
3	13	0.76	0.12
4	1 063	5.92	9.94
5	2 785	15.51	26.04
6	2 667	14.86	24.93
7	2 712	15.11	25.35
8	2 885	16.07	26.97
9	2 968	16.53	27.75
10	2 663	14.84	24.90
11	18	0.10	0.17
12	15	0.09	0.14
合计	17 950	100.00	167.82

(3) 蝮蛇咬伤发病季节与蛇的生态习性、活动规律、人们野外作业的频率相一致。故:①做好蛇伤预防工作,在农村广泛、深入宣传普及蛇伤防治知识十分必要,加强劳动防护;②建立农村蛇伤防治网点,乡镇卫生院、村合作医疗诊所应配备蛇伤急救药,保障农民的健康和生命安全。

【评析】 本题考察点:疾病的时间分布。

三、补充思考题

(一) 名词解释

1. 自然疫源性
2. 患病率
3. 横断面分析
4. 续发率

(二) 是非题(正确记"+",错误记"-")

1. 对急性重型肝炎评价临床抢救效果时最恰当的指标应是死亡率。 （　　）
2. 用于综合描述疾病的"三间分布"最经典的流行病学方法是遗传流行病学。（　　）
3. 疾病年龄分布横断面分析方法可以说明不同年代出生的各年龄组死亡率的变化。

（　　）

4. 对于一种危害严重的疾病,采取针对病因的措施后,在评价其预防效果时应采用患病率。 （　　）

(三) 选择题(从 a~e 中选出一个最佳答案)

1. 罹患率可表示为(　　　)

    a. (观察期内的新病例数÷同期平均人口数)×100%

    b. (观察期内的病例数÷同期平均人口数)×100%

    c. (一年内的新病例数÷同年暴露人口数)×100%

    d. (观察期内的新病例数÷同期暴露人口数)×100%

    e. (观察期内的新旧病例数÷同期暴露人口数)×100%

2. 周期性的正确解释是(　　　)

    a. 疾病依规律性的时间间隔发生　　　　　b. 疾病突然升高的现象

    c. 疾病发病率超过一般水平　　　　　　　d. 疾病发病率保持在一般水平

    e. 疾病依规律性的时间间隔发生流行

3. 在一些城市中甲型肝炎的发病率每年3~5月份有所升高,这种现象称为疾病的(　　　)

    a. 暴发　　　　　　b. 流行　　　　　　c. 季节性

    d. 周期性　　　　　e. 长期变异

4. 有严格季节性的疾病一般是(　　　)

    a. 肠道传染病　　　b. 呼吸道传染病　　　c. 体表传染病

    d. 虫媒传染病　　　e. 非传染病

5. 下列哪个指标是用于测量发病率不准确且病死率极低的传染病的分布特征的(　　　)

    a. 病死率　　　　　b. 现患率　　　　　　c. 超额死亡率

    d. 累积死亡率　　　e. 罹患率

6. 研究肿瘤的时间分布,主要应分析其(　　　)

    a. 季节性　　　　　b. 周期性　　　　　　c. 地方性

    d. 长期变异　　　　e. 自然疫源性

7. 流行是指(　　)

　　a. 某病的发病率虽然低,但在人群中仍然有此病发生

　　b. 某病的发病率超过了 10%

　　c. 某病的发病率超过了 20%

　　d. 某病的发病率显著地超过该地区以往发病率波动范围

　　e. 某病的发病率显著地超过邻近地区的发病率波动范围

8. 某地在大于 65 岁的人群中,冠心病的发病率随年龄增加而上升,但该病的患病率却下降,此种现象的最好解释是(　　)

　　a. 大于 65 岁的人冠心病患者病程较短

　　b. 大于 65 岁的人冠心病患者病程较长

　　c. 大于 65 岁的人冠心病患者有较好的治疗措施

　　d. 大于 65 岁的人冠心病的病死率降低

　　e. 大于 65 岁的人冠心病的发病率减少

(四) 简答题

1. 发病率与患病率有何不同和联系?

2. 疾病分布呈现周期性的原因是什么? 周期间隔时间长短取决于哪些因素?

(五) 应用分析题

1. 2002 年某疾病监测点为了查明该地区主要疾病的发生、死亡及相关情况,进行了一次流行病学调查。有关数据见表 2-3。

问:

(1) 试计算该疾病监测点 2002 年的恶性肿瘤发病率、患病率、死亡(专)率及病死率。

(2) 2002 年 1 月 1 日恶性肿瘤的时点患病率。

(3) 2002 年细菌性痢疾家庭内续发率与非家庭内续发率。

(4) 上述诸指标对防制有关疾病有何启示?

表 2-3　2002 年某监测点某些疾病现况调查资料

项目	人数	项目	人数
2002 年 7 月 1 日该监测点人口数	91 098	同年细菌性痢疾新发病例的接触人数	5 562
同年 1 月 1 日该点人口数	89 769	其中,家庭内接触者	1 609
同日记录的恶性肿瘤病例	59	非家庭内接触者	3 953
其中,当天新病例	2	同年受检的接触者人数	374
2002 年恶性肿瘤新发病例	176	其中,家庭内接触者	102
同年恶性肿瘤患者死亡人数	119	非家庭内接触者	272
		其中,家庭内接触者发病人数	31
		非家庭内接触者发病人数	26

2. 已知某省某年甲、乙两县 20 岁及以上各年龄别某病死亡专率和各年龄别人口数,资料见表 2-4。为了客观地比较两地某病死亡率的高低,应消除两地区年龄构成的差异,因此需对死亡率进行标化(调整)。

问:

(1) 用直接法计算甲、乙两县标化死亡专率(以合并甲乙两县人口作为标准人口)。

（2）比较标化死亡专率与粗死亡专率之间的差异。

表 2-4　某年甲、乙两县各年龄别某病死亡专率

年龄组(岁)	甲县			乙县		
	人口数	某病死亡数	死亡专率(‰)	人口数	某病死亡数	死亡专率(‰)
20-	200 000	1 000	5	400 000	2 400	6
40-	400 000	4 000	10	400 000	4 800	12
60-	400 000	8 000	20	200 000	5 000	25
合计	1 000 000	13 000	13	1 000 000	12 200	12.2

四、补充思考题参考答案

（一）名词解释

1.【解答】 参见教材【知识点 2-7】。

2.【解答】 参见教材【知识点 2-2】。

3.【解答】 参见教材。

4.【解答】 参见教材【知识点 2-2】。

（二）是非题

1. 答案:-

【评析】 本题考察点:病死率。

2. 答案:-

【评析】 本题考察点:移民流行病学。

3. 答案:-

【评析】 本题考察点:横断面分析。疾病年龄分布一次横断面分析可以说明同一时期各年龄别死亡率的变化。多次横断面分析可以说明不同年代各年龄别死亡率的变化。

4. 答案:-

【评析】 本题考察点:发病率。

（三）选择题

1. 答案:d

【评析】 本题考察点:罹患率的定义。

2. 答案:e

【评析】 本题考察点:疾病隔一定的年限发生流行,并具有规律性,称周期性。

3. 答案: c

【评析】 本题考察点:季节性。

4. 答案:d

【评析】 本题考察点:季节性。

5. 答案:e

【评析】 本题考察点:罹患率能根据暴露程度较精确地测量发病概率。

6. 答案:d

【评析】　本题考察点:长期变异。

7. 答案:d

【评析】　本题考察点:疾病流行强度。

8. 答案: a

【评析】　本题考察点:患病率的影响因素。

(四) 简答题

1.【解答】

(1) 计算公式不同:发病率是指一定时期内,一定人群中,某病新病例出现的频率。其分子是一定期间内的新发病人数,分母是可能发生该病的人群;患病率:是指某特定时间内总人口中,曾患有某病(新旧病例之和)所占的比例。

(2) 应用不同:发病率常用于衡量病程短的急性病的发生情况并用于探讨发病因素,提出病因假说,评价防制措施效果。患病率常用于衡量病程长的慢性病的存在与流行情况,可为医疗设施规划、估计床位周转、卫生设施及人力需要量、医疗质量评价、医疗费的投入等提供科学依据。

(3) 患病率取决于发病率和病程两个因素。发病率和病程稳定的时候:患病率=发病率×病程。

【评析】　本题考察点:发病率与患病率。

2.【解答】　参见教材:形成周期性的主要原因。

【评析】　本题考察点:时间分布形式。

(五) 应用分析题

1.【解答】

(1) 恶性肿瘤发病率 $= \dfrac{176}{91\ 098} \times 100\ 000/10$ 万

患病率 $= \dfrac{176+59-2}{91\ 098} \times 100\ 000/10$ 万

死亡(专)率 $= \dfrac{119}{91\ 098} \times 100\ 000/10$ 万

病死率 $= \dfrac{119}{176+59-2} \times 100\%$

(2) 2002 年 1 月 1 日恶性肿瘤的时点患病率 $= \dfrac{59}{89\ 769} \times 100\ 000/10$ 万

(3) 2002 年细菌性痢疾家庭内续发率 $= \dfrac{31}{102} \times 100\%$

非家庭内续发率 $= \dfrac{26}{272} \times 100\%$

(4) 对恶性肿瘤而言,请从两方面比较说明问题:一是与前几年的发生情况相比,二是与 2002 年的其他地区相比。对于菌痢而言,说明家庭内续发率高,为使其下降,应切断传播途径。

【评析】　本题考察点:疾病频率测量指标的计算。

2.【解答】

$$甲县的标准化率 = \frac{600\ 000 \times 5‰ + 800\ 000 \times 10‰ + 600\ 000 \times 20‰}{2\ 000\ 000}$$

$$乙县的标准化率 = \frac{600\ 000 \times 6‰ + 800\ 000 \times 12‰ + 600\ 000 \times 25‰}{2\ 000\ 000}$$

标准化死亡率消除了年龄别构成不同的影响,使结果更符合实际情况。

【评析】   本题考察点:死亡率的计算及应用注意事项。

(孙桂香   徐继承)

第3章　描述性研究

一、目 的 要 求

【了解】 现况调查的实施步骤;生态学研究的概念。

【熟悉】 个例调查、病例报告和病例分析目的和用途;现况研究的概念方法;生态学研究目的。

【掌握】 描述性研究概念、特点及分类;个例调查、病例报告和病例分析的概念及优缺点;现况研究的概念、特点、目的、种类。

【重点难点】 重点是现况研究的概念、特点、目的、种类;难点是应用现况研究方法解决医学科研的实际问题。

二、思考题参考答案

(一) 名词解释

1.【解答】 描述性研究又称描述性流行病学,是流行病学研究中最基本、最常用的一类方法,指根据已有的资料或对专门调查的资料,按不同地区、不同时间及不同人群特征(三间分布)进行系统性条理性归纳、整理后,对疾病或健康状态的分布进行客观描述,并在此基础上发现某些线索,而形成自己观点或进一步提出研究假设,为分析性研究提供线索的一种方法。

2.【解答】 个案调查指对个别发生的病例、病例的家庭及周围环境进行的流行病学调查。调查的病例一般为传染病病人,但也可以是非传染病病人或病因未明疾病的病例等。广义的个案可以是个人、家庭、社会群体或社区。

3.【解答】 病例报告又称个案报告,是临床上详细地介绍某种罕见病的单个病例或少数病例或有效的治疗方法或措施。它是临床医学和流行病学的一个重要的联接点。

4.【解答】 病例分析指将一系列(可以是几例、几十例、几百例甚至几千例)相同疾病的患者临床资料进行整理、统计、分析并得出结论。病例分析常利用已有的门诊、住院或专题研究资料进行分析。

5.【解答】 现况调查按照设计要求,在某人群中用普查或抽样调查等方法收集特定时间内有关变量、疾病或健康状况的资料,从而描述疾病或健康状况的分布及其影响因素。患病率是其调查的主要指标。

6.【解答】 抽样调查指从全体被调查对象中,按照一定方法随机抽取部分对象作为代表进行调查分析,由此推论全体被研究对象的状况。其目的是根据调查所得的样本资料,估计和推断被调查现象的总体特征。

7.【解答】 普查指为了解某病的患病率或健康状况,在特定时间内对特定范围内的人群中每一成员进行调查或检查。时间较短,一般为 1~2 天或 1~2 周,最长不宜超过 2~3 个月,特定范围指某一地区或某种特征的人群。

(二) 是非题

1. 答案:+

【评析】 本题考察点:描述性研究资料来源。

2. 答案:-

【评析】 本题考察点:偏倚的概念。

3. 答案:-

【评析】 本题考察点:现况研究的用途。

4. 答案:+

【评析】 本题考察点:个案调查的局限性。

5. 答案:+

【评析】 本题考察点:生态学研究的概念。

(三) 选择题

1. 答案:b

【评析】 本题考察点:描述性研究的概念。

2. 答案:d

【评析】 本题考察点:抽样调查的实际应用。

3. 答案:d

【评析】 本题考察点:调查表设计的原则。

4. 答案:d

【评析】 本题考察点:抽样调查的样本量的估算。

5. 答案:d

【评析】 本题考察点:现况研究中存在的偏倚。

(四) 简答题

1.【解答】 现况调查的目的和用途:描述疾病或健康的分布;发现病因线索;适于疾病的二级预防;评价疾病的防治效果;进行疾病监测;评价一个国家或地方的健康水平。

【评析】 本题考察点:现况调查的目的和用途。

2.【解答】 现况调查中常见的偏倚有选择偏倚、信息偏倚和混杂偏倚。防止方法有:①随机化,使潜在的混杂因素、可测量或不可测量的非研究因素分布均衡;②控制测量偏倚;③防止调查员偏倚。

【评析】 本题考察点:现况调查中常见的偏倚。

3.【解答】 个案报告的用途有探索病因线索,分析疾病分布特征,核实诊断,为治疗和护理提供指导,为疾病监测提供资料。其局限性有:个案调查的资料是个性和特殊性的表现,且有高度选择性,故不能反映一般状况。个案研究或者病例报告一般无对照,因而在病因研究方面作用不大;不能直接下因果关系的结论,只能提供病因探索的线索。不能用来检验是否真正存在联系,不能作为改变临床诊断、治疗等的依据。

【评析】 本题考察点:个案报告的用途。

（五）应用分析题

1.【解答】

（1）乳腺小叶增生患病率 = 6000/20000× 10000 = 3000/万

慢性宫颈炎患病率 = 3000/20000× 10000 = 1500/万

子宫肌瘤患病率 = 1500/20000× 10000 = 750/万

（2）普查的作用有早期发现和治疗病人,并且了解疾病和健康状况的分布。本调查有利于早期发现和治疗各种妇科疾病,通过大规模的调查也能促进妇女保健意识的提高;并且为防治妇女病提供依据,便于下一步制定相应的干预措施。

【评析】 本题考察点:普查的用途。

2.【解答】 该调查应该包括以下内容:有条件的情况下将患者标本送参比实验室,核实病原体;调查患者密切接触者的健康状况,包括其家人、邻居、工友等;了解患者居住地及工作地的基本情况,如自然环境及人口资料;了解患者居住地及工作地动物和蚊虫的分布和健康情况;最后根据临床与流行病学资料综合分析,下结论。

【评析】 本题考察点:个案调查的内容。

三、补充思考题

（一）名词解释

1. 单纯随机抽样（simple random sampling）

2. 系统抽样（systematic sampling）

3. 分层抽样（stratified sampling）

4. 整群抽样（cluster sampling）

5. 生态学研究（ecological study）

6. 生态学谬误（ecological fallacy）

（二）是非题(正确记"+",错误记"-")

1. 描述性研究的主要任务是检验假设。 （ ）

2. 病例报告可以作为改变临床诊断及治疗的依据。 （ ）

3. 当对疾病的情况了解不多时,常常从描述性研究入手。 （ ）

4. 现况研究最常用的描述疾病发生的指标是发病率。 （ ）

5. 通过个案调查可进行分析变量与疾病或健康状况是否存在关系。 （ ）

6. 在普查调查的资料中不存在抽样误差。 （ ）

7. 抽样调查的设计、实施与资料分析比普查要复杂。 （ ）

8. 普查是指在某特定时间、特定范围内对某人群进行全体调查。 （ ）

9. 需知道某地一定时间内某病的患病情况时可考虑用抽样调查。 （ ）

10. 假如需观察某省地区"三鹿奶粉"销售量与发生尿路结石患儿人数的时间分布时,可采用生态趋势研究。 （ ）

（三）选择题(从 a~e 中选出一个最佳答案)

1. 抽样调查中,抽样误差从大到小的顺序是( )

a. 整群抽样、分层抽样、系统抽样、单纯随机抽样

b. 整群抽样、单纯随机抽样、系统抽样、分层抽样

c. 分层抽样、系统抽样、单纯随机抽样、整群抽样

d. 分层抽样、系统抽样、整群抽样、单纯随机抽样

e. 系统抽样、单纯随机抽样、整群抽样、分层抽样

2. 在现况研究中最常用下列哪种指标(　　　)

 a. 发病率   b. 死亡率   c. 患病率

 d. 病死率   e. 罹患率

3. 想调查某地人群糖尿病的现患率,可采用何种研究方法(　　　)

 a. 病例对照研究   b. 队列研究   c. 实验研究

 d. 现况研究   e. 理论研究

4. 拟调查某地 HIV 携带情况,可采用(　　　)

 a. 筛选   b. 抽样调查   c. 病例对照研究

 d. 队列研究   e. 个案调查

5. 某乡 5000 户约 2 万人口,欲抽其 1/4 人口进行某病调查,随机抽取 1 户开始后,即每隔 4 户抽取 1 户,对抽到的户中的每个成员逐一进行调查。这种抽样方法为(　　　)

 a. 分层抽样   b. 系统抽样   c. 整群抽样

 d. 简单抽样   e. 多级抽样

6. 普查的优点是(　　　)

 a. 适合于患病率低的疾病调查   b. 最不容易出现漏查

 c. 确定调查对象简单   d. 能较快得到发病率

 e. 统一的调查技术和检查方法保证调查质量

7. 临床医生开展社区调查时最常使用的流行病学调查方法是(　　　)

 a. 个案调查   b. 典型调查   c. 现况调查

 d. 问卷调查   e. 暴发调查

8. 想了解冠心病在某地区的危害情况,进行现况调查时宜选用(　　　)

 a. 普查   b. 抽样调查   c. 典型病例调查

 d. 住院病例调查   e. 个案调查

9. 下列哪项不是传染病个案调查的内容(　　　)

 a. 核实诊断   b. 确定传染来源及可能的传播途径

 c. 确定病人传播范围   d. 查明全部接触者

 e. 计算平均潜伏期并推算暴露日期

10. 下列哪种研究方法属于描述性研究(　　　)

 a. 病例报告   b. 横断面研究   c. 病案系列报告

 d. 生态学研究   e. 以上都是

(四) 简答题

1. 举例描述移民流行病学的研究对象及方法。

2. 简述描述性研究的用途。

3. 个案调查的目的和用途

4. 普查与抽样调查的优缺点的比较。

5. 拟调查某地 HIV 的感染情况,你将采用什么方法?

(五) 应用分析题

1. 某地观察了 3 年胃癌的发病与死亡情况,其结果如表 3-1 所示。

问:

(1) 计算胃癌各年的发病率、死亡率、年期间患病率、时点患病率 (元旦零时)、病死率。

(2) 讨论上述几种率的意义。

表 3-1　某地 1976~1978 年胃癌发病与死亡情况

年份	平均人口数	上年留下病例数	本年新病例数	本年总病例数	本年死亡例数
1976	154 654	2	16	18	15
1977	156 249	3	20	23	18
1978	158 108	5	22	27	20
合计	469 011	10	58	68	53

2. 某年某市根据疫情报告,某年乙型脑炎发病资料整理如下(表 3-2~表 3-5):

流行强度及流行形式:全市乙型脑炎发病 174 例,发病率 2.8/10 万,近 10 年发病最多的 1 年,死亡 6 人,病死率 3.5%,市区 8 个病例之间无联系,农村病例一般一个村 1 例或者 2 例,无一家 2 例现象。

问:

(1) 流行形式特点是什么?

(2) 地区分布特点是什么?

(3) 季节分布特点是什么?

(4) 年龄性别分布特点是什么?

表 3-2　某年某市乙型脑炎病例地区分布

地区	病例数	发病率 (1/ 10 万)
市一区	1	0.14
市二区	2	0.52
市三区	2	0.36
市四区	1	0.31
市五区	2	0.44
市郊一县	19	3.55
市郊二县	26	5.80
市郊三县	89	9.40
市郊四县	30	3.84
市郊五县	2	1.16
合计	174	2.80

表 3-3　某年乙型脑炎病例月份统计

	5 月	6 月			7 月			8 月			合计
	下	上	中	下	上	中	下	上	中	下	
病例数	1	1	0	1	15	20	67	13	8	1	117
构成(%)	0.86	0.86	0.00	0.86	4.27	17.09	57.25	11.11	6.84	0.86	100

表 3-4　乙型脑炎病例年龄分布

年龄组(岁)	0~	1~	2~	3~	4~	5~	6~	7~	8~	合计
病例数	16	38	22	32	25	13	15	6	7	174
发病率(1/10 万)	22.0	49.0	26.0	36.0	25.4	13.2	17.2	7.7	0.13	2.8
构成(%)	9.2	21.8	12.6	18.4	14.4	7.5	8.6	3.5	4.0	100

表 3-5　某年某市 5~8 月气象因素统计表

月份	温度(℃)		雨量(mm)	
	月平均	10 年	月平均	11 年
5	22.0	21.5	309	161
6	25.8	25.7	270	260
7	31.0	28.8	79	149
8	27.9	28.5	305	150

蚊虫及季节消长:根据 10 个市区、郊区蚊虫监测点调查,蚊群组成以缺乏库蚊占优势为 84.6%,其次为淡色库蚊占 12%,而优势蚊种缺乏库蚊的繁殖高峰在 6 月下旬至 7 月中旬。

(5) 气象分布特点是什么?

(6) 优势蚊种的季节消长与乙型脑炎流行关系是怎样的?

其他资料:猪的隐性感染率为 96%,据市、郊县对养猪户调查,郊县养猪户占 75%,市区养猪户为 0.2%,乙型脑炎病例调查,养猪的发病户占 82.1%,乙型脑炎免疫注射应预防注射对象在 4 月下旬完成,郊县接种率为 93%,市区为 95%,漏种占一定的比例,调查患者中未注射疫苗的发病例数占发病总数的 39.3% 。

(7) 疫苗接种情况如何?

根据上述资料:

(8) 某市某年乙型脑炎流行的特征是什么?

(9) 某年乙型脑炎与气象因素、传播媒介、宿主动物的关系如何?

(10) 对乙型脑炎的主导措施评价。

3. 某省某县的 A 乡和 B 乡在海拔 500~700 米的大山区,相距 25 千米,据当地卫生院报告 B 乡无氟骨症及斑牙病,A 乡有该病发生。请求调查其原因,该地区卫生局为了解该乡氟骨病患病情况及探讨病因及流行因素,进行了现场调查,用随机整群抽样方法,B 乡抽三个村,组织包括地方病、外科、口腔、放射和检验等专业医务人员,对上述五个村普遍进行体检,B 乡和 A 乡 15 岁以上人群均做 X 线摄片。口腔检查主要是视诊和探诊,氟骨症和斑牙病诊断、分类按全国统一标准,并对五个村饮水、煤、土壤、空气、粮食及蔬菜做了含氟量测定(表 3-6,表 3-7),摘要如下:

氟骨症的患病情况:B 乡调查 176 名成人并全部摄片,均为阴影;A 乡成人 306 人 X 线摄片,成人氟骨症检出率为 66.3%(203/306),早期占 49.5%,轻度占 35.5%,中度及重度各占 7.3%。

氟斑牙的患病情况:B 乡氟斑牙患病率为 0,A 乡为 93.1%(378/406),白垩型占 28.1%,着色型占 55.7%,缺损型占 16.2%。

生活、环境有关因素调查：A 乡、B 乡饮河水、溪水,主食玉米。A 乡历来以石煤作燃料,做饭取暖、烤玉米,冬季个(各或农)户习惯用无烟囱地炉整天取暖,B 乡以前长期烧柴,近 3~5 年逐渐辅以烧优质煤。调查组对 5 个队饮水、煤、粮食等做了含氟测定。

表3-6 两乡饮水\煤\居室空气平均含氟量(ppm)

	饮水	煤	空气	
			厨房	堂屋
A 乡	0.24	650	0.056	0.043
B 乡	0.13	345	0.0018	0.0015
参考值	规定范围	500	超国家最高允许量7倍(A 乡)	

据检测 A 乡新鲜辣椒含氟为 3.27ppm,室内存放半年后达 62.64ppm,存放 1 年可达 336.26ppm,由于空气污染造成家储粮食与蔬菜含氟量与日俱增。

表3-7 两乡粮食、蔬菜平均含氟量(ppm)

	玉米	稻米	土豆	高粱	小麦	豆类	瓜类	白菜
A 乡	1.89	5.38	1.88	9.98	2.64	5.42	5.69	12.00
B 乡	2.50	1.10	0.35	1.65	0.90	1.70	0.22	0.32
参考值	0.84	0.84	0.29	1.67	0.84	1.84	0.21	0.68

问:
(1) 本课题为什么选择这些调查项目作为探讨氟骨症和氟斑牙的病因研究?
(2) A 乡氟骨症和氟斑牙病因的假说是什么?

四、补充思考题参考答案

(一) 名词解释

1.【解答】 这是最简单的随机抽样方法。抽样前需先有一份研究人群 (人、户、班级等)的总名单。将该名单中每个人编号。然后决定样本大小。根据样本大小利用抽签法和随机数字表抽取研究人群,正确运用随机数字表可保证抽样的随机性。目前在横断面研究中,使用单纯随机抽样的机会较少,但它是实施其他抽样方法的基础。

2.【解答】 又称等距抽样或机械抽样。它是按照一定顺序,机械地每隔若干单位抽取一个单位的抽样方法。设总体单位数为 N,需要调查的单位数 n,抽样比为 n/N,抽样间隔 $K=N/n$,即将 K 个单位为 1 组,用随机方法确定每组中抽第几个数字 ($1,2,3,\cdots,K$),然后每隔 K 个单位抽取一个单位。

3.【解答】 先根据某种特征将总体分为若干类型或组别(统计上称"层"),再从每一层内随机抽取一定数量的调查单位组成一个样本,这种抽样方法称作分层抽样。如将调查的总体按年龄、性别或疾病的不同类型等特征分成不同的层,在各层再作随机抽样。

4.【解答】 与上述以个体为单位的几种抽样方法不同,整群抽样是从总体中直接抽取若干群(如居委会,车间,学校或班级,村或镇)作为调查单位组成样本,然后调查每个群中所有的对象。

5.【解答】 生态学研究是指在群体水平上研究因素与疾病之间的关系,即以群体为观察、分析单位,通过描述不同人群中某暴露因素的情况与疾病的频率,分析该因素与疾病的关系。生态学研究观察单位是群体而不是个体,无法得知个体暴露与效应间关系,因此所提供的信息可能是不完全的。常用的方法有生态比较研究和生态趋势研究。

6.【解答】 生态学谬误的产生是由于生态学研究是由各不同情况的个体"集合"而成的群体为观察、分析单位,以及存在混杂因素等原因造成其研究结果与事实不相符,在一般情况下生态学谬误常难以避免。

(二)是非题

1. 答案:-

【评析】 本题考察点:描述性研究的主要任务。描述性研究的主要任务是发现问题,提出假设。

2. 答案:-

【评析】 本题考察点:病例报告的缺点。病例报告是个性和特殊性的体现,所以不可以作为改变临床诊断及治疗的依据。

3. 答案:+

【评析】 本题考察点:描述性研究的用途。当对疾病的情况了解不多时,常常从描述性研究入手,发现某些线索。

4. 答案:-

【评析】 本题考察点:现况研究的用途。现况研究最常用的描述疾病发生的指标是患病率。

5. 答案:-

【评析】 本题考察点:个案调查的局限性。通过个案调查之不可发现变量与疾病或健康状况是否存在关系,只能起到提出假设的作用。

6. 答案:+

【评析】 本题考察点:普查的意义。在普查调查的资料中不存在抽样误差。

7. 答案:+

【评析】 本题考察点:抽样调查的原理。由于在抽样调查中不可避免地存在抽样误差,所以在设计、实施与资料分析比普查要复杂。

8. 答案:+

【评析】 本题考察点:普查的定义。普查是指在某特定时间、特定范围内对某人群进行全体调查。

9. 答案:+

【评析】 本题考察点:抽样调查的实际应用。需知道某地一定时间内某病的患病情况时可考虑用抽样调查。

10. 答案:+

【评析】 本题考察点:生态学研究的应用。假如需观察某省地区"三鹿奶粉"销售量与发生尿路结石患儿人数的时间分布时,可采用生态趋势研究。

（三）选择题

1. 答案:b

【评析】 本题考察点:各种抽样调查方法的误差大小。

2. 答案:c

【评析】 本题考察点:现况研究的应用。

3. 答案:d

【评析】 本题考察点:现况研究的应用。

4. 答案:b

【评析】 本题考察点:抽样调查的实际应用。

5. 答案:b

【评析】 本题考察点:抽样方法的实际应用。

6. 答案:c

【评析】 本题考察点:普查的优缺点。

7. 答案:c

【评析】 本题考察点:现况研究的用途。

8. 答案:b

【评析】 本题考察点:抽样调查的用途。

9. 答案:e

【评析】 本题考察点:个案调查的内容。

10. 答案:c

【评析】 本题考察点:描述性研究的分类。

（四）简答题

1.【解答】 举例说明移民流行病学是通过比较移民人群、移居地当地人群和原居住地人群的某病发病率或死亡率差异,分析该病的发生与遗传因素和环境因素的关系。它是对疾病在不同地区、不同时间、不同人群进行的综合描述。

【评析】 本题考察点:移民流行病学的应用。

2.【解答】

（1）描述疾病、健康状况(或卫生事件)在人群中的分布及其特征,或进行社区诊断,即对一个社区的某种疾病或健康状况进行考察与评价,为疾病防治或促进健康的对策与措施提供依据。

（2）描述、分析某些因素与疾病状况之间的联系,从而为疾病病因或危险因素或与健康有关的因素提供进一步研究的线索。

（3）为疾病控制或促进健康的对策与措施的效果提供信息,即通过描述性研究,提供实施控制疾病或促进健康对策与措施前后的比较数据,从而可对该对策或措施做出评价。

【评析】 本题考察点:描述性研究的用途。

3.【解答】

（1）探索病因线索。对个案调查可以提供病因线索,如例 3-2 调查后排除了 SARS、肺鼠疫和禽流感,明确患者是甲型流感(H1N1)。通过个案调查,对于患者探讨可能的病因,对于健康者寻找可能的保护因素,为深入详细探讨疾病的病因或者保护因素提供建立假设的线索。

(2) 总结分析疾病分布特征。对某种疾病的多个个案调查,可以发现该疾病在人群中的分布特征。

(3) 核实诊断,为治疗和护理提供指导。个案调查可以核实诊断,如上述案例3-2调查核实诊断为甲型流感(H1N1),为治疗和护理患者提供指导,使患者尽快康复,同时医护人员采取了自我保护措施,防止交叉感染,避免了疾病的传播。

(4) 为疾病监测提供资料。个案调查可以发现新出现的疾病或暴露的不良反应的第一个线索,为疾病监测提供资料。

【评析】 本题考察点:个案调查的目的和用途。

4.【解答】 普查的优缺点:

(1) 优点:①由于是调查某一人群的所有成员,在确定调查对象的选择上比较简单;②所获得的资料全面,可以知道全部调查对象的相关情况,准确性高;③普查所获得的数据没有抽样误差的存在;④工作范围比较集中,容易动员,节省调查时间。

(2) 缺点:①工作量大,耗费大,组织指挥工作复杂;②调查内容不能做得很细,所调查的内容有限;③易产生重复和遗漏现象;④由于工作量大,可能导致调查的精确度下降,调查质量不易控制。

抽样调查的优缺点:

(1) 优点:①节省人力、物力和时间;②按随机化原则抽取,具有代表性;③由于工作做得细致,可使调查的精确度提高。与普查相比,其上述众多的优点,导致抽样研究在各学科中的应用极为广泛,尤其是在流行病学调查中占有重要地位,是最常用的方法之一。

(2) 缺点:①存在抽样误差;②抽样调查的设计、实施与资料分析比较复杂;③不适用于患病率过低的疾病;④只是对整个总体情况的估计或者推断。

【评析】 本题考察点:普查与抽样调查的优缺点的比较。

5.【解答】 拟调查某地HIV的感染情况,我将采用抽样调查的方法来实现。

【评析】 本题考察点:抽样调查的实际应用。

(五) 应用分析题

1.【解答】

(1) 计算结果:

发病率 = 某人群某年内某病新病例数/该人群同年平均人口数×K

$$1976年:\frac{16}{154\ 654}\times\frac{100\ 000}{10万}=\frac{10.35}{10万}$$

$$1977年:\frac{20}{156\ 249}\times\frac{100\ 000}{10万}=\frac{12.80}{10万}$$

$$1978年:\frac{22}{158\ 108}\times\frac{100\ 000}{10万}=\frac{13.91}{10万}$$

死亡率 = 某年某病死亡人数/同年平均人口数×K

$$1976年:\frac{15}{154\ 654}\times\frac{100\ 000}{10万}=\frac{9.70}{10万}$$

1977 年：$\dfrac{18}{156\ 249}\times\dfrac{100\ 000}{10\ 万}=\dfrac{11.52}{10\ 万}$

1978 年：$\dfrac{20}{158\ 108}\times\dfrac{100\ 000}{10\ 万}=\dfrac{12.65}{10\ 万}$

年期间患病率＝某年出现患病例数/同年平均人口数×K

1976 年：$\dfrac{18}{154\ 654}\times\dfrac{100\ 000}{10\ 万}=\dfrac{11.64}{10\ 万}$

1977 年：$\dfrac{23}{156\ 249}\times\dfrac{100\ 000}{10\ 万}=\dfrac{14.72}{10\ 万}$

1978 年：$\dfrac{27}{158\ 108}\times\dfrac{100\ 000}{10\ 万}=\dfrac{17.08}{10\ 万}$

时点患病率(元旦零时)

1976 年：$\dfrac{2}{154\ 654}\times\dfrac{100\ 000}{10\ 万}=\dfrac{1.29}{10\ 万}$

1977 年：$\dfrac{3}{156\ 249}\times\dfrac{100\ 000}{10\ 万}=\dfrac{1.92}{10\ 万}$

1978 年：$\dfrac{5}{158\ 108}\times\dfrac{100\ 000}{10\ 万}=\dfrac{3.16}{10\ 万}$

病死率＝某时期某病死亡人数/同时期患该病人数×100%

1976 年：$\dfrac{15}{18}\times100\%=83.33\%$

1977 年：$\dfrac{18}{23}\times100\%=78.26\%$

1978 年：$\dfrac{20}{27}\times100\%=74.07\%$

(2) 讨论：发病率常用来描述疾病的分布,探讨发病因素,提出病因假设和评价防疫措施效果,要注意其与患病率在分子上的不同。

患病率：①时点患病率(≤1 月),期间患病率(>1 月);②对病程长的慢性病都反映有价值的信息,可为医疗设施、规划、质量评估等提供科学依据;③若 P、I、D 长期稳定,则 $P=I\times D$。

死亡率：反映某一人群总死亡水平,是衡量人群因伤病死亡危险的大小指标,它是病死率在分母上的区别要注意。

病死率：常用来说明疾病的严重程度或医院的医疗水平。

【评析】　本题考察点：疾病频率测量指标的计算方法与意义。

2.【解答】

(1) 流行形式特点：发病高与往年(10 年内),病例间无联系,无家庭续发现象,故散发形式。

(2) 地区分布特点：郊县发病例数>市区,其中以市郊三县为主。

(3) 季节分布特点：7 月上旬发病上升,7 月下旬达高峰,后又呈下降趋势。

(4) 年龄性别分布：多发生于 0~8 岁的婴幼儿,学龄前期。男女性别无差异。

(5) 气象因素：5、8 月降雨比 10 年平均升高将近一倍,气温无明显差异,7 月温度上升 2℃多,降雨下降一半,6 月与往年无明显差异。

（6）蚊虫与季节消长：优势蚊种致库蚊的繁殖高峰在6月下旬至7月中旬达高峰，一前一后。

（7）疫苗接种情况：养猪户发病升高，漏种者中发病数占的比例大。

（8）散发为主：①空间，郊县发病>市区；②人间，学龄前儿童高发；③时间，季节性升高。这些流行特征对乙脑诊断、防治目标人群有重要意义。

（9）乙脑病毒（必要条件）→ 乙型脑炎

气象因素（传播媒介）蚊（宿主动物）猪是影响流行强度因素（充分条件）→ 流行因素

五、六月气温升高，降雨量增加→ 蚊虫大量滋生，乙脑病毒繁殖 → 人群或感染机会增加。

猪的隐性感染率高达96%，猪是传染源，所以形成"猪-蚊-猪"的传播形成。

（10）主导措施 → 预防接种

未注射疫苗的发病例数占发病总数的39.30% ← 漏种

注射疫苗的发病例数占发病总数的60.70% ← 接种质量

疫苗质量：①保管2~10℃暗处保存，有效期一年；25℃以下有效期一天；②运输过程。

全过程：皮下注射2次，间隔7~10天，以后每年加强注射一次

全量：各年龄段注射量不同

所以，不仅要考虑接种率，还要加强接种质量（可进行接种后效果考核）

【评析】 本题考察点：通过实例熟悉疾病三间分布的描述方法，经过综合分析找出可疑的致病因素，推导疾病的防治措施。

3.【解答】

（1）经过综合分析，提出病因假说：①空气→呼吸道→机体摄入氟过量→地氟病；②饮食，饮水→消化道→机体摄入氟过量→地氟病。

上述过程为携氟介质（载体）。

（2）地氟病：①引水型（含氟量在规定范围内，可排除此型）；②食物型（不能完全排除←煤灰作肥料）；③燃煤污染型（居室空气，家储粮食氟测定→重要原因）。

病因假说：燃煤污染

【评析】 本题考察点：通过疾病三间分布的综合分析，提出可疑的病因假说。

（和丽梅　陈　莹　吴　庆　王耶盈）

第4章 病例对照研究

一、目 的 要 求

【了解】 病例对照研究的几种衍生类型;样本含量的估计方法。

【熟悉】 病例对照研究的实施步骤;资料来源及收集方法;病例对照研究的优缺点。

【掌握】 病例对照研究的基本原理;病例与对照的选择方法;OR 值的计算及意义。

【重点难点】 研究对象的选择;资料的整理和分析。

二、思考题参考答案

(一) 是非题

1. 答案:+

【评析】 本题考察点:病例对照研究的特点。病例对照研究属于回顾性研究,由果至因,但不能证实因果。

2. 答案:+

【评析】 本题考察点:病例对照研究的优点。病例对照研究可以同时研究多个因素与某种疾病的联系,特别适合于探索性病因研究。

3. 答案:−

【评析】 本题考察点:病例对照研究设立对照的目的。病例对照研究中设立对照的目的是为了两组之间具有可比性。

4. 答案:+

【评析】 本题考察点:病例对照研究选择对照的目的。

5. 答案:−

【评析】 本题考察点:病例对照研究中病例的选择。病例对照研究中病例可以是感兴趣的任何类型病人。

(二) 简答题

1.【解答】 病例对照研究是以确诊的患有某特定疾病的病人作为病例,以不患有该病但具有可比性的个体作为对照,通过询问、实验室检查或复查病史,搜集研究对象既往各种可能的危险因素的暴露史,测量并比较病例组与对照组中各因素的暴露比例,经统计学检验,若两组差别有意义,则可认为因素与疾病之间存在着统计学上的关联。

2.【解答】 比值比(odds ratio,OR),又称作比数比、优势比、交叉乘积比,是指病例组的暴露比值与对照组的暴露比值之比。其含义是指暴露者的疾病危险性为非暴露者的多少倍。$OR>1$ 说明疾病的危险度因暴露而增加,暴露与疾病之间为"正"关联;$OR<1$ 说明疾病

的危险度因暴露而减少,暴露与疾病之间为"负"关联;$OR = 1$ 说明暴露与疾病无关联。

3.【解答】 常见的偏倚有选择偏倚、信息偏倚和混杂偏倚。

(1)控制选择性偏倚的主要方法为:研究设计阶段随机选择研究对象,并尽量在多个医院选择一定时期内符合诊断标准的新发病例,同时在医院多科室中选择多病种对照。

(2)控制信息偏倚的主要方法为:重视问卷的提问方式和调查技巧,尽量采用客观指征或不易为人们所忘记的重要指标做调查;检查条件尽量一致,尽量在同一时间内由同一调查员调查病例和对照;使用的检查仪器应精良,使用前应校准,严格掌握试剂的要求;认真做好调查技术培训、采取复查等方法做好质量控制等可望减少此类偏倚。

(3)控制混杂偏倚的主要方法为:在设计时利用限制的方法和配比的方法,资料分析阶段采用分层分析或多因素分析模型处理。

4.【解答】 病例有三种类型,即新发病例、现患病例和死亡病例。首选新发病例,其优点是病人刚刚发病,对疾病危险因素的回忆比较认真而新鲜,提供的信息较为准确可靠。其缺点是对发病率低的疾病,短期内不宜收集到足够多的例数。使用现患病例的优点是可得到的病例数较多,搜集资料较容易。缺点是病例对暴露史的回忆极易受患病后改变了的环境条件和生活习惯的影响,因而不宜判断疾病的时间关系。而死亡病例由于是他人代为回忆,可靠性较差,很少应用。病例可以来源于医院或社区,以医院为基础的病例的优点是诊断较正确,容易得到,被调查者配合好,得到的信息较可靠,但偏倚较大。社区为基础的病例代表性强,但不易得到,实施比较困难。

根据对照是否与疾病在某些因素上进行匹配,将对照分为两类。一类是不进行匹配的对照,成为成组对照,适合于进行探索性病例对照研究,实行起来容易,能获得较多信息;另一类是进行匹配的对照,成为配比对照,又按匹配的方法分为频数匹配和个体匹配两种。

对照可以从产生病例的某地全人口中选择,其优点是研究结论推及总体的可靠性大,缺点是选择和调查时都比较费事,应答率较低;第二个来源是从医院的其他病人中选择,这种对照的应答率和信息的质量均较高;第三个来源是利用病例的配偶、同胞、亲戚、同事或邻居作对照,但要注意研究遗传因素为主的疾病时不宜选同胞、亲戚作为对照,研究环境因素为主的疾病时,不宜选同事或邻居作对照。

【评析】 本题考察点:病例对照研究病例和对照的类型和来源。

(三) 应用分析题

【解答】 (1)分析口服雌激素与子宫内膜癌有无关联:由于上述四格表中的理论频数均大于5,故可使用未校正 χ^2 检验公式(4-6)计算。

$$\chi^2 = \frac{(ad-bc)^2 N}{(a+b)(c+d)(a+c)(b+d)} = \frac{(55 \times 164 - 19 \times 128)^2 \times 366}{74 \times 292 \times 183 \times 183} = 21.95$$

查 χ^2 界值表,得 $P < 0.001$,结果表明病例组与对照组雌激素服用率差异有统计学意义,病例组高于对照组,即口服雌激素与子宫内膜癌有统计学关联。

(2)分析口服雌激素与子宫内膜癌的关联强度:$OR = \dfrac{ad}{bc} = \dfrac{55 \times 164}{19 \times 128} = 3.71$,该结果说明,口服雌激素者患子宫内膜癌的危险是未服用者的 3.71 倍。

进一步估计 OR 95%可信区间:

$$OR\,95\%CI = OR^{(1 \pm 1.96/\sqrt{\chi^2})} = 3.71^{(1 \pm 1.96/\sqrt{21.95})} = [2.10, 6.56]$$

该可信区间大于 1,且不包含 1,说明该项有关口服雌激素与子宫内膜癌关系的病例对照研究所得的 *OR* 值 3.71 并非抽样误差所致。所以,有理由认为口服雌激素可能是子宫内膜癌的危险因素。

(3) 由于病例对照研究是一种回顾性观察研究,比较容易产生偏倚。因此在解释结果时应谨慎,应充分考虑选择偏倚、信息偏倚和混杂偏倚等因素对研究结果的影响。

三、补充思考题

(一) 是非题(正确记"+",错误记"-")

1. 一般来说,病例对照研究中的病例为确诊患者,而对照是可疑患者。　　　(　　)
2. 病例对照研究中对照必须代表整个非病的人群。　　　　　　　　　　(　　)
3. 病例对照研究中选择匹配的目的是为了控制年龄因素。　　　　　　　(　　)
4. 信息偏倚指的是因变量测量或分类中的随机误差。　　　　　　　　　(　　)
5. 混杂因素是指与研究的疾病和研究的暴露因子都有联系的因素。　　　(　　)
6. 如果病例来自一所医院,对照来自同一医院则可以避免选择性偏倚。　　(　　)
7. 病例对照研究可进行发病率的计算。　　　　　　　　　　　　　　　(　　)
8. 病例组有暴露史的比例显著高于对照组,则暴露与该病有因果联系。　　(　　)
9. 病例对照研究中,配比过头是指配比数超过了 4 个。　　　　　　　　(　　)
10. 对于病例对照研究所需时间短、花费小。　　　　　　　　　　　　　(　　)

(二) 选择题(a~e 中选出一个最佳答案)

1. 下列哪项不属于病例对照研究的特点(　　　)
   a. 直接证实疾病的因果关系　　　b. 观察方向由果及因　　　c. 省时、省力、省钱
   d. 适用于罕见病的研究　　　　　e. 属观察性研究
2. 在病例对照研究中如果病例组的某暴露史的比例显著地高于对照组,则可认为(　　　)
   a. 暴露是疾病的原因　　　　　　b. 该病与暴露存在联系
   c. 该病是由于这种暴露引起的　　d. 暴露与疾病有因果关系
   e. 该病与暴露无联系
3. 在设计配对的病例对照研究时确定配对条件的主要原则是(　　　)
   a. 对所研究疾病有较大影响的项目,应列为配对条件
   b. 对所研究疾病有较大的直接影响的项目,都应列为配对条件
   c. 对所研究的疾病有较大影响的项目,但又不是研究项目的应列为配对条件
   d. 对所研究疾病有影响的项目均应列为配对条件
   e. 通常年龄和性别是必须要考虑的因素
4. 病例对照研究和队列研究相比优越性体现在(　　　)
   a. 更容易估计随机误差　　　　　b. 容易区分混杂偏倚　　　c. 研究罕见病
   d. 容易判断暴露与疾病的时间先后　　e. 可以确定因果关系
5. 就大多数病例对照研究而言,它们具备下列哪种特点(　　　)
   a. 耗资较多　　　　　　　　　　b. 不可估计相对危险度　　　c. 可计算发病率

    d. 选择没有疾病的人作对照　　　e. 估计暴露史时可能出现偏倚

6. 在病例对照研究中,匹配过头会造成(　　)

    a. 对研究结果无影响　　　　b. 高估暴露因素的作用　　c. 低估暴露因素的作用

    d. 影响研究效率　　　　　　e. 提高研究效率

7. 病例对照研究中,最好应选择哪种病例(　　)

    a. 现患病例　　　　　　　　b. 新发病例　　　　　　　c. 死亡病例

    d. 什么样的病例都可以　　　e. 死亡病例和新发病例

8. 为探索新生儿黄疸的病因,某研究者选择了 100 例确诊为新生儿黄疸的病例,同时
    选择了同期同医院确诊没有黄疸的新生儿 100 例,然后查询产妇的分娩卡片,了解
    其妊娠期间与分娩过程中的各种暴露情况,这种研究属于(　　)

    a. 回顾性队列研究　　　　　b. 实验性研究　　　　　　c. 病例对照研究

    d. 队列研究　　　　　　　　e. 横断面调查

9. 在一项病例对照研究中,计算出某研究因素的 OR 值的 95% 的可信区间为 3~7.5,那
    么该研究因素可能为(　　)

    a. 危险因素　　　　　　　　b. 保护因素　　　　　　　c. 混杂因素

    d. 无关因素　　　　　　　　e. 以上均不是

10. 选择 100 例肺癌患者和 300 例对照进行吸烟与肺癌关系的病例对照研究,调查发
    现 100 例患者中有 50 人吸烟,300 例对照中也有 50 人吸烟。估计肺癌与吸烟的相
    对危险度是(　　)

    a. 1.0　　　　b. 1.5　　　　c. 2.0　　　　d. 3.0　　　　e. 5.0

11. 与队列研究相比,在疾病病因的研究中使用病例对照研究最大的缺陷是(　　)

    a. 花费大,时间长　　　　　b. 确定可疑因素的存在与否可能有偏差

    c. 获得对照有很大困难　　　d. 确定疾病的存在与否可能有偏差

    e. 保证病例和对照的可比性有很大困难

12. 病例对照研究中匹配设计是为了控制哪种偏倚(　　)

    a. 选择偏倚　　　　　　　　b. 错分偏倚　　　　　　　c. 回忆偏倚

    d. 失访偏倚　　　　　　　　e. 混杂偏倚

13. 在吸烟与肺癌的病例对照研究中,如果对照组中选入过多的慢性支气管炎病人,可
    能会(　　)

    a. 高估 RR 值　　　　　　　b. 低估 RR 值　　　　　　c. 高估 OR 值

    d. 低估 OR 值　　　　　　　e. 对结果影响不大

14. 在探索年轻女性阴道腺癌发病危险因素的配对病例对照研究中,选择匹配的条件
    应包括(　　)

    a. 患者母亲年龄　　　　　　b. 患者母亲孕期阴道出血史

    c. 阴道腺癌患者的出生时间　d. 患者母亲孕期用药情况

    e. 患者母亲孕期照射过 X 线

15. 以下哪项属于病例对照研究特点(　　)

    a. 是在疾病发生前进行的

    b. 研究对象是按有无患有所研究的疾病分成病例组和对照组

  c. 所研究因素的暴露情况常常是通过随访获得的

  d. 该研究可通过两组间发病率的比值计算 RR 值

  e. 从因果关系的角度看,该研究属于"由因推果"的研究方法

(三) 简答题

  1. 病例对照研究的基本原理是什么?

  2. 简述病例对照研究的优缺点。

  3. 如何选择病例对照研究中的病例?

  4. 病例对照研究常见的偏倚是什么以及如何控制?

  5. 举例说明什么是病例对照研究方法。

(四) 应用分析题

  1. 为了确定口服避孕药的应用是否对心肌梗死的发生有影响,在已婚护士中做了一项病例对照研究。将 200 名心肌梗死住院病例与 3500 名对照进行比较。结果是 41 名病例和 253 名对照使用过口服避孕药。请计算口服避孕药的相对危险度,并回答应考虑哪些潜在的混杂因素?

  2. 在一项 300 名病例与 300 名对照的匹配病例对照研究中,有 160 名病例与 50 名对照具有暴露史,其中病例和对照均有暴露史的对子为 30 对,请计算其 OR 值。

  3. 计划进行一项病例对照研究以调查饮酒与心肌梗死的关系。病例选自某医院的心脏科。对照的选择有两个方案:一是由事故所致外伤病人组成,他们均为该院急症患者;二是由医院管辖区人群的一个代表性样本组成。

  问:

  (1) 哪个对照组将产生较大的相对危险度?

  (2) 对这类调查,选择对照组应当注意什么?

  (3) 请你提出一个适宜的对照组。

  4. 在一项病例对照组研究中,调查了病例和对照有关饮食,吸烟和饮酒习惯的情况。这些因素被怀疑在该病发病中有重要作用。病例为某特定人群中一年内出现的该病全部病例,若对照从该年内出现的其他严重疾患的病人中而不是该特定人群中的健康中选择,其优点和缺点是什么?

  5. 2001 年 1 月至 12 月,在西安市某口腔医院门诊进行了一项关于"吸烟与口腔黏膜白斑病之间关系"的配比病例对照研究。对照选自该口腔医院门诊的非口腔黏膜白斑病就诊者,如镶牙、补牙、洁牙和牙周炎等患者。病例和对照的配比条件:同性别,年龄相差在 2 岁以内,西安市居民,并且近 10 年来一直居住在该市。结果为:病例与对照均吸烟者共 45 对;均不吸烟者 20 对;病例吸烟而对照不吸烟者共 25 对;病例不吸烟而对照吸烟者共 10 对。

  问:

  (1) 将以上资料整理成规范的供病例对照研究分析的四格表。

  (2) 如何分析疾病与暴露因素之间有无关联。

  (3) 计算疾病与暴露因素之间的关联强度并解释。

  (4) 请根据研究结果,作结论。

四、补充思考题参考答案

（一）是非题

1. 答案:-

【评析】 本题考察点:病例对照研究中病例和对照的定义。病例对照研究中病例指已确诊的某特定疾病患者,而对照指不患该病但具有可比性的个体。

2. 答案:-

【评析】 本题考察点:病例对照研究中对照的来源。病例对照研究中对照应当代表这个病例的源人群,而不是整个非病的人群。

3. 答案:-

【评析】 本题考察点:病例对照研究中匹配的目的。病例对照研究中匹配的目的是对两组进行比较时排除匹配因素的干扰。

4. 答案:-

【评析】 本题考察点:病例对照研究中信息偏倚的定义。信息偏倚又称观察偏倚或测量偏倚,是在收集整理信息过程中由于测量暴露与结局的方法有缺陷造成的系统误差。

5. 答案:+

【评析】 本题考察点:病例对照研究中混杂因素的概念。

6. 答案:-

【评析】 本题考察点:病例对照研究中选择偏倚的控制。病例对照研究中选择偏倚是指由于选入的研究对象与未选入的研究对象在某些特征上存在差异而引起的误差。如果疾病的入院率不同,应在多个医院选择对象来减少偏倚程度。

7. 答案:-

【评析】 本题考察点:病例对照研究中数据的分析。病例对照研究中,不能计算发病率。

8. 答案:-

【评析】 本题考察点:病例对照研究中数据的分析。病例对照研究不能证明因果关系的时序性。

9. 答案:-

【评析】 本题考察点:病例对照研究中匹配过头的定义。病例对照研究中匹配的目的是保证对照组与病例组在某些重要方面的可比性。首先,所匹配的因素一定是混杂因素,否则不应匹配。其次,即使是混杂因素也不一定都要匹配,因为一旦某因素做了匹配,不但该因素与疾病的关系不能分析,而且该因素与其他因素的交互作用也不能充分分析。把不必要的因素列入匹配,不但丢失了信息,增加了工作难度,反而还降低了研究效率。这种情况称为匹配过度。

10. 答案:+

【评析】 本题考察点:病例对照研究的优点。病例对照研究开始时研究的事件已经存在,不需要等待,是快速研究方法之一。

（二）选择题

1. 答案:a

【评析】 本题考察点:病例对照研究的特点。病例对照研究不能证实因果关系的时序性。

2. 答案:b

【评析】　本题考察点:病例对照研究资料的分析。

3. 答案:e

【评析】　本题考察点:病例对照研究匹配的原则。病例对照研究中,对研究结果具有干扰作用或混杂作用的因素都应作为匹配因素,通常在多数研究中,年龄和性别是混杂因素。其他因素的选择可根据研究的具体需要而定。

4. 答案:c

【评析】　本题考察点:病例对照研究的优点。病例对照研究不需要太多的研究对象,所以更适合罕见病的研究。

5. 答案:e

【评析】　本题考察点:病例对照研究的缺点。病例对照研究在获取既往信息时,难以避免回忆偏倚。

6. 答案:c

【评析】　本题考察点:病例对照研究匹配的作用。病例对照研究中,匹配过头会造成信息丢失,增加工作难度,降低工作效率。

7. 答案:b

【评析】　本题考察点:病例对照研究中病例的选择。病例对照研究中,病例最好选择新发病例,这样可以减少回忆偏倚。

8. 答案:c

【评析】　本题考察点:病例对照研究基本原理。病例对照研究属于一种回顾性的、用于探索病因的研究方法。

9. 答案:a

【评析】　本题考察点:病例对照研究资料分析。

10. 答案:e

【评析】　本题考察点:病例对照研究资料分析。比值比(OR)=病例组的暴露比值/对照组的暴露比值。

11. 答案:b

【评析】　本题考察点:病例对照研究的缺点。

12. 答案:e

【评析】　本题考察点:病例对照研究中偏倚的控制。

13. 答案:d

【评析】　本题考察点:病例对照研究中对照的选择。

14. 答案:c

【评析】　本题考察点:病例对照研究中匹配的原则。

15. 答案:b

【评析】　本题考察点:病例对照研究中的特点。

(三) 简答题

1.【解答】　病例对照研究(case-control study)是分析流行病学最基本、最重要的研究类型之一。病例对照研究的基本原理是以现在确诊的患有某特定疾病的病人作为病例,以不患有该病但具有可比性的个体作为对照,通过询问,实验室检查或复查病史,搜集既往各种可能的危险因素的暴露史,测量并比较病例组与对照组中各因素的暴露比例,经统计学检验,若两组差别有意义,则可认为因素与疾病之间存在着统计学上的关联。在评估了各种偏倚对研究结果的影响之后,再借助病因推断技术,推断出某个或某些暴露因素是疾病的危险因素,而达到探索和检验疾病病因假说的目的。这是一种回顾性的,由结果探索病因的研究方法,是在疾病发生之后去追溯假定的病因因素的方法。

【评析】 本题考察点:病例对照研究的基本原理。

2.【解答】

(1)优点:①特别适用于罕见病的研究,因为不需要众多的研究对象。它往往是检验罕见病病因的唯一可行的研究方法。②对于慢性病可以较快地得到对于危险因素的估计。③既可检验有明确假设的危险因素,又可广泛探索尚不明确的众多可疑因素。④省时、省钱、省人力,并且较容易组织实施。

(2)局限性:①不适于研究在人群中暴露比例很低的因素,因为这需要很大的样本量,不容易做到。②选择研究对象时,难以避免选择偏倚。③获取既往信息时,难以避免回忆偏倚。④混杂的影响较难控制。⑤暴露与疾病的时间先后,有时难以判断。

【评析】 本题考察点:病例对照研究的优缺点。

3.【解答】 诊断要可靠,尽量使用金标准;被选择的病例必须具有暴露于调查因素的可能性;此外,应尽量选择确诊的新病例。来源为被研究的总体人群中的全部病例或者总体中随机样本人群中的全部病例;或医院住院或门诊病例一个时期内符合要求的连续病例。

【评析】 本题考察点:病例对照研究的病例的选择。

4.【解答】

(1)选择偏倚:由于选择的研究对象不能代表总体人群而产生。控制选择偏倚的方法,主要是合理地选择病例与对照。若不能从整个总体人群中选择所有或绝大多数符合诊断标准的病例,则应尽可能地从各类医院中选取病例,从多科室多病种选择对照。

(2)信息偏倚:主要有回忆偏倚,其是病例对照研究的主要弱点,很难避免。但某些方法可在一定程度上检验回忆偏倚的大小。例如,对同一个被调查者可前后多次询问,或者由不同的调查员询问,然后比较其结果。

(3)混杂偏倚:病例对照研究常遇到很多混杂因素,其可能掩盖或夸大研究因素与疾病之间的联系,从而使两者间的真正联系被错误的估计。控制的方法有三:①用匹配法进行研究,将混杂因素作为匹配因素;②分析时,用分层分析法,按混杂因素进行分层;③进行多因素分析。

【评析】 本题考察点:病例对照研究常见的偏倚及其控制方法。

5.【解答】 某年春季,在某地女青年中发生了上百例的中毒性休克综合征(TSS)病例,绝大多数发生在她们的月经期。该病既往在该地非常罕见。调查者询问了其中 60 例 TSS 病例发病前 1 个月卫生用品的使用情况和品牌;同时又让每例患者各自提供 3 名无 TSS 的女性朋友,进行同样问题的调查。结果发现 TSS 病例比她们的朋友更多地在月经期间使用某一品牌的月经棉。该年 9 月份市场上禁销该品牌月经棉后,TSS 的发病率明显下降。这种调查研究方法就属于病例对照研究。

【评析】 本题考察点:病例对照研究具体实施方法。

(四) 应用分析题

1.【解答】 $OR=3.3$。年龄、吸烟、超重、高血压史和可能与口服避孕药有关并影响心肌梗死危险的其他因素。

【评析】 本题考察点:病例对照研究资料的分析。

2.【解答】 $OR=6.5$。

【评析】 本题考察点:病例对照研究匹配资料的分析。

3.【解答】

(1) 管辖区人群的一个代表性样本。

(2) 所选择的对照组应反映产生病例的群体中暴露的情况。

(3) 其所患疾病与饮酒无关的一组病人(意外事故引起的外伤除外)。

【评析】 本题考察点:病例对照研究中对照组的选择。

4.【解答】

优点:①无应答率较低;②组间差别较小。

缺点:对照组的疾病与暴露因素可能有关联,对照组未能反映产生病例的群体中暴露因素的发生情况。

【评析】 本题考察点:病例对照研究中对照组的选择。

5.【解答】

(1) 整理四格表如下:

表 4-1 西安市 100 对口腔黏膜白斑病患者与对照的吸烟史

对照	病例		合计
	吸烟	不吸烟	
吸 烟	45(a)	10(b)	55($a+b$)
不吸烟	25(c)	20(d)	45($c+d$)
合 计	70($a+c$)	30($b+d$)	100($a+b+c+d$)

(2) 吸烟与口腔黏膜白斑病之间有无关联性分析:
$$\chi^2 = (/b-c/-1)^2/(b+c) = (/10-25/-1)^2/(10+25) = 5.60, P<0.05$$
结果表明,吸烟与口腔黏膜白斑病之间有关联。

(3) 计算和解释关联强度:

$OR=c/b=25/10=2.5$

OR 的95%可信区间为$[1.17,5.53]$

意义:吸烟患口腔黏膜白斑病的危险性为不吸烟者的2.5倍,此危险性的95%可信范围在 1.17~5.35 之间。

(4) 结论:在西安市,吸烟可能是患口腔黏膜白斑病的危险因素之一,吸烟者患口腔黏膜白斑病的危险性为不吸烟者的2.5倍,但尚需进一步证实。

【评析】 本题考察点:病例对照研究资料分析。

(郑 铃 彭仙娥 胡志坚)

第5章 队列研究

一、目的要求

【了解】 样本大小的计算;影响样本大小的主要因素。

【熟悉】 收集资料的种类与方法;实施过程中的注意事项;主要的偏倚及其控制。

【掌握】 队列研究的概念、特点、基本原理与类型;研究对象的选择方法;资料统计分析方法,包括率的计算、暴露与疾病关联强度的指标计算,队列研究的优缺点。

【重点难点】 重点是队列研究资料的分析;难点是率的计算、暴露与疾病关联强度指标的应用。

二、实例分析与电脑操作

（一）实例及分析

【例5-1】 表5-1是某儿科医生对486名体重大于2500g、10分钟Apgar评分在0~6分之间的新生儿进行的前瞻性队列研究,观察儿童以后的死亡情况。分析Apgar评分与婴儿死亡率之间的因果关系。假设为固定队列,观察时间为1年。

表5-1 体重大于2500g新生儿的10分钟Apgar评分和婴儿1年后死亡的关系

儿童编号	10分钟 Apgar 评分	结局
1	4~6	死亡
2	0~3	存活
3	4~6	死亡
4	0~3	存活
…	…	…
…	…	…
483	4~6	死亡
484	4~6	存活
485	0~3	存活
486	4~6	存活

【分析】 该资料为某儿科医生对467名体重大于2500g 10分钟Apgar评分在0~6分之间的新生儿进行的前瞻性队列研究,应该至少设置儿童编号、出生后10分钟Apgar评分,1年后死亡情况这几个变量。同一观察对象的数据应当独占一行为一个记

录,本例应该有 486 个记录。资料分析需分两步进行。第一步软件分析:软件分析首先进行暴露组非暴露组结局有无差异的分析。根据资料的类型选择方法:如果为固定队列,观察时间不太长,则可用卡方检验分析差异有无统计学意义;如果资料为观察时间长,且为动态队列,则需要进行生存分析(该研究为固定队列,观察时间为一年,故采用卡方检验分析差异有无统计学意义)。然后如果资料的暴露因素可以按程度分为不同等级暴露组,结果则可以进行剂量反应关系的分析(这一内容本教材略)。第二步计算因果关联效应指标。

(二) 数据分析

【电脑操作】

1. 建立数据库

(1) 定义变量:激活 SPSS 的数据编辑窗口,单击窗口左下角的"Variable View"(变量视图),切换到 SPSS 的 Variable View 窗口。

在第 1 行第 1 列中输入"编号",敲击 Enter 键(回车)或用鼠标点中,就可以依次对 Type、Width、Decimals、Label、Values 等进行定义,本例均为系统默认,即 Type 为 Numeric (数值型),宽度为 8,小数点位数为 2。

在第 2 行第 1 列中输入"Apgar 评分",在 Values 设置变量值标签:"1"表示Apgar 评分在 0~3 分,"0"表示Apgar 评分在 4~6 分,敲击 Enter 键(回车)。

在第 2 行第 1 列中输入"死亡情况",在 Values 设置变量值标签:"1"表示死亡,"0"表示存活,敲击**Enter** 键(回车)。

这样就完成了定义变量的过程,如图 5-1 所示。

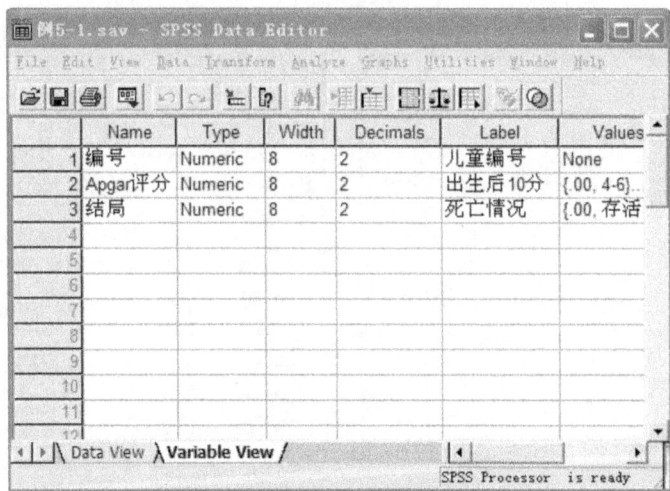

图 5-1 **SPSS 的Variable View 窗口**

(2) 保存文件:选择菜单"**File → Save 或Save as**",弹出"**Save Data As**"(数据存为……)对话框。选择好存盘目录后,在"文件名"框中输入"**例 5-1**",保存类型为默认的**SPSS** (***. sav**)文件,单击"保存",该文件就以"例**5-1. sav**"的文件名保存了(默认后缀名". **sav**"自动加上)。

2. 输入数据 点击数据编辑窗口左下角的"**Data View**"(数据视图),切换到 **SPSS** 的 **Data View** 窗口,从第1行第1列开始输入数据,输入第1个儿童的数据,如图5-2所示,敲击 **Enter** 键下移一行,继续输入下一条记录。依此方法,将486个儿童的数据全部输入,如图5-3所示。

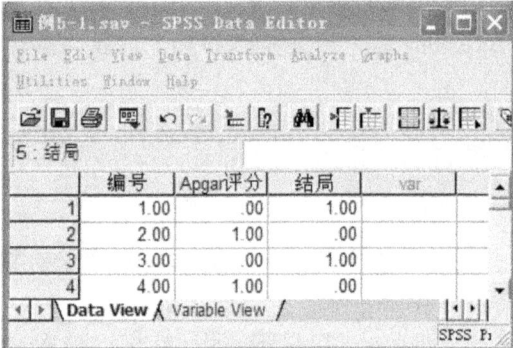

图 5-2 **SPSS** 的 **Data View** 窗口

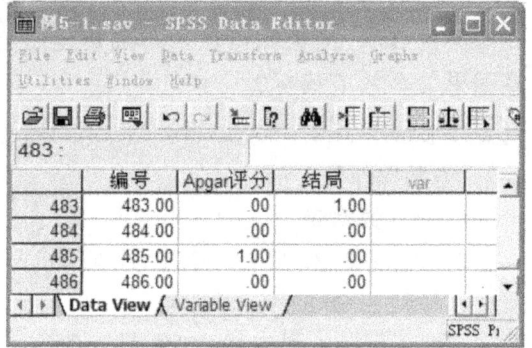

图 5-3 数据输入完毕

3. 统计分析 点击菜单"**Analyze → Descriptive Statistics→Crosstabs**",弹出 **Crosstabs** (卡方检验)主对话框,选中左侧源变量框中的"结局",单击中间的 ▶ ,将其送入 **Row (s)**(行变量)框中,选中左侧源变量框中的"Apgar 评分",单击中间的 ▶ ,将其送入 **Column(s)**(列变量)框中,如图5-4所示。单击"**Statistics**"(统计量),弹出 **Statistics** 子 对话框,选择"Chi-square"和"risk",如图5-5所示。单击"**Continue**"返回,再单击 "**OK**",输出结果。

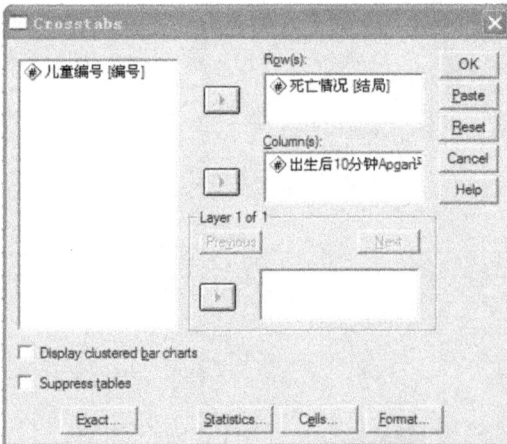

图 5-4 **Crosstabs** 主对话框

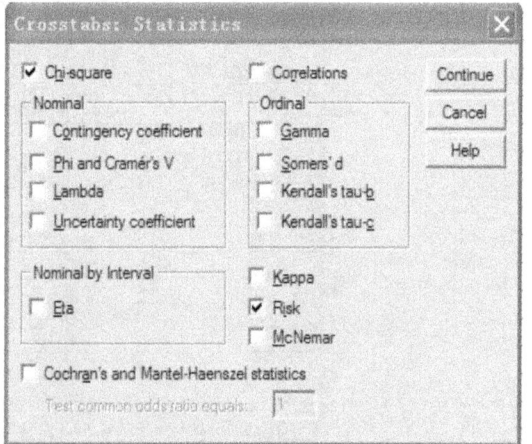

图 5-5 **Statistics** 子对话框

4. 结果

SPSS 输出结果如下:

Case Processing Summary（死亡情况 ＊ 出生后 10 分钟 Apgar 评分）

Cases					
Valid		Missing		Total	
N	Percent	N	Percent	N	Percent
486	100	0	0	486	100

Crosstabulation（死亡情况 ＊ 出生后 10 分钟 Apgar 评分）

Count		出生后 10 分钟 Apgar 评分		Total
		0-3	4-6	
死亡情况	死亡	44	43	87
	存活	80	319	299
Total		124	362	486

Chi-Square Tests

	Value	df	Asymp. Sig. (2-sided)	Exact Sig. (2-sided)	Exact Sig. (1-sided)
Pearson Chi-Square	35. 019（b）	1	. 000		
Continuity Correction（a）	33. 431	1	. 000		
Likelihood Ratio	31. 543	1	. 000		
Fisher's Exact Test				. 000	. 000
Linear-by-Linear Association	34. 946	1	. 000		
N of Valid Cases	486				

a Computed only for a 2×2 table

b 0 cells（. 0%）have expected count less than 5. The minimum expected count is 22. 20.

Risk Estimate

Risk Estimate	Value	95% Confidence Interval	
		Lower	Upper
Odds Ratio for 死亡情况（存活 ／ 死亡）	4. 080233	2. 50837	6. 637098
For cohort 出生后 10 分钟 Apgar 评分 = 4-6	1. 365884	1. 192319	1. 564714
For cohort 出生后 10 分钟 Apgar 评分 = 0-3	0. 334756	0. 231808	0. 483425
N of Valid Cases	486		

5. 结果解释

（1）第一个表格为数据总结表，共有 486 个新生儿纳入该队列研究，观察对象均无缺失。

（2）第二个表格为婴儿死亡情况与出生后 10 分钟 Apgar 评分的观察结果整理四格表。

（3）第三个表格为卡方检验结果表，$\chi^2 = 35.019$，$P < 0.001$。

（4）第四个表格为相对危险度的计算结果表，$OR \approx RR = 4.08(2.51 \sim 6.64)$

【因果关联强度的估计】

（1）根据本研究结果，分别计算暴露组（出生后 10 分钟 Apgar 评分 0～3）和非暴露组（出生后 10 分钟 Apgar 评分 4～6）的死亡率 I_e 和 I_0：

$$I_e = 44/124 = 35.5\%$$

$$I_0 = 43/362 = 11.9\%$$

（2）因果关联强度指标的计算

相对危险度：$RR = I_e/I_0 = 2.98$，表示出生体重大于 2500g 的 10 分钟 Apgar 评分低的新生儿 1 年内婴儿死亡率几乎是体重相当的 Apgar 评分居中的新生儿的 3 倍。

归因危险度：$AR = I_e - I_0 = 35.5\% - 11.9\% = 23.6\%$，表示出生体重大于 2500g 的新生儿 10 分钟 Apgar 评分低与体重相当的 Apgar 评分居中的新生儿相比，1 年内婴儿死亡率增加了 23.6%。

归因危险度百分比：$AR\% = \dfrac{I_e - I_0}{I_e} \times 100\% = \dfrac{23.6\%}{35.5\%} \times 100\% = 66.48\%$ 表示出生体重大于 2500g 10 分钟 Apgar 评分为 0～3 的新生儿大约有 2/3 死亡率与 Apgar 评分低于 4～6 有关。

三、思考题参考答案

（一）名词解释

1.【解答】 参见教材【知识点 5-1】。

2.【解答】 参见教材【知识点 5-1】。

3.【解答】 参见教材【知识点 5-5】。

4.【解答】 参见教材【知识点 5-6】。

5.【解答】 参见教材【知识点 5-6】。

6.【解答】 参见教材【知识点 5-7】。

（二）是非题

1. 答案：+

【评析】 本题考察点：队列研究中研究对象的选择。

2. 答案：-

【评析】 本题考察点：队列研究应用范围。

3. 答案：-

【评析】 本题考察点：队列研究的因果关联强度指标的意义。

4. 答案：+

【评析】 本题考察点：队列研究的常见偏倚。

5. 答案：-

【评析】 本题考察点：暴露及暴露因素的概念。

（三）选择题

1. 答案：b

【评析】　本题考察点：队列研究中研究对象的选择。

2. 答案：b

【评析】　本题考察点：三种类型队列研究的区别。

3. 答案：e

【评析】　本题考察点：相对危险度放入计算。

4. 答案：a

【评析】　本题考察点：队列研究的优点有哪些。

5. 答案：c

【评析】　本题考察点：队列研究的特点。

（四）简答题

1.【解答】　参见教材【知识点 5-1】。

【评析】　本题考察点：队列研究的基本原理。

2.【解答】　参见教材【知识点 5-6】。

【评析】　本题考察点：队列研究资料的统计分析指标。

3.【解答】　参见教材【知识点 5-2】。

【评析】　本题考察点：队列研究的特点与用途。

4.【解答】　参见教材【知识点 5-7】。

【评析】　本题考察点：队列研究中常见的偏倚。

5.【解答】　参见教材【知识点 5-8】。

【评析】　本题考察点：队列研究的优缺点。

（五）应用题

【解答】　$I_e = 19.25/10 = 1.925‰$，$I_0 = 6.42/10 = 0.642‰$，$I_t = 1.04‰$。$RR = I_e/I_o = 1.925‰/0.642‰ = 3$，表明饮酒组的脑卒中死亡危险是非饮酒组的 3 倍；$AR = I_e - I_o = 1.925‰ - 0.642‰ = 1.283‰$，表明如果经常饮酒，则可使脑卒中死亡率增加 $1.283‰$；$AR\% = (I_e - I_o)/I_e × 100\% = 66.65\%$，表明饮酒人群中由饮酒引起的脑卒中死亡在所有脑卒中死亡中所占的百分比为 66.65%；$PAR = I_t - I_o = 1.04‰ - 0.642‰ = 0.398‰$，表明如果去除饮酒，则可使全人群中的脑卒中死亡率减少 0.398%；$PAR\% = (I_t - I_o)/I_t × 100\% = 38.26\%$，表明全人群中由饮酒引起的脑卒中死亡在所有脑卒中死亡中所占的百分比为 38.26%。

【评析】　本题考察点：本题主要考查队列研究资料的分析及各种指标的计算。

四、补充思考题

（一）填空题

1. 依据研究对象进入队列时间及终止观察时间的不同，队列研究分为_____、_____、_____三种。

2. 队列研究的特点有：属于_____法、设立_____、研究是由_____的，能确证暴露与结局的因果联系。

3. 队列研究中通常可以选择一般人群、_____、_____、有组织的人群团体作为暴露组。

4. 队列研究可以评价疾病发病或死亡与暴露的联系即暴露和疾病关联性分析,常用的评价指标有:_____、_____、_____、人群归因危险度、人群归因危险度百分比。

5. 混杂偏倚的防止方法有:_____、_____、随机化;资料分析时可计算标准化率,进行_____分析或多因素分析等方法控制混杂偏倚。

(二) 是非题(正确记"+",错误记"-")

1. 队列研究最大的优点较易控制混杂因子。 （　　）

2. 分层分析可减少混杂偏倚。 （　　）

3. 队列研究中的研究结局就是指随访观察的预期结果事件。 （　　）

4. 以人年为单位计算的率是发病密度。 （　　）

5. 评价某致病因素对人群危害程度使用 AR。 （　　）

(三) 选择题(从 a ~ e 中选择一个最佳答案)

1. 队列研究的比较组是(　　)

a. 暴露组与非暴露组比较现患率　　　　b. 暴露组与非暴露组比较发病率

c. 暴露组与非暴露组比较患病优势　　　d. 暴露组与非暴露组比较发病优势

e. 发病人群和非发病人群比较暴露优势

2. 衡量病因危害的强度是(　　)

a. 相关系数 r 　　　　b. X^2 值 　　　　c. P 值

d. RR 值 　　　　e. 以上都不是

3. 某研究者进行了一项关于脂肪摄入与女性乳腺癌关系的队列研究,选择高脂肪和低脂肪摄入者各 200 名,从 30 岁对他们随访 20 年。在随访期间,队列为固定队列,高脂肪摄入组中有 10 人、低脂肪摄入组中有 5 人被诊断患有乳腺癌。请问患乳腺癌的归因危险度%是(　　)

a. 5% 　　　　b. 25% 　　　　c. 50%

d. 75% 　　　　e. 80%

4. 不属于队列研究中偏倚的是(　　)

a. 入院率偏倚 　　　　b. 选择偏倚 　　　　c. 信息偏倚

d. 失访偏倚 　　　　e. 混杂偏倚

5. 在队列研究中(　　)

a. 不能计算相对危险度

b. 不能计算特异危险度

c. 只能计算比值比来估计相对危险度

d. 既可计算相对危险度,又可计算特异危险度

e. 以上都不是

(四) 简答题

1. 简述队列研究中常见的偏倚及其控制措施。

2. 试述队列研究资料的统计分析方法。

3. 试述队列研究暴露组和非暴露组的选择方法。

(五) 应用分析题

1. 1945 年 8 月 6 日和 9 日,日本 广岛和长崎分别爆炸了一颗原子弹。为了调查原子弹对幸存者健康的影响,美国和日本联合成立了原子弹调查委员会(ABCC),根据 1950 年日本人口登记资料将人群分为了原子弹爆炸幸存者、爆炸时未在两地的其他居民、爆炸后出生的居民组成观察群组,进行全面的死亡登记,并建立了白血病的登记办法,开展了不同群组原子弹电离辐射导致白血病的 16 年观察性研究。其中广岛市遭受不同射线辐射幸存者1950 年 10 月 1 日至 1966 年 9 月 30 日 16 年间各种类型白血病发病情况结果如表 5-2所示。

表 5-2　广岛市不同 T65 照射剂量的幸存者中白血病发病情况

T65 照射剂量均值			白血病患病情况			白血病发病情况		
射线	中子射线	合计	观察人数	患病数	患病率(‰)	暴露人年(1000)	发病数	发病密度(/10万人年)
323	112	427	825	18	21.82	12.1	17	140.5
185	49	241	606	5	8.25	9.0	5	55.6
105	27	131	1 652	11	6.66	24.1	10	41.5
56	13	68	2 611	8	3.06	38.3	7	18.3
26	5	30	4 555	15	3.29	67.0	14	20.9
8	2	10	10 541	9	0.85	156.0	8	5.1
0	0	0	62 515	29	0.46	915.1	27	3.0
-	-	-	83 305	95	1.14	1222.7	88	7.2

问:

(1) 上述研究属于何种类型的流行病学研究方法? 是观察性还是试验性研究,为什么?

(2) 该研究中用了哪种指标描述各人群的发病风险?

2. 某人于 1999 年研究肿瘤死亡与职业因素的关系,选择某化工厂不同毒物接触人群,收集 1971 年 1 月 1 日至 1999 年 8 月 31 日间该化工厂的毒物监测资料和职工死亡登记资料。根据职工的工种和暴露情况分为磷酸车间和磷肥车间的暴露组,以该厂后勤人员、办公室等不接触毒物的行政人员为对照组。计算 1971 年 1 月 1 日至 1999 年 8 月 31 日该厂职工发生的肝癌、肺癌、直肠癌等死亡情况,如表 5-3 所示。

表 5-3　某化工厂 1971 年至 1999 年间职工肿瘤死亡率(1/10 万)与构成比情况

工种	肝癌		肺癌		胃癌		全癌死亡	
	死亡率	构成比	死亡率	构成比	死亡率	构成比	死亡率	构成比
暴露组								
磷酸	368.54	40.00	-	-	134.27	20.00	671.34	100
磷肥	351.19	31.25	140.47	12.50	70.24	6.25	1123.80	100
对照组	36.39△	-	145.54	40.00	36.39	10.00	363.86	100

注:△表示假设有 1 例死亡的死亡率。　　　　　　　　　　　　　　　　(肖建华等,2000)

问:

(1) 上述研究属于何种类型的研究? 与课题一相比,两者的区别何在?

（2）结合课题一和课题二，简述队列研究的基本原理和流行病学中暴露的含义。

3. 弗明汉心血管病研究中心对血清胆固醇含量与冠心病发病关系的研究中，把研究对象的血清胆固醇含量按其水平高低分为了5组，随访观察10年后，计算各组冠心病的累计发病率结果见表5-4。

表5-4　弗明汉33~49岁男子按初始血清胆固醇分组的冠心病10年发生情况

血清胆固醇(mg/L)	观察人数	病例数	非病例数	累计发病率(%)	χ^2	RR	AR	AR%
1140~	209	2	207					
1940~	209	11	198					
2140~	209	14	195					
2310~	209	26	183					
2560~	209	32	177					
合计	1045	85	960	—		—	—	—

（Kannel WB，Gordon T，1982）

问：

（1）如果以血清胆固醇水平1140~1930mg/L组为对照组，请计算表各暴露水平组中空缺的项目，并将结果填入表中。

（2）结合资料分析结果，说明RR、AR、AR%的意义，根据分析结果可得出什么结论？

五、补充思考题参考答案

（一）填空题

1. 前瞻性队列研究　回顾性队列研究　双向性队列研究　2. 观察法　对照组　因到果　3. 职业人群　特殊暴露人群　4. 相对危险度　归因危险度　归因危险度百分比　5. 限制　匹配　分层

（二）是非题

1. 答案：-

【评析】　本题考察点：流行病学的特点。队列研究最大的优点应该是，能够验证病因假设。

2. 答案：+

【评析】　本题考察点：分层分析的作用。通过分层分析，可控制分层因素的混杂作用，因此分层分析可减少混杂偏倚。

3. 答案：+

【评析】　本题考察点：队列研究中的研究结局的概念。

4. 答案：+

【评析】　本题考察点：发病密度的概念。

5. 答案：-

【评析】　本题考察点：AR和PAR的区别。AR是评价暴露人群中某致病因素增加某疾病的发病率和PAR才是评价某致病因素对人群危害程度的指标。

（三）选择题

1. 答案 b

【评析】　本题考察点:队列研究的分组。队列研究是根据暴露因素的有无将研究对象分为暴露组和非暴露组。随访观察研究结局的发生情况,比较暴露组和非暴露组的发病率。

2. 答案 d

【评析】　本题考察点:病因关联强度指标。

3. 答案:b

【评析】　本题考察点:归因危险度%($AR\%$)的计算方法。

$$AR\% = \frac{I_e - I_o}{I_e} \times 100\% = \frac{10/200 - 5/200}{10/200} \times 100\% = 50\%$$

4. 答案:a

【评析】　本题考察点:队列研究中偏倚有哪些。

5. 答案:d

【评析】　本题考察点:队列研究反映因果关联强度的指标有哪些。队列研究反映因果关联强度的指标有相当危险度、归因危险度、归因危险度百分比、人群归因危险度、人群归因危险度百分比。

（四）简答题

1.【解答】　参见教材【知识点 5-7】。

2.【解答】　参见教材【知识点 5-6】。

3.【解答】　参见教材【知识点 5-4】。

（五）应用分析题

1.【解答】

(1) 上述研究属于前瞻性队列研究,是观察性研究,因为队列研究不对研究对象采取干预措施,研究对象不能随机分组,分组和疾病结局是自然形成的。

【评析】　本题考察点:观察法和基本方法。队列研究有哪些观察法的特点。

(2) 该研究中用了发病密度等指标描述各人群的发病风险。

【评析】　本题考察点:队列研究描述各人群的发病风险的指标。

2.【解答】

(1) 上述研究属于回顾性队列研究。与课题一相比,两者的区别主要是研究的起止时间不同,应用范围不同。

【评析】　本题考察点:队列研究的基本类型及其主要区别。

(2) 队列研究的基本原理指队列研究的基本原理是在一个特定人群中选择所需的研究对象,根据是否暴露于某个待研究的因素,或其不同的暴露水平分组,如暴露组和非暴露组、高、中、低剂量暴露组等,随访观察一段时间,定期检查并记录各组人群预期结局的发生情况(如疾病发生、死亡或其他健康状况的变化),比较各组结局的发生率,从而评价暴露因素与结局的关系。如果暴露组某结局的发生率明显高于或者低于非暴露组,则可推测暴露与结局之间可能存在因果关系。

流行病学中暴露是指研究对象接触过某种待研究的物质(如粉尘)、具备某种特征(如年龄、性别、职业和遗传基因等)或行为(如饮酒)。在不同的研究中暴露有不同的含义,暴露因素可以是有害因素,也可以是保护因素。

【评析】 本题考察点:队列研究的基本原理和暴露的概念。

3.【解答】

(1) 如果以血清胆固醇水平 1140~1930mg/L 组为对照组,计算结果见表 5-5。

表 5-5　弗明汉 33~49 岁男子按初始血清胆固醇分组的冠心病 10 年发生情况

血清胆固醇 (mg/L)	观察人数	病例数	非病例数	累计发病率 (%)	χ^2	RR	AR	$AR\%$
1140~	209	2	207	0.96				
1940~	209	11	198	5.26	6.43	5.48	4.30	81.74
2140~	209	14	195	6.70	9.36	6.98	5.74	85.67
2310~	209	26	183	12.44	22.05	12.96	11.48	92.28
2560~	209	32	177	15.31	28.81	15.95	14.35	93.73
合计	1045	85	960	8.13	—	—	—	—

【评析】 本题考察点:队列研究资料的分析。

(2) 结果提示 RR 在 5.48~15.95 之间,AR 在 4.30~14.35 之间,$AR\%$ 在 81.74~93.73 之间,并且随着血清胆固醇升高,各项指标也升高,提示高血清胆固醇可能是冠心病的危险因素。

【评析】 本题考察点:队列研究分析结果的解释。

(叶运莉　杨　超)

第6章　实验性研究

一、目 的 要 求

【了解】　临床试验和社区干预试验中应注意的问题。
【熟悉】　实验性研究的定义、分类及其特点。
【掌握】　实验设计组成及临床试验设计原则。
【重点难点】　应用实验性研究方法解决相关问题。

二、思考题参考答案

（一）简答题

1.【解答】　随机;对照;重复;盲法(客观);多中心;符合伦理道德。
【评析】　本题考察点:临床试验设计。临床试验以病人为研究对象,常用于评价某种药物或治疗方法的效果,因此设计时需要遵循多个原则。

2.【解答】　需要考虑如下问题:①确定诊断标准;②有明确的纳入标准和排除标准;③被选择的对象应能从研究中受益;④选择症状明显的研究对象;⑤选择依从性好的研究对象;⑥不选择对研究因素易出现不良反应者为研究对象。
【评析】　本题考察点:临床试验选择研究对象的原则。临床试验以病人为研究对象,入选者要具有代表性,不能对其产生损害,符合医学道德。

3.【解答】　社区试验是指研究者在严格控制的条件下,以人群作为整体,针对疾病发生的病因采取的某种干预措施进行效果评价的一种前瞻性、实验性研究方法。社区试验目的在于通过改变人群中某种(些)因素暴露情况,是否可以导致某一(些)疾病发病率和死亡率的相应改变,确定影响疾病发病或死亡的因素。
社区干预试验的特点:①研究现场为社区,以社区人群或某类人群组/亚组为观察单位;②干预措施,常常是某种预防措施或方法;③设置对照,往往设非随机对照组;④前瞻性研究,实施干预措施后对研究人群进行随访观察。
【评析】　本题考察点:社区试验目的与特点。

4.【解答】　选择干预现场时的原则有:①社区人口相对稳定,流动性小,并要有足够的数量;②实验所研究的疾病或危险因素在该地区有较高而稳定的水平;③实验地区有较好的医疗卫生条件;④实验地区(单位)领导重视,群众愿意接受,有较好的协作条件等。
【评析】　本题考察点:社区试验中选择试验现场的原则。社区现场包括干预社区和对照社区,要求两者之间除了干预措施不同外,其他特征如人口特征、暴露机会等应当具有可比性,以避免混杂因素的干扰,同时征得社区知情同意、研究对象自愿参与等。

（二）应用分析题

1.【解答】 本研究属于临床试验。自身交叉对照。随机分组、平行对照等，能够较好地控制研究中的偏倚；设计规范，结局变量和测量方法事先规定，因果论证强度高。

【评析】 本题考察点：实验性研究实际应用。

2.【解答】 ①结论是否从随机对照临床试验中获得。②是否报道了全部的临床结果，既要报道疗效，还要如实地报道用药后的毒、副反应。③是否详细介绍了研究对象的情况，这样的目的有利于他人评价疗效和推广。④是否同时考虑临床意义和统计学意义。⑤治疗措施的实用性。要求较为具体地介绍防治方法，用药指征和禁忌证、增加或减少剂量或中止治疗的指征、毒副作用等。⑥要求分析全部研究对象的资料。遇有失访和不依从时要具体说明，因为这种情况将对试验结果真实性。

【评析】 本题考察点：评价临床试验的标准。要通过考核试验设计、实施、资料整理分析的整个过程，得出临床效应。

三、补充思考题

（一）是非题（正确记"+"，错误记"-"）

1. 在儿童中进行流感疫苗接种效果的研究属于临床试验。　　　　　　　（　　）
2. 观察性研究不能进行疗效评价。　　　　　　　　　　　　　　　（　　）
3. 预评价 A，B 两种药物治疗心绞痛效果，100 例病人接受 A 药治疗，观察了一个疗程后接受 B 药治疗，此对照方式为交叉对照。　　　　　　　　　　（　　）
4. 对儿童龋齿干预实验应选择高氟地区。　　　　　　　　　　　　（　　）
5. 有效率、治愈率、生存率是评价药物疗效的主要指标。　　　　　　（　　）
6. 实验性研究应将研究人群随机分为暴露组与对照组。　　　　　　　（　　）
7. 为了提高研究对象的依从性，在条件允许的情况下应尽量缩短随访时间间隔。
　　　　　　　　　　　　　　　　　　　　　　　　　　　　　（　　）
8. 类实验是由于在实验过程中不能人为施加干预措施。　　　　　　　（　　）
9. 某些疾病的患者，由于依赖医药而表现的一种正向心理效应称为安慰剂效应。（　　）
10. 区组随机分组最主要的优点是分组后各组人数相等。　　　　　　（　　）

（二）选择题（从 a~e 中选出一个最佳答案）

1. 下列哪项不是临床试验设计的原则（　　　）
　　a. 设立对照　　　　　　　　b. 随机化分组　　　　　　c. 重复原则
　　d. 盲法　　　　　　　　　　e. 随时观察研究对象
2. 临床试验采用盲法观察可以避免（　　　）
　　a. 选择偏倚　　　　　　　　b. 信息偏倚　　　　　　　c. 混杂偏倚
　　d. 失访偏倚　　　　　　　　e. 入院率偏倚
3. 下列哪项试验不属于流行病学实验研究（　　　）
　　a. 类实验　　　　　　　　　b. 社区试验　　　　　　　c. 观察性试验
　　d. 临床试验　　　　　　　　e. 现场试验

4. 应用双盲法是为了避免以下哪两种因素对判断结果的影响(　　)

　　a. 研究者主观因素的影响

　　b. 被研究者主观因素的影响

　　c. 研究者及被观察者主观因素的影响

　　d. 研究者及资料分析者主观因素的影响

　　e. 资料分析者主观因素的影响

5. 随机化分组可使试验组和对照组(　　)

　　a. 暴露因素均匀分布　　　　　b. 暴露因素不均匀分布　　　　c. 干预措施一致

　　d. 人群特征一致　　　　　　　e. 试验结局出现概率一致

6. 社区试验与分析性研究相比最突出特点是(　　)

　　a. 以人群的自然暴露状态分组　　　　b. 按照研究因素分组

　　c. 实施干预措施　　　　　　　　　　d. 随机抽样

　　e. 前瞻性研究

7. 实验性研究在选择研究对象时可以不必考虑(　　)

　　a. 试验组和对照组可比性　　　b. 人群容易随访　　　　　　　c. 干预对其有益

　　d. 预期结局事件发生率较高　　e. 人群依从性

8. 某广告声称用某种药治疗了 200 例某病患者,其中 190 例痊愈,治愈率达 95%。此治愈率不可信的主要原因是(　　)

　　a. 所治疗的病例数过少　　　　　　　b. 治愈率太高

　　c. 没有经过统计学检验　　　　　　　d. 没有关于偏倚控制的说明

　　e. 没有设立对照组

9. 进行疗效评价最佳的方法是(　　)

　　a. 病例对照研究　　　　　　　b. 巢氏病例对照研究　　　　　c. 队列研究

　　d. 前瞻性队列研究　　　　　　e. 临床试验

10. 研究对象没有认真执行医嘱,按临床试验规定的药物剂量接受治疗,称为(　　)

　　a. 干扰　　　　　　　　　　　b. 退出　　　　　　　　　　　c. 依从性不好

　　d. 临床不一致性　　　　　　　e. 向均数回归

11. 影响社区干预试验样本量大小的主要因素正确的是(　　)

　　a. 被选择人群发生率越高,所需样本越大

　　b. 干预因素实施后发生率越低,所需样本越小

　　c. 单侧检验比双侧检验所需样本量大

　　d. 干预因素实施前发生率越高,所需样本越小

　　e. 以上均不正确

12. 对照组发病率与试验组发病率之比是(　　)

　　a. 率比　　　　　　　　　　　b. 比之比　　　　　　　　　　c. 相对危险度

　　d. 正确指数　　　　　　　　　e. 效果指数

13. 由于社区干预试验涉及研究对象很多,因此(　　)

　　a. 不需要知情同意

　　b. 需要卫生部门同意或认可

c. 必须对每个研究对象详细说明并签署知情同意书

d. 须在广泛宣传与自愿参加的基础上,征得社区领导同意或认可

e. 只要研究对象自愿参加,无须征得社区领导同意或认可

14. 在以下临床试验采用的效应指标中,哪项容易产生测量误差(　　)

a. 疼痛　　　　　　　b. 体重　　　　　　　c. 血压

d. 发病率　　　　　　e. 生存率

15. 实验流行病学研究中,实验组与对照组人群的最大不同是(　　)

a. 年龄　　　　　　　b. 性别　　　　　　　c. 目标人群

d. 干预措施　　　　　e. 观察指标

(三) 简答题

1. 简述临床试验的主要用途。

2. 简述实验流行病学选择实验对象的主要原则。

3. 提高研究对象依从性的措施有哪些?

4. 简述涉及人体研究的伦理学基本原则。

5. 简述实验性研究的优点及其局限性。

(四) 应用分析题

1. 试设计流行病学实验,评价某种新药的疗效。

2. 为评价麻疹减毒活疫苗的流行病学效果,其随访结果见表 6-1。试计算保护率及效果指数并说明意义。

表 6-1　麻疹疫菌的流行病学效果

组别	接种人数	病例数
接种组	700	20
对照组	700	100

3. 为观察干扰素治疗慢性乙肝的效果。将 600 例慢性乙肝患者随机分为两组,干扰素治疗组 300 例,其中 105 例 HBeAg 转阴,常规治疗组 300 例,其中 60 例转阴,试评价干扰素临床效果(ARR,RRR,NNT)。

4. 一临床医生为评价某中药汤剂治疗冠心病心绞痛的临床疗效,治疗 48 例心绞痛病人。心绞痛的诊断依据是临床症状和心电图表现。心绞痛发作时含服异山梨酯 10mg,并服用该中药汤剂 100ml,3 次/天,4 周为一个疗程。结果有效率为 90%,因此得出结论:该汤剂疗效显著,可以治疗心绞痛。试分析该结论是否可信并说明理由。

四、补充思考题参考答案

(一) 是非题

1. 答案:-

【评析】　本题考察点:临床试验与现场实验的区别。

2. 答案:−

【评析】 本题考察点:实验性研究的作用和意义。

3. 答案:−

【评析】 本题考察点:对照组的类型。

4. 答案:−

【评析】 本题考察点:现场选择的原则。

5. 答案:+

【评析】 本题考察点:临床试验评价指标。

6. 答案:−

【评析】 本题考察点:实验性研究基本概念。

7. 答案:−

【评析】 本题考察点:减少不依从性的措施。

8. 答案:−

【评析】 本题考察点:实验性研究的特征。

9. 答案:+

【评析】 本题考察点:试验效应的影响因素。

10. 答案:+

【评析】 本题考察点:临床试验随机分组方法。

(二)选择题

1. 答案:e

【评析】 本题考察点:临床试验设计的原则。

2. 答案:b

【评析】 本题考察点:临床试验设计的原则。

3. 答案:e

【评析】 本题考察点:实验性研究的类型。

4. 答案:c

【评析】 本题考察点:盲法应用的意义。

5. 答案:d

【评析】 本题考察点:随机化分组的意义。

6. 答案:c

【评析】 本题考察点:临床试验设计的原则。

7. 答案:a

【评析】 本题考察点:实验性研究的特点及于分析性研究的区别。

8. 答案:d

【评析】 本题考察点:实验性研究的应用。

9. 答案:e

【评析】 本题考察点:临床试验的意义。

10. 答案:c

【评析】 本题考察点:临床试验实施中注意的问题。

11. 答案:d

【评析】 本题考察点:样本量大小影响因素。

12. 答案:e

【评析】 本题考察点:效果评价指标计算。

13. 答案:d

【评析】 本题考察点:临床试验实施中注意的问题。

14. 答案:a

【评析】 本题考察点:效果评价指标选择。

15. 答案:d

【评析】 本题考察点:实验性研究的特征。

(三) 简答题

1.【解答】 疗效评价;诊断试验评价;筛检研究;预后研究;病因研究。

【评析】 本题考察点:临床试验的应用。

2.【解答】 人口相对稳定,流动性小,有足够数量;预期结局事件(如疾病)在该地区有较高而稳定的发生率;评价疫苗的免疫学效果,选择近期内未发生该疾病流行的地区;较好的医疗卫生条件,诊断水平较好,卫生防疫保健机构比较健全等;领导重视,群众愿意接受。

【评析】 本题考察点:实验性研究现场选择时需要考虑的问题。

3.【解答】 预实验,了解病人的依从性,制订切实可行的方案;注意随访时间间隔;入选研究对象时,排除可能不会依从的人;解释,说明研究方案,意义所在,随访期间不断督促遵循实验方案;提高服务态度。

【评析】 本题考察点:实验性研究研究对象选择时如何提高依从性。

4.【解答】 知情同意(尊重);有益无害(行善);公正(公平)。

【评析】 本题考察点:进行实验性研究必须遵守伦理道德。

5.【解答】 优点:随机分组,平行比较,能较好地控制研究中的偏倚和混杂因素;为前瞻性研究,研究因素事先设计,结局变量和测量方法事先规定,因果论证强度高;有助于了解疾病的自然史,并且可以获得一种干预与多种结局的关系。

缺点:观察时间长,失访率高;因人为施加干预措施,研究对象依从性下降,适用范围受限,研究对象代表性差;费用高;涉及伦理道德问题。

【评析】 本题考察点:对实验性研究的综合理解。

(四) 应用分析题

1.【解答】 明确研究目的为评价某新药疗效;多中心选择病例;病例选择需要遵照国际标准;确定样本量;所选病例均填写知情同意书;随机化分组,实验组施加新药,平行设立对照组应用常规药物,随访观察期限;实施过程中应用盲法;随访和测量两组药效;统计分析评价。

【评析】 本题考察点:如何用临床试验解决药物评价。

2.【解答】

保护率 =(100/700-20/700)/(100/700)= 80.2%

效果指数 = (100/700)/(20/700) = 50.6

说明:麻疹减毒活疫苗的保护率 80.2%,效果指数 50.6,防病效果较好。

【评析】　本题考察点:评价疫苗效果的流行病学指标。

3.【解答】

$ARR = 105/300 - 60/300 = 15\%$

$RRR = (105/300 - 60/300)/(105/300) = 75\%$

$NNT = 1/ARR = 6.67$

说明:药物应用与不使用相比,绝对危险降低 15%,相对危险降低 75%,治疗 7 个人就可以观察到 1 人治愈。

【评析】　本题考察点:评价新药临床效果的指标。

4.【解答】　不可信。理由是该研究没有对照组;干预措施是异山梨酯+该汤剂,治疗效果不能归因于该中药汤剂。在评定疗效上存在较大的主观性(症状缓解),最好采用盲法观察。

【评析】　本题考察点:临床试验疗效评价应用。

(史新竹　梁多宏)

第7章 筛检与诊断试验的设计与评价

一、目 的 要 求

【了解】 临床上确定诊断标准的常用方法,诊断性试验样本量估计的方法,确定诊断试验临界值常用的方法;ROC 曲线的绘制及最佳点的确定,筛检试验阳性结果临界点的确定。

【熟悉】 诊断和筛检试验可靠性评价指标,影响诊断和筛检试验可靠性的因素及处理办法;提高诊断试验和筛检试验效率的方法;受试者工作特征曲线(ROC 曲线)的概念及其应用;联合试验的概念、评价及应用。

【掌握】 筛检与诊断概念;筛检的应用原则;金标准的概念;筛检与诊断试验的真实性及其评价指标的概念、计算方法;预测值的概念、计算方法,影响预测值的因素。

【重点难点】 重点诊断和筛检试验的概念,筛检与诊断试验的评价及其意义;难点诊断试验评价的设计方法,诊断和筛检具体应用;灵敏度和特异度的关系。

二、思考题参考答案

(一) 名词解释

1.【解答】 筛检是指在大量表面上无病的人群中通过快速简便的试验、检查和其他方法,去发现那些未被识别的、可疑的病人或有缺陷的人。

2.【解答】 诊断试验为了把病人和可疑有病而实际无病者区分开,用实验、仪器设备等手段对疾病进行诊断的一切检测方法。

3.【解答】 金标准即标准方法,是公认的诊断某病最可靠的标准,能正确地将有病和无病明确区分开来的一种试验方法,是待研究方法的参照标准。

4.【解答】 真实性亦称效度,是指试验结果与实际情况(有无疾病)相符合的程度。

5.【解答】 灵敏度又称真阳性率,指真阳性数占病人数的百分比,即用某项筛检或诊断试验正确识别病人的概率。

6.【解答】 特异度又称真阴性率,指真阴性数占非病人数的百分比,即用某项筛检或诊断试验正确识别非病人的概率。

7.【解答】 假阴性率又称漏诊率,是指实际有病者而被判定为非病者的百分率。理想的试验应为 0。

8.【解答】 假阳性率又称误诊率,是指实际无病者而被判定为有病者的百分率。理想的试验应为 0。

9.【解答】 约登指数又称正确诊断指数,是指灵敏度和特异度之和减去 1,是综合评价真实性的指标。理想的试验应为 1。

10.【解答】 阳性似然比为经金标准确诊的患某病组中试验阳性者所占的比率(真阳

性率)与经金标准确诊未患某病者中试验阳性者所占的比率(假阳性率)的比值。

11.【解答】 阴性似然比为经金标准确诊的患某病者中试验阴性者所占的比率(假阴性率)与经金标准确诊的未患某病者中试验阴性者所占的比率(真阴性率)的比值。

12.【解答】 符合率=(相同结果次数/观察累计数)×100%,适用于计数资料的可靠性分析。符合率越高,可靠性越好。

13.【解答】 可靠性是指试验在相同条件下重复试验获得相同结果的稳定程度。

14.【解答】 阳性预测值是指试验为阳性者真正患有该病的可能性。

15.【解答】 阴性预测值是指试验为阴性者真正没有患该病的可能性。

16.【解答】 ROC 工作曲线是用灵敏度(真阳性)为纵坐标,1-特异度(假阳性)为横坐标作图所得的曲线,可反映灵敏度和特异度之间的关系。

17.【解答】 并联试验又称平行试验,多个试验同时进行,只要有一项结果阳性就判为阳性,称为并联试验。

18.【解答】 串联试验又称序列试验,用一系列试验,只有全部结果均为阳性者才判为阳性,称为系列试验。

(二)是非题

1. 答案:-

【评析】 本题考察点:筛检和诊断的区别。

诊断的目的是将病人与可疑有病但实际无病的人区分开来。

2. 答案:+

【评析】 本题考察点:似然比。

3. 答案:-

【评析】 本题考察点:评价诊断试验真实性指标。

灵敏度和特异度是评价诊断试验真实性的指标。

4. 答案:-

【评析】 本题考察点:ROC 曲线上最佳临界点的确定。

ROC 曲线确定一个诊断试验准确度最好的参考值时,选择曲线上距离左上角最近的点作为诊断的参考值。原因是这一点的临界值的准确度最好,即漏诊和误诊之和最小。

5. 答案:+

【评析】 本题考察点:筛检和诊断试验判定标准的确定。

(三)选择题

1. 答案:c

【评析】 本题考察点:筛检的概念。

2. 答案:b

【评析】 本题考察点:诊断试验选择原则。

本题中目的是排除甲型 H1N1 流感,故选答案 b。

3. 答案:b

【评析】 本题考察点:诊断试验的特异度概念。

在针对具体病人选择诊断试验时,预测值不是我们选择试验的依据,本题的正确答案是 b。

4. 答案:a

【评析】 本题考察点:真实性的概念。

b 为可靠性又称重复性或效度。c 可以表示为 Kappa 值。d 可以表示为一种患病率。e 可以是灵敏度和假阳性率。

5. 答案:e

【评析】 本题考察点:似然比的概念。

6. 答案:e

【评析】 本题考察点:评价筛检或诊断试验可靠性的常用指标。

7. 答案:c

【评析】 本题考察点:阳性预测值的概念及其影响因素。

8. 答案:e

【评析】 本题考察点:金标准的概念。

9. 答案:b

【评析】 本题考察点:并联试验的概念。

(四) 简答题

1.【解答】

(1) 筛检是运用快速简便的试验或其他手段,从表面健康的人群中去发现那些未被识别的可疑病人或有缺陷者。

(2) 筛检的目的:早期发现病人;筛检高危人群;研究疾病的自然史;开展流行病学监测。

(3) 筛检的应用原则:疾病已成为当地一个重大的公共卫生问题;对筛检的疾病有进一步确诊的方法与条件;有效的治疗方法;明确该病的自然史;有较长的潜伏期;适当的筛检技术;应考虑筛检成本与收益问题。

2.【解答】

(1) 真实性指标有:灵敏度、特异度、假阴性率、假阳性率、约登指数、似然比。

(2) 可靠性指标有:变异系数、符合率、Kappa 值。

(3) 效益指标有:阳性预测值、阴性预测值。

3.【解答】 影响预测值的因素有:灵敏度、特异度、患病率。

4.【解答】 提高试验效率的方法:优化试验方法、选择高患病率人群、采取联合试验。

5.【解答】

(1) 并联试验可提高试验的灵敏度,减少漏诊率,阴性预测值升高,但特异度下降,误诊增加,阳性预测值下降。一般在几个试验都不灵敏时使用并联的方法。

(2) 串联试验可提高试验的特异度,减少误诊率,阳性预测值升高,但灵敏度下降,漏诊增加,阴性预测值下降。一般在几个试验都不特异时使用串联的方法。

(五) 应用分析题

1.【解答】

灵敏度、特异度、阳性预测值、阴性预测值和一致率分别为 50%、25%、25%、50%、33.3%。

【评析】　本题考察点:筛检试验真实性评价指标的计算方法。

2.

表 7-1　300 名受试者的试验结果

血清学试验	患者	非患者	合计
阳性	50	150	200
阴性	50	50	100
合计	100	200	300

表 7-2　某项筛检试验在人群中筛检的结果			
筛检试验	金标准		合计
	患者	非患者	
阳性	80	30	110
阴性	20	150	170
合计	100	180	280

【解答】

灵敏度 $= (80/100) \times 100\% = 80.0\%$

特异度 $= (150/180) \times 100\% = 83.3\%$

假阳性率 $= (30/180) \times 100\% = 16.7\%$

假阴性率 $= (20/100) \times 100\% = 20.0\%$

阳性预测值 $= (80/110) \times 100\% = 72.7\%$

阴性预测值 $= (150/170) \times 100\% = 88.2\%$

【评析】　本题考察点:筛检试验真实性评价指标的计算方法。

3.【解答】

假阳性人数 $= 99990 \times 1\% = 999.9 \approx 1000$

阳性预测值 $= (10/1010) \times 100\% = 0.99\%$

由于假阳性人数太多,阳性预测值只有 0.99% 太低,因此不适合在该人群开展肝癌的筛查。原因是患病率太低(10/10 万)。

【评析】　本题考察点:筛检的原则,筛检应当在高患病率人群中开展。

三、补充思考题

(一) 是非题(正确记"+",错误记"-")

1. 正确诊断指数 = 真实性+可靠性-1。　　　　　　　　　　　　　　　(　　)

2. 某一特定的筛检试验,当用于患病率较高的人群时,阳性预测值降低。　(　　)

3. 对于治疗效果不理想,且确诊及治疗费用又较昂贵的疾病,则要求试验具有灵敏度高的判定标准。　　　　　　　　　　　　　　　　　　　　　　　　(　　)

4."金标准"是公认的最准确的诊断方法。　　　　　　　　　　　　　　(　　)

(二) 选择题(从 a~e 中选出一个最佳答案)

1. 筛选疾病时,所用试验方法的选择不必考虑(　　　)

　　a. 经济效益及诊断的正确性　　　　b. 灵敏度　　　　　　c. 结果的可靠性

　　d. 特异度　　　　　　　　　　　　e. 先进性

2. 评价某诊断试验诊断某病的价值时,研究对象必须为(　　　)

　　a. 一组被金标准确诊的该病患者和一组被金标准排除该病的健康人

　　b. 一组被金标准确诊的该病患者和一组被金标准排除该病而且患有不影响试验结

果的病患者

　　c. 一组被金标准确诊的该病患者和一组被金标准排除该病的其他疾病患者

　　d. 一组被金标准确诊的该病患者

　　e. 到医院就诊的患者

3. 在某社区开展的糖尿病普查中,有75%的糖尿病患者的空腹血糖试验阳性。试问该值所反映的是空腹血糖试验的(　　　)

　　a. 灵敏度　　　　　　　　　　b. 特异度　　　　　　　　c. 假阳性率

　　d. 真阴性率　　　　　　　　　e. 一致率

4. 在高血压病的筛检方案中,A医师将收缩压、舒张压的水平分别定为140/90mmHg,而B医师将收缩压、舒张压的水平分别定为130/85mmHg。这就意味着(　　　)

　　a. 前者的灵敏度比后者高　　　　b. 前者的特异度比后者高

　　c. 前者的假阳性率比后者高　　　d. 前者的假阴性率比后者高

　　e. 前者的阳性预测值比后者高

5. 以下指标中,具有互补性质的指标是(　　　)

　　a. 假阳性率和特异度　　　　　b. 假阳性率和误诊率　　　c. 假阳性率和漏诊率

　　d. 假阳性率和灵敏度　　　　　e. 假阴性率和误诊率

6. 生长缓慢的肿瘤与生长迅速的肿瘤,对于筛检试验可能会导致(　　　)

　　a. 领先时间偏倚　　　　　　　b. 病程长短偏倚　　　　　c. 选择性偏倚

　　d. 错误分类偏倚　　　　　　　e. 信息偏倚

7. 若甲、乙两人群某病患病率分别为10%和20%,某项筛检试验分别应用于甲、乙群体,则下述正确的是(　　　)

　　a. 甲人群误诊率低于乙人群

　　b. 甲人群漏诊率低于乙人群

　　c. 试验阳性者中假阳性所占比例,甲人群低于乙人群

　　d. 试验阴性者中假阴性所占比例,甲人群低于乙人群

　　e. 甲人群真实性低于乙人群

8. 从2000~2010年,用某筛检试验方法对某病进行筛检。在这段时间内该病患病率增加了两倍,试问这种筛检试验方法的哪一特征因受到患病率的影响而发生相应改变(　　　)

　　a. 灵敏度与假阴性率　　　　　b. 特异度与假阴性率

　　c. 阳性预测值和阴性预测值　　d. 以上均对

　　e. 以上都不对

9. 下列哪一项方法不宜用来确定某项人体生理指标的参考值(　　　)

　　a. 流行病学研究确定的危险水平　　b. ROC曲线方法

　　c. 均数加减标准差的方法　　　　　d. 专家的建议

　　e. 百分位数法

10. 用ROC曲线决定最佳临界点,此时(　　　)

　　a. 筛检试验的灵敏度最大和特异度最小

　　b. 筛检试验的灵敏度和特异度均相对最优

  c. 筛检试验的灵敏度和特异度均最大

  d. 筛检试验的灵敏度最小和特异度最大

  e. 筛检试验的灵敏度和特异度均相对最小

（三）简答题

1. 试比较筛检与诊断试验的不同特点。

2. 什么是"金标准"？简述金标准在诊断性研究中的作用。

3. 评价筛检或诊断试验真实性的常用指标及其相互关系？

4. 似然比有何优缺点？

5. 评价筛检或诊断试验可靠性的常用指标有哪些？影响筛检或诊断试验可靠性的因素有哪些？

6. 简述筛检或诊断试验预测值的影响因素及其相互关系。

7. 何谓分界值？确定筛检试验阳性结果分界值的原则是什么？确定分界值的基本方法有哪些？

8. 如何利用 ROC 曲线确定一个诊断试验准确度参考值最佳点？受试者工作特性（ROC）曲线在诊断试验评价中的作用是什么？

9. 筛检或诊断试验的联合应用有几种方法？如何进行？

10. 联合试验与单一试验比较，其真实性如何改变？

（四）应用分析题

1. 以测定肌酸催化酶（CK）来诊断心肌梗死（MI），若以不同的 CK 水平为判定标准，获得结果如表 7-3 所示。

表 7-3 不同 CK 水平区分 MI 的灵敏度与特异度

CK 水平标准（IU）	灵敏度（%）	特异度（%）
40	99	68
80	93	88
320	37	100

问：

（1）在区分 MI 患者时，CK 值的不同评判标准与 CK 试验的灵敏度和特异度存在什么关系？

（2）据你的观点，应选择哪一个 CK 水平作为正常值标准来区分 MI？为什么？

（3）在筛查 MI 病人，以及确诊 MI 病人时，应该分别选择什么样的 CK 值作为评判标准？为什么？

2. 某医师想比较一种新的筛检试验方法（试验 B）与目前"金标准"方法（试验 A），结果如表 7-4。

表 7-4 新的筛检试验法与"金标准"方法的比较

样本号	"金标准"方法（试验 A）	筛检试验方法（试验 B）
1	−	+
2	+	+
3		−

续表

样本号	"金标准"方法(试验 A)	筛检试验方法(试验 B)
4	+	+
5	−	−
6	+	+
7	−	−
8	−	−
9	−	−
10	+	+

问:

(1) 筛检试验 B 的假阳性是多少?

(2) 筛检试验 B 的假阴性是多少?

(3) 筛检试验 B 的灵敏度是多少?

(4) 筛检试验 B 的特异度是多少?

3. 幽门螺杆菌(HP)感染的检测,临床多采用胃黏膜活检标本快速尿素酶试验、病理组织活检等侵入性方法,这类检测方法在儿科临床应用有一定局限性。粪便标本 HP 抗原检测(Hpsa)为一种新的非创伤性方法。某医生对"Hpsa 检测儿童 HP 感染"的应用价值进行了探讨,选择有消化道症状的 82 例儿童为研究对象,以快速尿素酶试验、组织学切片联合检测为金标准,研究结果见表 7-5。

表 7-5　Hpsa 检测儿童 HP 感染

Hpsa 试验	HP 联合检测(金标准)		合计
	阳性	阴性	
阳性	36	4	40
阴性	2	40	42
合计	38	44	82

问:

(1) 试根据提供的资料对 Hpsa 检测方法的真实性进行评价。

(2) 据调查,在发展中国家,HP 感染率普遍高。10 岁以内人群感染率已达 50%,30 岁时继续上升至 75% 以上并趋于稳定。假设用 Hpsa 检测方法在 HP 感染率为 50% 的 2000 名儿童中筛查可导致多少人误诊?

(3) 根据上述资料,Hpsa 检测方法的在该人群的诊断价值如何?

4. 某医生采用红外线扫描和 X 线摄片两种试验在人群中筛检乳腺癌,取得结果如表 7-6 所示。请计算单独红外线扫描、单独 X 线摄片、并联试验和串联试验的灵敏度、特异度。

表 7-6 联合试验筛检乳腺癌的结果

红外线扫描	X 线摄片	乳腺癌病人	非乳腺癌病人
+	+	44	25
+	−	6	10
−	+	25	20
−	−	5	2550
合计		80	2605

四、补充思考题参考答案

(一) 是非题

1. 答案:−

【评析】 本题考察点:正确诊断指数的概念。

2. 答案:−

【评析】 本题考察点:筛检和诊断效益评价指标的相互关系。

3. 答案:−

【评析】 本题考察点:筛检和诊断试验判定标准的确定。

4. 答案:−

【评析】 本题考察点:金标准概念。

(二) 选择题

1. 答案:e

【评析】 本题考察点:诊断试验选择原则。

筛检试验要求简便快捷、灵敏价廉、安全有效。故本题选 e,e 是诊断试验的要求。

2. 答案:b

【评析】 本题考察点:诊断试验价值评价时研究对象选择原则。受试对象的选择应有广泛的代表性,病例组包括典型的和非典型的病例、轻型的和重型的病例、无并发症的和有并发症的病例、病程中早、中、晚期的病例等,对照组包括非靶疾病的其他可能引起阳性结果的疾病病例和容易与靶疾病混淆的疾病病例。这样选择研究对象的结果,不仅仅有利于各型靶疾病的诊断,而且有利于鉴别诊断,因此完全无病的正常人或与靶疾病关系不大的其他系统的疾病病人一般不宜纳入对照组。故选答案 b。

3. 答案:a

【评析】 本题考察点:筛检试验真实性的评价指标,灵敏度的概念。

4. 答案:b

【评析】 本题考察点:特异度和灵敏度的关系。前者筛检高血压的区间比后者宽,确定非高血压的能力较后者强。例如,测得某人血压为 135/88mmHg,前者的筛检试验结论为此人血压正常,而后者的结论却相反。即前者筛检试验确定非病人的能力较强(特异度比后者高)。特异度又称真阴性率,实际无病按该诊断标准被正确地判为无病的百分比。灵敏度又称真阳性率,指实际有病按该筛检试验被正确地判为有病的百分比。

5. 答案:a

【评析】 本题考察点:评价诊断试验真实性指标的概念及相互关系。由于灵敏度与假阴性率(漏诊率)、特异性与假阳性率(误诊率)存在互补关系,假阴性率和假阳性率可以通过灵敏度与特异度指标来体现并进行计算,所以可以只用灵敏度和特异度,也可以只用假阳性率和假阴性率进行评价。

6. 答案:b

【评析】 本题考察点:筛检中的常见偏倚。筛检中常见偏倚:领先时间偏倚、病程长短偏倚、志愿者偏倚。而 c、d、e 是偏倚的类型,选择偏倚是在研究过程当中由于选取方式不当而导致的,只可能发生在筛检实验前。信息偏倚有时可称错分偏倚、测量偏倚或观测偏倚,是来自测量或资料收集方法的问题,使得获取的资料存在系统误差。

7. 答案:d

【评析】 本题考察点:筛检试验各项指标间的相互关系。筛检试验的灵敏度、特异度、误诊率、漏诊率是评价真实性的指标,反映试验本身的特性(系统误差),与患病率无关,所以选项 a、b、e 均不正确。当筛检标准确定时(即同一筛检试验),其阳性预测值随患病率升高而升高,阴性预测值则下降。甲人群患病率低于乙人群,故甲人群阳性预测值低而阴性预测值高。选项 c 的意思等同于"甲人群阳性预测值高于乙人群";选项 d 的含义为"甲人群阴性预测值高于乙人群"。故正确答案为 d。

8. 答案:c

【评析】 本题考察点:阳性预测值其影响因素。

$$阳性预测值 = \frac{灵敏度 \times 患病率}{灵敏度 \times 患病率 + (1-患病率)(1-特异度)}$$

$$阴性预测值 = \frac{特异度 \times (1-患病率)}{特异度 \times (1-患病率) + (1-灵敏度) \times 患病率}$$

从以上公式我们可以看出患病率增加将导致阳性预测值增加,阴性预测值减小。

9. 答案:d

【评析】 本题考察点:筛检和诊断试验判断标准确定方法。确定判断标准的方法有:均数加减标准差的方法(c 对),百分位数法(e 对),ROC 曲线方法(b 对),根据实际情况确定如病例对照研究测定的结果(a 对),专家组讨论(d 错)。

10. 答案:b

【评析】 本题考察点:ROC 曲线决定最佳临界点的确定。利用 ROC 曲线确定一个诊断试验准确度最好的参考值时,选择曲线上距离左上角最近的点作为诊断的参考值。原因是这一点的临界值的准确度最好,即漏诊和误诊之和最小。

(三) 简答题

1.【解答】

(1) 前者的受试对象是表面健康者(多为无症状者,范围广),后者的受试对象是可疑病人(多为有症状者,范围窄)。

(2) 前者的目的是识别可疑病人,后者的目的是识别病人。

(3) 前者结果阳性者需进一步进行诊断措施,后者结果阳性者需进一步进行治疗措施。

（4）前者要求有高灵敏度，早期发现更多病人；而后者要求有高特异度，尽可能排除非病人。

（5）前者要求经济、快速、简便、安全无痛苦，能为群众所接受；而后者一般费用较多，强调试验结果的准确性和权威性。

【评析】　本题考察点：筛检与诊断试验的区别。

2.【解答】　公认的诊断某病最可靠的标准，能正确地将有病和无病明确区分开来的一种试验方法，是待研究方法的参照标准。金标准在诊断性研究中的作用：金标准或标准诊断是迄今公认的最为准确和可靠的诊断疾病的方法。因此，它是诊断性试验的核心，可以将研究对象准确分为有病和无病两类，用于与诊断试验结果的比较，以评价诊断试验区分有病和无病的能力。

3.【解答】　评价筛检或诊断试验真实性的常用指标有：灵敏度（真阳性率）、特异度（真阴性率）、误诊率（假阳性率）、漏诊率（假阴性率）、似然比和约登指数。真实性评价指标均不受患病率的影响。①对于单一试验而言，当试验的灵敏度升高时，其特异度往往下降，误诊率升高，漏诊率下降。②似然比是综合性评价指标，它同时反映试验的灵敏度和特异度，若试验的真阳性率升高，假阳性率下降（即灵敏度、特异度均升高），则阳性似然比升高，阴性似然比下降。③约登指数也是综合性评价指标，它也同时受灵敏度和特异度的影响，其值越接近1，试验的真实性越好。④真实性好的试验要求：灵敏度高，特异度高，误诊率低，漏诊率低，阳性似然比高，阴性似然比低，约登指数接近1。

【评析】　本题考察点：诊断和筛检试验的真实性评价。

4.【解答】　似然比是反映诊断试验真实性的综合评价指标，与灵敏度、特异度一样，相对稳定，不受患病率的影响。其不足之处在于结果为比而不是率，应用时需要换算。

【评析】　本题考察点：似然比的概念。

5.【解答】

（1）变异系数（CV），该指标适用于计量资料的可靠性分析。CV越小，可靠性越好。

符合率，该指标适用于计数资料的可靠性分析。符合率越高，可靠性越好。Kappa值表示不同观察者对某一结果的判定或同一观察者在不同情况下对某结果判定的一致性程度。Kappa值越高，一致性越好。

（2）影响可靠性的因素：生物学变异（个体内变异及个体间变异），观察者变异（观察者间变异、观察者自身变异）和来自试验方法的差异。

【评析】　本题考察点：诊断和筛检试验的可靠性评价。

6.【解答】　筛检或诊断试验预测值的影响因素包括试验的真实性和人群的患病率。

患病率一定时，试验的灵敏度升高，特异度下降，阳性预测值下降，阴性预测值上升。当筛检或诊断标准（界值）确定时，即灵敏度和特异度一定时，随患病率升高，阳性预测值也升高，而阴性预测值则下降。

【评析】　本题考察点：诊断和筛检试验的效益评价。

7.【解答】　分界值（cut of value）又称截断点、阈值、临界点，指划分诊断试验结果正常与异常的界值。确定筛检试验阳性结果截断值的原则是：①如疾病的预后差，漏掉病人可能带来严重后果，且目前又有可靠的治疗方法，则临界点向左移，以提高灵敏度，以发现更多的可疑病人，但会使假阳性增多；②如疾病的预后不严重，且现有诊疗方法不理想，临界点可右移，以降低灵敏度，提高特异度，尽可能将非患者鉴别出来，但会使假阴性增多；③如果假阳性者做进一步诊断的费用太贵，为了节约经费，可将临界点向右移；

④如果灵敏度和特异度同等重要,可将临界点定在非病人的分布曲线与病人的分布曲线的交界处。在诊断试验中常用的确定分界值的方法有均数加减标准差法、百分位数法、临床判断法、ROC 曲线法。

【评析】 本题考察点:筛检试验阳性结果临界值的确定。

8.【解答】 利用 ROC 曲线确定一个诊断试验准确度最好的参考值时,选择曲线上距离左上角最近的点作为诊断的参考值。原因是这一点的临界值的准确度最好,即漏诊和误诊之和最小。作用:①用于最佳的诊断分界值的选择;②比较两种或两种以上诊断试验的诊断价值;③通过分别计算各个试验的 ROC 曲线下的面积,比较哪一种试验的曲线下的面积最大,则哪一种试验的诊断价值最佳。

【评析】 本题考察点:受试者工作特征曲线及其应用。

9.【解答】 筛检或诊断试验的联合分为平行(并联)试验和系列(串联)试验两种。其中平行试验是将多个试验同时进行,只要有一项结果阳性就判为阳性;而系列试验则是先后进行一系列试验,只有全部结果均为阳性者才判为阳性。

【评析】 本题考察点:联合试验。

10.【解答】 与单一试验比较,平行试验的灵敏度升高,特异度下降,假阳性率升高,假阴性率下降;系列试验则相反,其特异度和假阳性率升高,灵敏度和假阳性率下降。

【评析】 本题考察点:联合试验的优点。

(四) 应用分析题

1.【解答】

(1) 随 CK 值的评判标准增高,CK 试验的灵敏度下降,特异度升高。

(2) 可选 CK 值 80 单位水平作为正常值标准,此时的误诊率和漏诊率均较低,约登指数最接近于 1,真实性好。即 CK 值的正常值范围为:CK 值<80 单位,若 CK 值≥80 单位,则判为异常。

(3) 寻找和初筛病人可选择灵敏度高的方法,此时漏诊率最低,可最大限度地找到病人。如选≥40 单位 CK 值作为标准,灵敏度可达 99%。

确诊病人时,应选择特异度高的方法,此时误诊率低。如选 CK 值≥320 单位作为标准,特异度可达 100%,误诊率为 0。此标准尤其适用于临床症状明显,需考虑进一步核实诊断的可疑 MI 患者,或有高血压、糖尿病的患者。即若可疑病人的 CK 值≥320 单位,则可确诊其为 MI 患者。

【评析】 本题考察点:灵敏度和特异度的关系,确定判定标准的具体应用。

2.【解答】

(1) 筛检试验 B 的假阳性是 2。

(2) 筛检试验 B 的假阴性是 0。

(3) 筛检试验 B 的灵敏度是 100%。

(4) 筛检试验 B 的特异度是 66.67%。

【评析】 本题考察点:诊断和筛检试验真实性评价指标的计算方法。

3.【解答】

(1) 灵敏度 $=(36/38)\times100\% = 94.7\%$

特异度 $=(40/44)\times100\% = 90.9\%$

假阳性率 ＝（4/44）×100% ＝ 9.1%

假阴性率 ＝（2/38）×100% ＝ 5.3%

约登指数 ＝94.7%+90.9%-1 ＝ 0.856

阳性似然比 ＝0.947/0.091 ＝ 10.41

阴性似然比 ＝0.053/0.909 ＝ 0.06

可见,用 Hpsa 检测 HP 感染的真实性是比较好的,灵敏度、特异度和约登指数均较理想,分别为 94.7%、90.9% 和 0.856,且阳性似然比为 10.41,阴性似然比为 0.06。

（2）依据题意,通过计算可导致 91 名儿童误诊(表 7-7)。

表 7-7　用 Hpsa 法检测儿童 HP 感染情况的结果分析

Hpsa 检测	HP 感染者	非 HP 感染者	合计
阳性	947	91	1038
阴性	53	909	962
合计	1000	1000	2000

（3）Hpsa 检测方法的诊断价值即预测值,是评价诊断试验收益的常用指标之一,它又取决于试验的真实性和人群的患病率,而后者的影响要大得多;若人群 HP 感染率为 50%,则

阳性预测值 ＝（947/1038）×100% ＝ 91.23%

阴性预测值 ＝（909/962）×100% ＝ 94.49%

可见用 Hpsa 法检测儿童 HP 感染率,其诊断价值较好,可信度高。Hpsa 阳性诊断 HP 感染的正确率为 91.23%,Hpsa 阴性用来排除 HP 感染的正确率为 94.49%。

【评析】　筛检试验的真实性和预测值的概念、计算及评价。

4.【解答】

（1）红外线扫描

灵敏度 ＝［（44+6）/80］×100% ＝ 62.5%

特异度 ＝［（20+2550）/2605］×100% ＝ 98.7%

（2）X 线摄片

灵敏度 ＝［（44+25）/80］×100% ＝ 86.3%

特异度 ＝［（10+2550）/2605］×100% ＝ 98.3%

（3）并联试验

灵敏度 ＝［（44+6+25）/80］×100% ＝ 93.8%

特异度 ＝（2550/2605）×100% ＝ 97.9%

（4）串联试验

灵敏度 ＝（44/80）×100% ＝ 55.0%

特异度 ＝［（10+20+2550）/2605］×100% ＝ 99.0%

（姚应水　王金权　金岳龙）

第8章 病因与病因推断

一、目 的 要 求

【了解】 人类认识病因的变迁;常用的病因模型及实际意义。

【熟悉】 机械决定论因果观及其局限性;概率论因果观及其实践价值。

【掌握】 现代流行病学病因概念、类型;病因研究过程与方法;病因假设的逻辑推理、病因判别的标准及因果关系的推断方法。

二、思考题参考答案

(一) 名词解释

1.【解答】 病因,即任何能使人群发病概率升高的因素,包括理化因素、生物因素与社会因素。

2.【解答】 必需病因,是指某疾病发生的必要因素,即缺乏该因素时疾病就不会发生。

3.【解答】 充分病因,是指如果有某因素存在,则一定导致该疾病的发生,该因素即为该疾病的充分病因。

4.【解答】 病因链,这是一个形象的比喻,是指疾病的多个病因间据时间先后相互作用关系联接起来所形成的联系形式。

5.【解答】 病因模型,就是用简洁的概念关系图来表达因果关系的概念模型。

(二) 是非题

1. 答案:-

【评析】 本题考察点:必需病因与充分病因的定义及其局限性。实际上,吸烟既不是肺癌的必需病因(因为不吸烟者也可能患肺癌),也不是肺癌的充分病因(因为吸烟者也不一定都患肺癌)。

2. 答案:+

【评析】 本题考察点:病因间的协同(倍增)关系——两个或以上个病因联合作用的效应大于两个或以上个病因分别作用的总和。而铅毒(作用)与酒精毒(作用)的联合作用后的效应恰好如此。

3. 答案:+

【评析】 本题考察点:现代流行病学的病因推断标准。"关联的特异性"源于 Henle-koch 原理的病因特异性。从现代流行病学多因多果的观点看,特异性是错误的;从病因的必要程度含义看,特异性又是多余的。

4. 答案:-

【评析】 本题考察点:现代流行病学的病因推断标准。一般地,实验性研究能较好地控制各类偏倚的干扰,故在因果论证强度上优于观察性研究。

5. 答案:+

【评析】　本题考察是:流行病学三角模型释义。该模型认为疾病的发生是由动因、宿主、环境这三个要素组成,彼此相互影响。然而,实际上动因种类甚多、环境内含极广,人(类)与健康有关的生物、社会及行为因素极为复杂,绝非此三要素就能说清楚的。

(三) 选择题

1. 答案:d

【评析】　本题考察点:研究的因果论证强度。参见教材表 8-2。

2. 答案:b

【评析】　本题考察点:流行病学三角模型含义(该模型认为疾病发生是动因、环境、宿主三要素相互作用的结果)。

3. 答案:d

【评析】　本题考察点:必要病因的含义及局限性。参见教材【知识点 8-2】。

4. 答案:b

【评析】　本题考察点:假设演绎法的推论过程(从假设推出具体的证据,然后用观察或实验检验这个证据,如果证据成立,则假设亦成立)。

5. 答案:d

【评析】　本题考察点:如果经验证据被否定,接着否定的是这一组前提中的任何一个,可能是理论假设错了,或者可能是先行条件不对。

(四) 简答题

1.【解答】　假设演绎法的推论过程是:从假设演绎地推出具体的证据,然后用观察或实验检验此证据,如果证据亦成立。依逻辑学观念,反推是归纳的。从一个假设可推出多个具体证据,多个具体证据的经验证实,则可使归纳支持该假设的概率增加。

【评析】　本题考察点为假设演绎法。

2.【解答】　Mill 准则是指科学实验五法:①求同法,是辨别某类事件或属性的必要条件的方法。②求异法,是辨别某类事件或属性的充分条件的方法。③同异并用法,是辨别某类事件或属性的必要且充分条件的方法。④共变法,是从共变现象中寻找病因假设的方法。⑤剩余法,是通过对假设的逐个排除后,确认假设的方法。

【评析】　本题考察点为 Mill 准则的内涵。

3.【解答】　医学中,病因研究方法主要有:①实验研究,包括生化实验、微生物学及免疫学实验、分子生物实验和动物实验等。②临床研究,包括临床病例研究、狭义临床试验等。③流行病学研究,从假设提出到最后阶段的论证都有不同的研究方法,包括描述性研究、分析性研究和现场实验研究。

【评析】　本题考察点:现代医学研究病因的方法。

(五) 应用题

1.【解答】　假定:研究的事件特征为 A,B,C,D,E,…,研究的因素(暴露)为 a,b,c,d,e,…。研究事件具有共同的特征 A(特定疾病),而这些相同的疾病均有相同的研究因素(暴露)a。因此,因素 a 是疾病 A 的影响因素。例如在传染病的研究中,可以发现所有的病例都可以找到病原体或其证据,尽管每个病例还有其他不同的因素,但病原体是一个共同的因素,故可以判断病原体就是传染病的病因。

虽然非传染病不存在特异病因,但可以根据因素出现的概率来作出判断。如在肝癌病例(A)中发现相当部分有 HBV 感染标记(a),表明 HBV 是肝癌的影响因素。各病例可能还有其他特征(如 B,C,D,E,…),但肝癌(A)特征是共同的;各病例可能还有其他暴露(如 b,c,d,e,…),但 HBV 感染(a)是共同的。当然,对非传染病病因的判断还要结合其他法则的推论。

【评析】 本题考题点:Mill 准则(求同法)的含义与应用。

2.【解答】 人们已知吸烟并非肺癌必需因素(不吸烟者也可能患肺癌),也非肺癌的充分病因(吸烟者也不一定都患肺癌)。吸烟只是导致肺癌发生的多个充分病因中的一个成分。因此,对于那些吸烟而没有得肺癌的人来说,只是暴露于吸烟,没有其他的辅助病因来构成一个导致肺癌发生的充分病因,所以还不会得肺癌,但值得注意的是,如果这些人以后陆续地暴露于肺癌的其他危险因素,一旦达到构成充分病因,就可以发病。对于不吸烟而患肺癌者,其充分病因的构成不同于吸烟者,因此可以了解到,除了吸烟外,肺癌还有别的危险因素(如氡、醛类等)。既然吸烟既非肺癌必需病因,也非肺癌的充分病因,为什么还认定它是肺癌的病因呢? 因为有关的系列研究证明随着吸烟量、吸烟年限的增加或减少,肺癌的发生率也随之增加或减少,戒烟人群肺癌的发生率明显低于不戒烟的人群,所以仍认定吸烟是肺癌的病因(之一)。现在对肺癌的必需病因和充分病因依然认识不清,但是以戒烟为主的预防肺癌的综合措施已获得了初步效果。

【评析】 本题考察点:必需病因、充分病因的含义与局限性;现代流行病学的病因概率及研究的因果论证强度。

三、补充思考题

(一) 名词解释

1. 因果推断(causal inference)
2. 关联(association)
3. 继发关联(association)
4. 假设演绎法(hypothesis-daduction method)
5. Mill 准则(Mill canon)

(二) 是非题(正确记"+",错误记"-")

1. 在探索病因的各个阶段,流行病学均有独特的思维与方法。　　　　　　(　　)
2. CO、CO_2 的联合效应是拮抗作用。　　　　　　　　　　　　　　　　(　　)
3. 如果病因假设清单没有包括真正的病因,Mill 准则就不能提任何帮助。　(　　)
4. "关联的合理性"是因果判断的必需标准。　　　　　　　　　　　　　　(　　)
5. 继发关联可视为一种混杂,通过分层分析可以调整。　　　　　　　　　(　　)

(三) 选择题(从 a~e 中选出一个最佳答案)

1. 流行病学探讨病因的一般程序是(　　　　)
   a. 从人为联系到因果联系　　　　　　b. 从人为联系到统计学联系
   c. 从统计学联系到因果联系　　　　　d. 从间接联系到统计学联系

　　　e. 从间接联系到因果联系
　　2. 下列研究设计中,因果论证强度最弱的是(　　　)
　　　a. 生态学研究　　　　　　b. 病例对照研究　　　　c. 回顾性队列研究
　　　d. 前瞻性队列研究　　　　e. 随机对照试验
　　3. 下列哪一种因果联结方式是正确且完整的(　　　)
　　　a. 单因单果　　　　　　　b. 单因多果　　　　　　c. 多因单果
　　　d. 多因多果　　　　　　　e. 直接/间接病因链
　　4. 下列哪种疾病没有明显的必需病因(　　　)
　　　a. 流脑　　　　　　　　　b. 高血压　　　　　　　c. AIDS
　　　d. 痢疾　　　　　　　　　e. 疟疾
　　5. 下列哪条表述不恰当(　　　)
　　　a. 病因研究的方法有实验医学、临床医学和流行病学
　　　b. 临床医学主要从患者个体角度探讨病因
　　　c. 流行病学主要从人群角度探讨病因
　　　d. 流行病学可为实验研究和临床研究提供病因线索
　　　e. 临床医学验证病因最可靠

(四) 简答题

　　1. 从病因发展的过程简述病因学说的种类。
　　2. 简述判断疾病因果关联的标准。

四、补充思考题参考答案

(一) 名词解释

　　1.【解答】　因果推断,是对医学研究中发现的某因素与某疾病间的关联,作出是否为因果关系的判断。
　　2.【解答】　关联,是指两个或两个以上事件或变量间有无关系。
　　3.【解答】　继发关联,又称为间接关联,是指怀疑的病因(暴露)E 与疾病 D 并不存在因果关联,而是由于两者(E、D)有共同的原因 C,从而继发产生 E 与 D 的关联。
　　4.【解答】　假设演绎法,又称为逆推理法或解释性归纳法,这里的"演绎"仅指待观察(检验)的经验事实(证据)。包含:由假设相对于背景知识演绎地推导出来,从一般的假设导出具体个别的事实(证据),此即为一个演绎推理;以及从具体个别的事实成分推出一般的假设也成立,此为一个归纳推理。
　　5.【解答】　Mill 准则,由 Mill 提出的科学实验五法:求同法、求异法、同异并用法、共变法和剩余法。

(二) 是非题

　　1. 答案:+
　　【评析】　本题考察点:流行病学研究病因过程。描述性观察提出假设,分析性研究检验假设,实验性研究验证假设。

2. 答案:－

【评析】　本题考察点:病因间的关系。CO、CO_2的联合效应是相加关系。

3. 答案:+

【评析】　本题考察点:Mill 准则所含各法的实际应用价值。正如水中若无鱼,无论多么先进的捕鱼工具及其作业,是不可能捕到任何鱼的。

4. 答案:－

【评析】　本题考察点:因果判断标准中"关联的合理性"的恰当理解及应用。这里,合理性的判断受到当时科技发展水平以及评价者知识背景和能力的局限,故下结论时,应留有余地。

5. 答案:+

【评析】　本题考察点:关联的分类及含义。其中,继发关联属于一种非因果关联。

(三) 选择题

1. 答案:c

【评析】　本题考察点:流行病学研究病因时,病因推导的程序(先必须有统计学联系,再进一步研究这种联系是否符合因果联系的标准)。

2. 答案:a

【评析】　本题考察点:研究的因果论证强度顺次(一般地,实验性研究大于观察性研究,有对照的研究大于无对照的研究,以个体为分析单位的研究大于以群组为分析单位的研究)。

3. 答案:d

【评析】　本题考察点:因果联接方式及其内含(只有 d 是现代的多对多联结方式,正确且完整)。

4. 答案:b

【评析】　本题考察点:必需病因的局限性(对非传染病而言),从理论上确定其必需病因异常困难。

5. 答案:e

【评析】　本题考察点:医学中,研究病因的方法及特点(传统意义上的临床医学病因研究,由于观察病例高度选择或数量较少,缺乏合适的对照等原因,所以控制干扰的能力偏弱,且较少应用生命统计学方法,故有局限性)。

(四) 简答题

1.【解答】　病因学说的不断更新和发展变化昭示了病因概念的发展历程,从最早的唯物主义病因观(阴阳五行学说)到 16 世纪末的 Koch 学说(单病因论,将病原体作为病因而忽略了环境及机体自身的作用),至 20 世纪提出的生态学模型(包括流行病学三角,疾病的发生与动因、宿主、环境三要素间相互作用的结果;轮状模型,强调了环境与宿主间的密切关系,比三角模型更接近于疾病发生的实际情况),随后又提出了更新的疾病因素模型和病因网络模型。

【评析】　本题考察点:人类认识病因的变迁。

2.【解答】　关联的强度,关联的时序性,关联的重复性,关联的合理性,研究的因果论证强度。

【评析】　本题考察点:现代流行病学中因果推断标准。

(吉渝南　朱　陶)

第9章 偏倚及其控制

一、目 的 要 求

【了解】 流行病学研究中常见偏倚的测量。

【熟悉】 流行病学研究中常见偏倚的控制。

【掌握】 流行病学研究中常见偏倚种类及概念。

【重点难点】 重点是流行病学研究常见偏倚种类;难点是流行病学研究中偏倚的控制。

二、思考题参考答案

(一) 名词解释

1.【解答】 在研究对象的选取过程中,由于选取方式不当,导致入选对象与未入选对象之间存在系统差异,由此造成的偏倚称为选择偏倚。

2.【解答】 又称测量偏倚或观察偏倚,是来自于测量或资料收集方法的问题,使得获取的资料存在系统误差。

3.【解答】 指暴露因素与疾病发生的相关(关联)程度受到其他因素的歪曲或干扰。导致混杂产生的因素称为混杂因素,它是疾病的危险或保护因素,并且与研究的暴露因素存在相关。

(二) 是非题

1. 答案:−

【评析】 本题考察点:偏倚的基本概念。

2. 答案:−

【评析】 本题考察点:常见偏倚的分类。

3. 答案:+

【评析】 本题考察点:常见选择性偏倚。

(三) 选择题

1. 答案:b

【评析】 本题考察点:选择偏倚与其他偏倚。

2. 答案:b

【评析】 本题考察点:混杂偏倚的概念及判定原则。

(四) 简答题

1.【解答】 内部真实性是指研究结果与实际研究对象真实情况的符合程度,它回答一个研究本身是否真实或有效。如果一个研究针对实际研究对象提供了真实的频率描述或效应估计值,即随机误差和系统误差较小,则该研究是真实或有效的。如果一个研究本身是不真实或无效的,则很难再应用到其他人群;外部真实性是指研究结果与推论对象真实情况的符合程度。它回答一个研究的结论能否推广应用到研究对象以外的人群。如果研究对象对于推论对象的代表性不好,尽管它的内部真实性可能好,但它的外部真实性则肯定差。

【评析】 本题考察点:偏倚研究的基础。

2.【解答】 病例对照研究是一种回顾性观察研究,比较容易产生信息偏倚,主要有:①回忆偏倚。充分利用客观的记录资料,以及选择不易为人们所忘记的重要指标做调查,并重视问卷的提问方式和调查技巧,有助于减少回忆偏倚。②调查偏倚。尽量采用客观指征,选择合适的人选参加调查,认真做好调查员培训,采取复查等方法做好质量控制,检查条件尽量一致,采用盲法,尽量在同一时间内由同一调查员调查病例和对照,使用的检查仪器应精良,使用前应校准,严格掌握试剂的要求等均可望减少此类偏倚。

【评析】 本题考察点:流行病学研究中常见偏倚及控制。

三、补充思考题

(一) 是非题(正确记"+",错误记"-")

1. 在所有类型的流行病学研究中,都可以通过随机化的方法控制混杂偏倚。 （ ）
2. 学生体检时,体重计未正确校正可能在测量学生体重时引起信息偏倚。 （ ）
3. 确定适当的样本量,可以减少抽样调查中的选择偏倚。 （ ）
4. 病例对照研究中调查者事先知道谁是病例,谁是对照,常会引起信息偏倚。 （ ）
5. 分析性研究资料分析时,可通过提高检验水准的方法减少信息偏倚。 （ ）
6. 混杂因素会导致所研究暴露因素与疾病的关联增强。 （ ）
7. 资料分析阶段,率的标准化可以调整可能存在的混杂因素影响。 （ ）

(二) 选择题(从 a~e 中选出一个最佳答案)

1. 以医院为基础的病例对照研究,最常见的偏倚是（ ）
   a. 选择偏倚　　　　　　b. 回忆偏倚　　　　　　c. 信息偏倚
   d. 错分偏倚　　　　　　e. 混杂偏倚

2. 某因素既与所研究疾病有联系,又与研究因素的暴露有联系,该因素存在所引起的偏倚称为（ ）
   a. 选择偏倚　　　　　　b. 回忆偏倚　　　　　　c. 信息偏倚
   d. 错分偏倚　　　　　　e. 混杂偏倚

3. 调查中学生吸烟情况,部分学生担心学校纪律处分,隐瞒其吸烟经历,该行为引起的偏倚属于（ ）
   a. 报告偏倚　　　　　　b. 回忆偏倚　　　　　　c. 信息偏倚
   d. 错分偏倚　　　　　　e. 混杂偏倚

4. 研究因素与疾病之间存在的统计学关联不可能是（ ）
   a. 系统误差造成　　　　b. 混杂偏倚造成　　　　c. 信息偏倚造成
   d. 选择偏倚造成　　　　e. 抽样误差造成

5. 研究饮酒与高血压的关系时,考虑到吸烟也是高血压的危险因素,则排除吸烟者,只

选择不吸烟者作为研究对象,这样就可以完全排除吸烟对高血压和饮酒的混杂作用。这种方法目的是控制哪种偏倚(　　)

    a. 信息偏倚　　　　　　b. 选择偏倚　　　　　　c. 观察偏倚

    d. 混杂偏倚　　　　　　e. 以上都不是

6. 下列偏倚中,现况研究中一般不会有(　　)

    a. 幸存者偏倚　　　　　b. 回忆偏倚　　　　　　c. 无应答偏倚

    d. 信息偏倚　　　　　　e. 失访偏倚

7. 在研究近期口服避孕药与心肌梗死的关系时,因怀疑年龄是一个混杂因素,因此只选择35~45岁的妇女作为研究对象,这种控制混杂因素的方法为(　　)

    a. 匹配　　　　　　　　b. 限制　　　　　　　　c. 随机抽样

    d. 标准化法　　　　　　e. 以上都不是

8. 下列关于混杂因素的叙述,正确的是(　　)

    a. 不是要研究的暴露因素

    b. 是对研究的疾病的危险因素

    c. 与所研究的暴露因素之间有统计学的联系

    d. 是暴露因素与疾病之间的一个中间环节

    e. 是一个外部变量

9. 与前瞻性队列研究相比,回顾性队列研究的最主要缺陷是(　　)

    a. 不能计算发病率　　　b. 需要的样本量相对较多　　c. 选择性偏倚较大

    d. 信息偏倚较大　　　　e. 混杂偏倚较大

10. 下列哪一项关于选择偏倚的描述是正确的(　　)

    a. 增加样本大小能减少选择偏倚

    b. 由于存在"健康工人效应"使研究职业人群时不能避免选择偏倚

    c. 定群研究中不会存在选择偏倚,因为开始研究时选择的对象都是无病者

    d. 如果病历来自一所医院,对照来自同一医院,则可以避免选择偏倚

    e. 横断面研究和病例对照研究比定群研究更易发生选择偏倚

11. 决定测量偏倚的主要因素是(　　)

    a. 可靠性和精确度　　　b. 真实性和死亡率　　　c. 阳性预测值和阴性预测值

    d. 特异度和敏感度　　　e. 观察者内一致性和观察者间一致性

12. 下列哪种偏倚不属于信息偏倚(　　)

    a. 报告偏倚　　　　　　b. 回忆偏倚　　　　　　c. 失访偏倚

    d. 测量偏倚　　　　　　e. 错分偏倚

13. 分层分析可减少(　　)

    a. 混杂偏倚　　　　　　b. 选择偏倚　　　　　　c. 信息偏倚

    d. 选择偏倚和混杂偏倚　e. 信息偏倚和混杂偏倚

14. 下列哪种方法最能说明定群研究中失访所致的选择偏倚(　　)

    a. 用相对危险度而不用绝对危险度来测量效应

    b. 努力确定失访者与未失访者在危险因素上有没有差异

    c. 选择混杂因素分布相同的暴露组和非暴露组,以使两组的失访情形没有差异

d. 如果能很好地预计失访情况,则可通过增加原始样本的含量来消除预期失访的影响

e. 上述答案都不对

15. 下列哪一种偏倚病例对照研究中一般不会出现(　　)

　　a. 选择偏倚　　　　　　b. 信息偏倚　　　　　　c. 回忆偏倚

　　d. 混杂偏倚　　　　　　e. 失访偏倚

16. 临床试验中采用双盲法是为了控制(　　)

　　a. 选择偏倚　　　　　　b. 信息偏倚　　　　　　c. 奈曼偏倚

　　d. 混杂偏倚　　　　　　e. 入院偏倚

17. 队列研究中常见的偏倚是(　　)

　　a. 选择偏倚　　　　　　b. 信息偏倚　　　　　　c. 失访偏倚

　　d. 混杂偏倚　　　　　　e. 以上均是

18. 在分析流行病学研究中,研究者在何时可控制混杂偏倚的影响(　　)

　　a. 在研究设计阶段

　　b. 在收集资料阶段

　　c. 在研究结果分析阶段

　　d. 在研究设计与结果分析阶段

　　e. 在研究设计、实施和结果分析阶段

19. 病例对照研究中,因为研究人员怀疑某暴露因素可能是研究疾病的危险因素,在对病例调查中十分详细追问该因素的暴露情况,但在对照组调查时只是一般性询问,这种情况下可能引起的偏差是(　　)

　　a. 测量偏倚　　　　　　b. Berkson 偏倚　　　　　　c. 易感性偏倚

　　d. 混杂偏倚　　　　　　e. 无应答偏倚

20. 在职业性疾病的研究中由于健康工人效应带来的偏倚属于(　　)

　　a. 混杂偏倚　　　　　　b. 报告偏倚　　　　　　c. 入院率偏倚

　　d. 错分偏倚　　　　　　e. 易感性偏倚

(三) 简答题

1. 流行病学研究中如何控制混杂偏倚?

2. 简述现况调查中偏倚产生的主要原因。

3. 何为无应答偏倚? 产生无应答偏倚的原因有哪些? 如何处理?

4. 流行病学研究中年龄常常是造成混杂的一个变量,部分原因是因为许多疾病的发生都随年龄而改变。疾病的风险随年龄而改变的现象常常认为是年龄的效应。把年龄作为疾病发生危险性的一种效应有什么意义吗? 或者考虑年龄的效应本身被其他因素混杂更敏感吗?

5. 有研究显示自费购买药物的人群中,有9%的人在回忆近期使用的药物名称上发生错误;享受公费医疗的人群中有23%的人发生记忆错误,该现象会导致相关研究中哪种偏倚的发生,如何控制?

(四) 应用分析题

1. 某项目研究气功锻炼对冠心病的影响,项目选择某单位 45~54 岁年龄段健康、男女

职工各1000名随访若干年,分析气功锻炼是否对冠心病有保护作用。随访收集信息显示,男性职工300人、女性职工100人坚持气功锻炼,各自分别有30人和5人在随访期间发生冠心病。其余未进行气功锻炼职工中,男性、女性职工分别有140人和90人在随访期间患上冠心病。查阅相关文献资料显示,男性比女性患冠心病的风险大。请对上述资料进行分析。

2. 某医院开展初次脑出血患者危险因素研究,研究的危险因素中有冠心病既往史,项目选择该医院脑内科就诊初次脑出血患者为病例组,同时在该医院外科、内科、皮肤科和五官科选择非脑系相关住院病例(人数比约为7∶4∶2∶2),另外选择社区人群对照和患者邻居对照,获得资料情况见表9-1,试对该调查进行计算分析。

表9-1 邻居对照分别与医院对照和社区对照冠心病史分布的比较

冠心病		医院对照			社区对照		
		有	无	合计	有	无	合计
邻居对照	有	6	8	14	12	2	14
	无	1	84	85	10	75	85
合计		7	92	99	22	77	99

3. 某研究在同人群分别采用队列研究和病例对照研究探讨血清胆固醇与冠心病的关系,调查结果显示两研究并不一致,结果见下表,试对表9-2资料进行比较分析,两种研究哪个结果更可靠,为什么?是什么偏倚造成了这种差异,请分析。

表9-2 血清胆固醇与冠心病关系的两种不同研究的结果

胆固醇水平	队列研究			病例对照研究		
	病例	健康	合计	病例	健康	合计
高于75%分位数	85	462	547	38	34	72
低于75%分位数	116	1511	1627	113	117	230
合计	203	1973	2174	151	151	302
$RR(OR)$值	2.18(95%CI:1.62,2.92)			1.16(95%CI:0.68,1.97)		

注:队列研究胆固醇水平是研究开始阶段检测结果;病例对照研究是队列研究观察终期时间段检测结果。

4. 在一项队列研究中,暴露组和非暴露组某疾病发病的真实情况分布如表9-3,如果某调查研究中,对该人群:暴露组和非暴露组分别采用了敏感度和特异度不同的两种诊断方法去确定疾病,假设在暴露组应用的诊断试验敏感度为90%,特异度为70%;在非暴露组应用的诊断试验敏感度为60%,特异度为90%;那么该研究结果会出现何种偏倚?根据题目给出条件,分析存在偏倚的大小和方向。

表9-3 暴露组和非暴露组某疾病发病的真实情况

	暴露组	非暴露组	合计
患者	60	30	90
健康	40	70	110
合计	100	100	200

四、补充思考题参考答案

(一) 是非题

1. - 2. + 3. - 4. + 5. - 6. - 7. +

(二) 选择题

1. a 2. e 3. a 4. e 5. d 6. e 7. b 8. c 9. d 10. e 11. d 12. c 13. a 14. b 15. e 16. b 17. c 18. e 19. a 20. e

(三) 简答题

1.【解答】 混杂偏倚在设计阶段可以通过配比、随机化分配或限制进入(选择混杂因素的某个层的对象)等方法来控制。混杂偏倚在统计分析阶段可采用标准化率分析、分层分析和多变量分析等来控制。

2.【解答】 现况研究中偏倚产生的原因主要有:①主观选择研究对象,将随机抽样当作随意抽样;②任意变换抽样方法;③调查对象不合作或因种种原因不能或不愿意参加调查从而降低了应答率;④在现况研究中,所调查到的对象均为幸存者,无法调查死亡的人,因此不能全面反映实际情况,有一定的局限性和片面性;⑤调查对象报告不准确或调查对象对过去的暴露史或疾病史等回忆不清;⑥调查员有意识地深入调查某些人的某些特征,而不重视其他一些人的这些特征而导致的偏倚;⑦在资料收集、病患等情况的测量中由于测量工具、检验方法不正确,化验技术操作不规范等可导致测量偏倚;⑧在数据分析中,未注意有无混杂因素的存在及其影响程度。

3.【解答】 调查对象不合作或因种种原因不能或不愿意参加调查从而降低了应答率,此种现象称为无应答偏倚,若应答率低于90%就较难以调查结果来估计整个研究对象的状况。

产生无应答偏倚的主要原因有:①被调查者对所参与调查研究的意义了解不够,不重视;病情重不能回答;涉及被调查者隐私等,回避调查;调查时间、地点等与被调查者生活、工作等发生冲突。②调查者疏忽造成的遗漏、研究目的不明确、调查表项目设置不妥当、询问技术不当等造成的不应答。③调查方式不同应答率不同,如面谈调查应答一般大于电话调查。

针对性措施主要有:调查开始前必要的发动宣传,争取相关部门、单位的协助支持;调查计划时考虑被调查人群生活、工作等方面,合理安排调查现场工作;采用适当的调查技术,保护被调查者隐私等。

4.【解答】 年龄本身不是一种病因,只是标记着自出生以来的时间历程,在此期间病因产生效应。例如,当一个人变老时像动脉硬化这样的退行性过程发生。因此,年龄最好看作是一种被混杂的因素(也是一个混杂因素)。年龄可以提供丰富的信息来识别病因,这些病因混杂了年龄的效应,但是当我们不能识别时,我们可以用年龄来替代这些因素。因为年龄只是自出生以来经历的时间的一个标记,它并不导致疾病,但是它与许多因素密切关联,如生物学的退行性变、免疫系统的功能减弱,以及生活方式因素,如饮食、体力活动等。年龄的效应被这些因素所混杂。

5.【解答】 回忆偏倚,其产生与调查时间与事件发生时间间隔、事件重要性、被调查者构成以及调查技术等因素有关。控制该偏倚应注意不同特征人群的构成(在分析性研究中注意对比两组间的均衡);改善调查询问技术,如本题中,向被调查者提供相关药品目录、展示药物图片等提示物,帮助被调查者回忆;其他既往暴露调查可选择帮助回忆的与该暴露相关相伴重要事件等作为提示。

(四) 应用分析题

1.【解答】 性别与冠心病发病有关,而男女性别构成在气功锻炼组和对照组有差异($P<0.001$),CRR $= 0.61$($95\%CI$:0.42,0.88)。

以性别进行分层分析:男性 $RR = 0.50$($95\%CI$:0.33,0.76),女性 $RR = 0.50$($95\%CI$:0.20,1.26),两值相等,确认性别的混杂作用,可进一步合并计算调整后:ARR $= 0.50$($95\%CI$:0.34,0.73),因此,因为性别混杂因素的存在导致低估了气功锻炼的保护作用。

2.【解答】 病例对照研究中对照的选择对整个研究的质量起到至关重要的作用。本题中分别选择患者邻居、医院其他病例、社区居民作为对照,其中患者邻居中有冠心病的占 14.1%,高于医院病例对照的 7.1% ($X^2 = 4.17$,$P < 0.05$);低于社区居民对照的 22.1%($X^2 = 4.09$,$P < 0.05$),以邻居对照为参照,则从医院或社区居民中选择对照都将产生选择性偏倚,该偏倚的存在将使得取医院其他病例的对照研究高估冠心病对脑出血的风险,其中一个主要原因是对照中外科病例占对照的 $7/15$,而外科中常将冠心病作为手术禁忌证,限制减少了该对照中冠心病暴露比例。社区居民对照则存在低估冠心病风险,主要原因是社区居民对照构成中退休老人或其他因病在家休养占多。本题也提示病例对照研究中多来源对照的好处。

3.【解答】 队列研究中胆固醇高暴露人群发病风险高于低胆固醇人群,$RR = 2.18$($95\%CI$:1.62,2.92),而同一人群中进行的病例对照研究,病例组与对照组中胆固醇暴露差异无统计学意义。两种研究相比,队列研究结果更可信,因为病例对照研究收集的大部分是现患病例,多不包括死亡病例、病程短、轻型或不典型病例;队列研究则是在随访过程新发现的病例,两种病例提高有关暴露等情况有差别;另外,冠心病患者在诊断患病后,会改变生活行为习惯,从而导致病例对照研究中病例组患者胆固醇水平降低,或与一般人群相比血胆固醇水平增长速度相对慢所致。两研究差异主要是由现患病例-新发病例偏倚引起的。

4.【解答】 本题中,因研究中执行诊断标准问题引起错分偏倚。

暴露组中执行的诊断试验,计算得暴露组发病率为 54%,非暴露组发病率为 18%,$RR = 3.0$($95\%CI$:1.65,5.47);实际 $RR = 2.0$($95\%CI$:1.19,3.36),可知该错分偏倚为远离实际值的正偏倚。

(倪进东　胡利人　胡良英)

第10章 传染病流行病学

一、目 的 要 求

【了解】 传染病流行的现状及新发传染病的流行病学特征。

【熟悉】 传染病的预防和控制措施。

【掌握】 传染病的传染过程和传染病的流行过程。

【重点难点】 重点是传染病流行过程的三个基本环节。难点是应用传染病流行病学理论及方法解决具体问题。

二、思考题参考答案

(一) 名词解释

1.【解答】 传染源是指体内有病原体生长繁殖并能排出病原体的人和动物,包括传染病病人、病原携带者和受感染的动物。

2.【解答】 病原携带者是指没有任何临床症状但能排出病原体的人。

3.【解答】 病原体从传染源体内排出后,再侵入新的易感者机体前,在外界环境中停留和转移所经历的全过程,称为传播途径。

4.【解答】 传染源向四周传播病原体所能波及的范围称为疫源地。

(二) 是非题

1. 答案:+

【评析】 本题考察点:潜伏期的流行病学意义。

2. 答案:−

【评析】 本题考察点:病人作为传染源的意义大小。

(三) 选择题

1. 答案:c

【评析】 本题考察点:传染病发生的基本条件。

2. 答案:a

【评析】 本题考察点:传染病病程经过的分类。

3. 答案:a

【评析】 本题考察点:法定传染病的报告时限。

4. 答案:c

【评析】 本题考察点:传染病的预防和控制。

5. 答案:c

【评析】 本题考察点:传染病的流行过程。

(四) 简答题

1.【解答】 传染病的预防主要针对传染病流行过程的三个基本环节来采取措施,即管理传染源、切断传播途径和保护易感人群。传染源的管理:严格执行传染病报告制度、对传染源进行隔离治疗;对接触者进行应急接种、医学观察、留验及药物预防;对病原携带者做好登记工作,加强卫生教育、定期随访;对感染的动物根据所患病种及经济大小的不同采取不同的处理措施。切断传播途径:采取消毒措施,消灭病原体及传播媒介如蚊、蝇等。保护易感人群:采取预防接种及非特异性措施提高机体的抵抗力。

【评析】 本题考察点:传染病的预防与控制。

2.【解答】 潜伏期的流行病学意义在于:①潜伏期的长短能够影响疾病的流行特征;②根据潜伏期可判断患者受感染的时间;③根据潜伏期的长短确定接触者的留验、检疫或医学检验期限;④根据潜伏期可确定免疫接种的时间;⑤根据潜伏期评价某项预防措施的效果。

【评析】 本题考察点:传染病的流行过程。

三、补充思考题

(一) 是非题(正确记"+",错误记"-")

1. 许多性传播疾病可经胎盘、产道等途径由母亲传给胎儿,这种传播途径称为性接触传播。　　　　　　　　　　　　　　　　　　　　　　　　　　　(　)

2. 传染源是指体内有病原体繁殖的人和动物。(　)

3. 经直接接触传播一般可形成个别的散发病例。(　)

4. 人群对传染病容易感受的程度称人群易感性。(　)

5. 国境检疫对传染病的疑似患者实施留验,留验期限视该病的潜伏期而定。(　)

6. 艾滋病病毒可通过垂直传播途径将病原体传给下一代。(　)

7. 根据《中华人民共和国传染病防治法》规定疫情报告人发现肺炭疽病人或疑似病人时,应于 2 小时内将传染病报告卡通过网络报告。(　)

8. 在我国血吸虫病属于乙类传染病。(　)

9. 消毒是为了杀灭所有的微生物。(　)

10. 水痘病人是其唯一的传染源。(　)

(二) 选择题(从 a～e 中选出一个最佳答案)

1. 下列哪一类传染病属于《中华人民共和国传染病防治法》中规定的甲类传染病(　)
　　a. 传染性非典型肺炎　　b. 人感染高致病性禽流感　　c. 霍乱
　　d. 麻疹　　e. 脊髓灰质炎

2. 对某传染病接触者留验、检疫或医学观察是依据该传染病的(　)
　　a. 传染期　　b. 临床症状期　　c. 恢复期
　　d. 潜伏期　　e. 传染力

3. 携带病原体 3 个月以内者称为(　)
　　a. 慢性病原携带者　　b. 暂时病原携带者
　　c. 恢复期病原携带者　　d. 潜伏期病原携带者

e. 健康病原携带者

4. 构成传染病流行过程的基本条件是( )

    a. 传染源、传播途径、易感人群

    b. 病原体、宿主、环境

    c. 自然因素、社会因素

    d. 毒力、传染力、致病力

    e. 病人、病原携带者、受感染的动物

5. 从病原体侵入机体到出现临床症状这段时间称为( )

    a. 前驱期   b. 临床症状期   c. 潜伏期

    d. 无症状期   e. 恢复期

6. 某市疾病预防控制中心的工作人员接到区疾控中心电话报告,称某小区出现一例甲型流感疑似病例,已收治入院。市疾控中心工作人员对其家庭进行了消毒。该消毒属于( )

    a. 预防性消毒   b. 随时消毒   c. 疫源地消毒

    d. 终末消毒   e. 及时消毒

7. 目前在全世界已消灭的传染病是( )

    a. 麻疹   b. 脊髓灰质炎   c. 天花

    d. 风疹   e. 白喉

8. 接种免疫球蛋白是一种( )

    a. 人工自动免疫   b. 人工被动免疫   c. 被动自动免疫

    d. 类毒素制剂的免疫   e. 活菌疫苗的免疫

9. 下列不属于我国计划免疫范畴的传染病是( )

    a. 乙肝   b. 水痘   c. 脊髓灰质炎

    d. 结核病   e. 破伤风

10. 不属于艾滋病高危人群的是( )

    a. 男同性恋者   b. 性乱交者   c. 静脉吸毒者

    d. 多次输血者   e. 医务人员

(三) 简答题

1. 简述传染病流行过程的基本条件及影响因素。

2. 简述经食物传播传染病的流行特征。

3. 简述传染病的传播途径有哪些。

4. 简述疫源地消灭必须具备的条件。

5. 简述垂直传播的方式有哪些?

四、补充思考题参考答案

(一) 是非题

1. 答案:-

【评析】 本题考察点:传染病的传播途径。

病原体通过母体传给子代的传播称为垂直传播。

2. 答案:−

【评析】　本题考察点:传染源的定义。

传染源是指体内有病原体生长繁殖并能排出病原体的人和动物。

3. 答案:+

【评析】　本题考察点:经直接接触传播传染病的流行特征。

4. 答案:+

【评析】　本题考察点:人群易感性的定义。

5. 答案:+

【评析】　本题考察点:潜伏期的流行病学意义。

6. 答案:+

【评析】　本题考察点:艾滋病的传播途径。

7. 答案:+

【评析】　本题考察点:法定传染病的报告时限。

8. 答案:+

【评析】　本题考察点:法定传染病的报告病种。

9. 答案:−

【评析】　本题考察点:消毒的定义。

消毒广义是指在消灭病原体的同时,还要消灭传播媒介;而狭义的消毒是指消灭污染环境的病原体,而不是所有微生物。

10. 答案:+

【评析】　本题考察点:传染病的流行过程。

(二) 选择题

1. 答案:c

【评析】　本题考察点:法定传染病的报告病种。

2. 答案:d

【评析】　本题考察点:潜伏期的流行病学意义。

3. 答案:b

【评析】　本题考察点:病原携带者的定义。

4. 答案:a

【评析】　本题考察点:传染病的流行过程。

5. 答案:c

【评析】　本题考察点:潜伏期的定义。

6. 答案:d

【评析】　本题考察点:消毒的定义。

7. 答案:c

【评析】　本题考察点:传染病流行的现状。

8. 答案:b

【评析】　本题考察点:传染病的预防与控制。

9. 答案:b

【评析】 本题考察点:我国计划免疫工作的内容。

10. 答案:e

【评析】 本题考察点:艾滋病的流行特征。

(三) 简答题

1.【解答】 流行过程的基本条件包括传染源、传播途径、易感人群。影响流行过程的因素包括自然因素和社会因素。

【评析】 本题考察点:传染病流行过程的三个基本条件及其影响因素。

2.【解答】 经食物传播传染病的流行特征有:①患者有同吃被污染食物的历史,不吃者不发病;②如系一次大量污染,在用餐者中可呈暴发或流行;③停止供应该食物后,暴发或流行即可平息;④患者的潜伏期较短,临床症状较重。

【评析】 本题考察点:传染病的传播途径。

3.【解答】 传染病的传播途径包括:①经空气传播;②经水传播;③经食物传播;④经接触传播;⑤经土壤传播;⑥经节肢动物传播;⑦医源性传播;⑧垂直传播。

【评析】 本题考察点:传染病的传播途径。

4.【解答】 疫源地的消灭必须具备三个条件:①传染源被移走(隔离治疗或死亡)或消除了排出病原体的状态(治愈);②通过各种措施已将传染源排至外环境中的病原体彻底杀灭;③所有的易感接触者均已渡过了该病的最长潜伏期,而无新的病例或感染发生。

【评析】 本题考察点:疫源地的消灭的条件。

5.【解答】 ①经胎盘传播;②上行性传播;③分娩引起的传播。

【评析】 本题考察点:传染病的传播途径。

(程 然 高晓虹)

第11章 疾病预防与控制策略

一、目的要求

【了解】 疾病预防策略与措施制定的基本原则;全球卫生策略。

【熟悉】 疾病的三级预防;国境卫生检疫内容;慢性病的概念、特点。

【掌握】 初级卫生保健的概念、特点;传染病的预防和控制策略;慢性病的预防策略及措施;疾病监测的概念及种类。

二、思考题参考答案

(一)名词解释

1.【解答】 初级卫生保健是一种基本的卫生保健,它应用技术上适宜,学术上可靠而又为社会能接受的方法,通过个人和社会的充分参与而达到普及,其费用也是国家和社区依靠自力更生原则精神能够负担得起的。

2.【解答】 疾病监测又称为流行病学监测,是预防和控制疾病工作的重要组成部分。它是指长期、连续、系统地收集疾病的动态分布及其影响因素的资料,经过分析将信息上报和反馈,以便及时采取干预措施并评价其效果。

(二)是非题

1. 答案:-

【评析】 本题考察点:预防肠道传染病的综合性措施中,其主导措施是切断传播途径,搞好"三管一灭"。

2. 答案:+

【评析】 本题考察点:疾病监测的特点之一是可以反映疾病的动态变化。

3. 答案:-

【评析】 本题考察点:医院内感染监测系统属于以医院为基础的监测系统。

4. 答案:-

【评析】 本题考察点:疾病监测采用的方法属于描述性研究。

(三)单项选择题

1. 答案:c

【评析】 本题考察点:初级卫生保健的内容。

2. 答案:c

【评析】 本题考察点:疾病监测的目的。

3. 答案:e

【评析】 本题考察点:消毒的概念。

4. 答案:b

【评析】 本题考察点:疾病的三级预防。

(四) 多项选择题

1. 答案: ace

【评析】 本题考察点:我国规定检疫的传染病有鼠疫、霍乱、黄热病。

2. 答案: ab

【评析】 本题考察点:WHO 规定的国际监测传染病包括流行性感冒、脊髓灰质炎、疟疾、流行性斑疹伤寒和回归热。

3. 答案:abcd

【评析】 本题考察点:一级预防的措施包括贯彻卫生立法,开展卫生监督;降低危害,促进安全行为;健康教育和自我保健;环境保护和劳动保护。

4. 答案:abc

【评析】 本题考察点:人工自动免疫的制剂主要有:减毒活疫苗、灭活疫苗、类毒素疫苗。

(五) 简答题

1.【解答】

(1) 健康是每个人的基本权利,是全世界的一项共同目标。

(2) 合理分配卫生资源,以便人人都能得到初级卫生保健及其支持性服务。

(3) 人民有权利,也有义务单独或集体地参加他们的卫生保健计划和实施工作。

(4) 政府对人民的健康负有责任。

(5) 各国要使自己的全体人民健康,就必须在卫生事业中自力更生,发挥本国的积极性,尽可能自给自足,卫生策略的制订和实施需要国际合作。

(6) 实现"2000 年人人享有卫生保健",需要卫生部门与其他社会经济部门协调一致地工作,特别是同农业、畜牧业、粮食、工业、教育、住房、公共工程及交通等部门的协作。

(7) 必须更加充分和更好地利用世界资源来促进卫生事业的发展。

2.【解答】 ①健康教育和健康促进;②疾病预防和保健服务;③基本治疗;④康复。

3.【解答】 ①加强健康教育;②加强人群免疫;③改善卫生条件;④加强传染病监测;⑤传染病的全球化控制。

(六) 问答题

1.【解答】

(1) 现代医学模式:现代医学模式即生物-心理-社会医学模式,不仅强调了健康是生理、心理和社会适应上的完好状态,而且也指出疾病的发生是受生物的、心理的和社会的多方面因素作用的结果,同时也提供了疾病预防策略的总体思路,就是疾病预防要全面整合生物医学、行为科学和社会医学等方面的研究成果,从生物医学、心理学和社会学的角度,用三维或多维的思维方式去观察和解决人类健康问题。现代医学模式为宏观决策提供了最佳的思维方式,以预防为导向的服务模式是符合现代医学模式的最佳服务模式。

(2) 社会大卫生的观念:健康是每个公民和各级政府的共同目标,卫生工作要与社会和经济的发展同步,因此卫生工作必须动员和依靠全社会的力量,政府领导,多部门协作,全社会参与来推进。一方面,公民有责任和义务参与疾病的预防和控制工作;另一方面,无论是传染病还是慢性非传染性疾病的发生、发展和流行都与自然及社会因素息息相关,离开整个社会的支持和参与,将很难达到预防和控制疾病的目标。

(3) 影响健康的因素:将所有死亡和疾病的原因归于四个要素:①不健康的行为因素和生活方式;②环境因素;③生物因素;④现有卫生保健系统的缺陷。阐明了环境和个人生活方式的改善将是降低死亡率及患病率的最有效途径。这四个方面的因素相互依存、相互影响,通过人口学特征、文化特征、人们的满足感或精神状态、生态平衡及自然资源互相联系起来并保持平衡状态。目前,这个观点已经得到大家的认同,已成为制定疾病预防策略与措施的主要参照依据。

(4) 宏观流行病学的思想:流行病学研究是从群体水平研究特定人群中疾病或健康状况的宏观决定因素与作用规律,从而实现预防和控制疾病、增进群体健康的终极目标。流行病学的宏观研究方法和思维模式对制定群体的宏观策略和措施具有重要作用。

(5) 循证决策:随着循证医学的发展,疾病预防策略与措施的制定必须注重以证据为基础。近年来,循证决策的思想广泛应用于临床决策及卫生管理决策等医学事件的决策中,它强调任何策略或措施都应建立在足够证据的基础上,疾病预防应遵循证据为基础的原则,要客观、科学地分析判断疾病监测资料及专项调查资料,以制定、评价和完善疾病预防策略,避免疾病预防和控制的盲目性。

2.【解答】

(1) 一级预防亦称病因预防,是指在疾病尚未发生时针对病因采取的措施,也是预防、控制和消灭疾病的根本措施。它主要包括健康促进和健康保护两方面内容。前者是通过创造促进健康的环境使人群避免或减少机体对病因的暴露,改变机体的易感性,保护健康人免于发病,降低发病率。后者则是对易感人群实行特殊保护措施,以免疾病的发生。这就是开展疾病一级预防时常采取的双向策略,即把对整个人群的普遍预防和对高危人群的重点预防结合起来,两者相互补充可以提高效率。

(2) 二级预防亦称为"三早"预防,"三早"即早期发现、早期诊断、早期治疗。它是在疾病初期采取的预防措施。传染病的二级预防应该做到"五早",即早发现、早诊断、早治疗、早隔离、早报告。对于慢性病,"三早"预防的根本办法是做好宣传教育和提高医务人员的诊断、治疗水平。通过普查、筛检和定期健康检查以及群众的自我监护,及早发现疾病初期(亚临床型)患者,并使之得到及时有效的治疗。

(3) 三级预防又称临床预防,是指在疾病的临床期(又称发病期)为了减少疾病的危害而采取的措施。三级预防可以防止伤残和促进功能恢复,提高生存质量,延长寿命,降低病死率,是对疾病进入后期阶段所采取的预防措施。在这一阶段机体对疾病已失去调节代偿能力,将出现伤残或死亡的结局。此时应采取对症治疗,减少痛苦,延长生命,并实施各种康复工作,力求病而不残,残而不废,促进康复。

3.【解答】 根据慢性病多种危险因素致病的特点,提出以下预防对策。

(1) 加强领导:坚持改革,加强慢性病防治的机构建设;慢性病防治是一项巨大的社会系统工程,没有行政领导的观念更新和高度重视,没有坚强有力的组织机构,没有整个社会的积极参与,单靠卫生部门少数医务人员孤军奋战,是很难控制慢性病的。

(2) 综合卫生的概念:综合卫生是以应共同防治由共同不健康生活方式引起的疾病为

依据的。这样可以更为有效和经济。WHO 估计,实施综合规划,提倡健康的生活方式,至少可以使死亡率降低一半,即每年可拯救数百万人的生命。

（3）加强慢性病病因的流行病学调查:寻找危险因素及保护因素,阐明确切病因和疾病形成模式,以明确预防什么和如何预防。

（4）改变和避免不良的生活方式和行为:建立良好的健康的生活方式和行为,从而达到预防慢性病,增进健康的目的。不良的生活方式和行为主要包括吸烟、饮酒、不合理的膳食、钠摄入过多、钾摄入过低、精神紧张、体力活动少等。

（5）以健康教育为主导措施,以降低危险因素为目标的干预策略:健康教育已成为各国实现人人享有卫生保健这个战略目标的一个重要支柱,也是当前许多国家正在设法摆脱难以承受的医药费巨额财政开支的一条有效出路。只有把健康教育同有力的政府承诺与支持,同中央和地方的立法和与环境保护相结合,并与卫生工作的其他方面的建设同步发展,健康才能更富有生命力。因此,不失时机地把健康教育朝着健康促进的方向推进,将是我国卫生工作的一大趋势。

（6）从儿童抓起,强调对人的一生连续不断的健康管理:学校教育是在最理想的场所,进行效益最高,时机最佳,最有积极意义的预防。

（7）依靠城乡三级医疗预防保健网:在我国,医疗预防保健网已遍布城乡,城乡三级医疗预防保健网在防治疾病、保障人民健康上发挥了巨大作用。在慢性病防治中,无论是一级预防、二级预防还是三级预防都必须紧紧依靠三级网,发挥其在健康教育、基线调查、干预措施的实施、信息管理、治疗、康复等多方面的作用。

（8）社区预防和高危人群预防策略:社区预防是指对全体居民的预防;高危人群预防是对具有高危险性的人、家庭和集体作为特殊重点的预防。从流行病学观点,社区模式的优势在于它在减少患病率方面要比强化的高危人群干预更为有效。从行为和社会学观点,社区模式的优势在于,危险因素是常常植根于人们的生存环境中。因此,若要在大人群中形成永久性的健康生活方式,只有首先在社区范围内改变不健康的生活方式,才能逐步形成生活方式改变的社会。

三、补充思考题

（一）名词解释

1. 哨点监测（sentinel surveillance）
2. 一级预防（primary prevention）
3. 计划免疫（planned immunization）

（二）是非题（正确记"+",错误记"-"）

1. 初级卫生保健的任务分为四个方面:促进健康、预防治疗、合理治疗、康复。（　　）
2. 人工被动免疫是指以免疫原物质接种人体,使人体产生特异性免疫。免疫原物质包括处理过的病原体或提炼成分及类毒素。（　　）
3. 我国现行检疫传染病及其检疫期限为:鼠疫 6 天;霍乱 5 天;黄热病 5 天。（　　）

(三) 单项选择题(从 a ~ e 中选择一个最佳答案)

1. 下列哪组传染病采用甲类传染病的预防、控制措施(　　)
   a. 传染性非典型肺炎、肺炭疽和人感染高致病性禽流感
   b. 传染性非典型肺炎、艾滋病和麻风病
   c. 艾滋病、肺炭疽、传染性非典型肺炎
   d. 艾滋病、肺炭疽、麻风病
   e. 人感染高致病性禽流感、麻风病、传染性非典型肺炎

2. 下列哪一种是用来防止传染病由国外传入的措施(　　)
   a. 消毒　　　　　　　b. 国境卫生检疫　　　　c. 预防接种
   d. 疾病监测　　　　　e. 卫生监督

3. 下列哪种是被动免疫的生物制品(　　)
   a. 伤寒菌苗　　　　　b. 卡介苗　　　　　　　c. 麻疹疫苗
   d. 白喉类毒素　　　　e. 破伤风抗毒素

4. 疾病监测的目的不包括(　　)
   a. 描述疾病分布　　　b. 预测疾病流行　　　　c. 验证病因假设
   d. 制订预防措施　　　e. 评价预防效果

5. 通过提倡使用避孕套、促进安全性行为来防止 HIV 的传播属于(　　)
   a. 一级预防　　　　　b. 二级预防　　　　　　c. 三级预防
   d. 常规报告　　　　　e. 哨点监测

(四) 多项选择题(从 a ~ e 中选择正确的答案)

1. 下列措施中不属于第三级预防的是　　　　　　　　　　　　　　(　　)
   a. 早期治疗　　　　　b. 戒烟限酒　　　　　　c. 体育锻炼
   d. 合理营养　　　　　e. 心理康复

2. 下列哪些预防措施是针对传染病接触者的　　　　　　　　　　(　　)
   a. 医学观察　　　　　b. 留验　　　　　　　　c. 应急接种
   d. 药物预防　　　　　e. 住院隔离

3. 疾病监测工作包括的基本过程　　　　　　　　　　　　　　　(　　)
   a. 系统地收集有关资料　　　　　b. 系统地汇总资料
   c. 分析监测数据　　　　　　　　d. 系统地评价资料
   e. 及时反馈信息

4. 下列有关疾病监测的论述哪项是正确的　　　　　　　　　　　(　　)
   a. 主动监测的结果要比被动监测准确
   b. 静态人群资料的处理要比动态人群简单
   c. 监测病例的诊断要比实际病例简便
   d. 直接指标的获得要比间接指标困难
   e. 哨点监测的耗费要比常规报告高

(五) 简答题

1. 传染病监测的主要内容包括哪些?

2. 简述慢性病的概念和特点。

3. 简述消毒的概念和分类。

(六) 问答题

1. 初级卫生保健的特点是什么？

2. 试述传染病疫情的主要控制措施。

四、补充思考题参考答案

(一) 名词解释

1.【解答】 根据疾病的流行特点,对高危人群进行定点、定时、定量的监测,以此了解疾病流行的概况。

2.【解答】 亦称病因预防,是指在疾病尚未发生时针对病因采取的措施,也是预防、控制和消灭疾病的根本措施。它主要包括健康促进和健康保护两方面内容。前者是通过创造促进健康的环境使人群避免或减少机体对病因的暴露,改变机体的易感性,保护健康人免于发病,降低发病率。后者则是对易感人群实行特殊保护措施,以免疾病的发生。

3.【解答】 是根据传染病疫情监测结果和人群免疫水平的分析,按照科学的免疫程序,有计划地使用疫苗对特定人群进行预防接种,最终达到控制和消灭相应传染病的目的。

(二) 是非题

1. 答案:+

【评析】 本题考察点:初级卫生保健的任务。

2. 答案:−

【评析】 本题考察点:人工自动免疫是指以免疫原物质接种人体,使人体产生特异性免疫。免疫原物质包括处理过的病原体或提炼成分及类毒素。

3. 答案:−

【评析】 本题考察点:我国现行检疫传染病及其检疫期限为:鼠疫 6 天;霍乱 5 天;黄热病 6 天。

(三) 单项选择题

1. 答案:a

【评析】 本题考察点:乙类传染病中传染性非典型肺炎、炭疽中的肺炭疽和人感染高致病性禽流感,应采取甲类传染病的预防、控制措施。

2. 答案:b

【评析】 本题考察点:国境卫生检疫的概念。

3. 答案:e

【评析】 本题考察点:被动免疫的生物制品包括免疫血清和免疫球蛋白。

4. 答案:c

【评析】 本题考察点:疾病监测的定义和基本研究内容。

5. 答案：a

【评析】　本题考察点：一级预防是指在疾病尚未发生时针对病因采取的措施,也是预防、控制和消灭疾病的根本措施。

(四) 多项选择题

1. 答案：abcd

【评析】　本题考察点：第三级预防又称临床预防。第三级预防可以防止伤残和促进功能恢复,提高生存质量,延长寿命,降低死亡率。

2. 答案：abcd

【评析】　本题考察点：凡与传染源有过接触并有受感染可能者都应接受检疫。内容包括留验、医学观察、应急接种和药物预防等。

3. 答案：abcde

【评析】　本题考察点：疾病监测工作包括的基本过程：系统地收集、汇总、分析、评价资料, 及时反馈信息。

4. 答案：abcd

【评析】　本题考察点：涉及疾病监测的几个概念。

(五) 简答题

1.【解答】　①收集人口学资料;②传染病的发病和死亡及其三间分布,包括漏报调查;③人群的免疫水平;④病原体的型别、毒力和耐药性等;⑤动物宿主和媒介昆虫,其种类、分布及病原体携带状况;⑥评价防疫措施的效果;⑦研究流行因素和流行规律;⑧疫情预测。

2.【解答】

(1) 慢性病主要是指以心脑血管病、糖尿病、恶性肿瘤等为主的具有高发病率、高死亡率、高致残率的慢性非传染性疾病。

(2) 慢性病一般具有下述特点：① 患病率高,而知晓率、治疗率、控制率低;② 临床治疗效果较差,预后不好,并发症发病率高、致残率高、死亡率高;③ 病程迁延持久,是终生性疾病,需要长期管理;④ 慢病病因、病情复杂,具有个体化的特点;⑤ 诊断治疗的费用较高,治疗的成本效益较差,对卫生服务利用的需求高。

3.【解答】　消毒是用化学、物理、生物的方法杀灭或消除环境中致病微生物的一种措施,包括预防性消毒和疫源地消毒两大类。

(1) 预防性消毒：对可能受到病原微生物污染的场所和物品施行消毒,如乳制品消毒、饮水消毒等。

(2) 疫源地消毒：对现有或曾经有传染源存在的场所进行消毒,其目的是消灭传染源排出的致病性微生物。疫源地消毒分为随时消毒和终末消毒。随时消毒是当传染源还存在于疫源地时所进行的消毒;终末消毒是当传染源痊愈、死亡或离开后所做的一次性彻底消毒,从而完全清除传染源所播散、留下的病原微生物。

(六) 问答题

1.【解答】

(1) 社会性：健康是每个人的基本权利。使所有人达到尽可能高的健康水平是世界范围内的一项重要社会性目标。影响居民健康的因素,既有社会经济状况、自然环境和医疗卫生条件,又有生物因素、理化因素、心理因素和居民生活习惯等。因此,初级卫生保健具有广泛的社会性。

(2)群众性:初级卫生保健关系到全世界每个居民、每个家庭、每个社区。居民不仅有享有卫生保健的权利,同时有参与实施初级卫生保健的义务。因此,初级卫生保健具有广泛的群众性。

(3)艰巨性:不论是从当今世界亟待解决的卫生问题来看,还是从我国卫生状况来分析,初级卫生保健的任务是相当艰巨的。我国农村的经济、文化和教育水平还比较差,卫生事业的发展与社会经济发展不同步,初级卫生保健经费不足,缺少所需要的适宜人才及适宜技术,医疗卫生事业还满足不了人民对医疗保健日益增长的需要。加上我国各地经济、文化发展很不平衡,城乡之间、沿海内地之间卫生状况差别甚大,不少农村人口仍然饮用不符合卫生要求的水,绝大部分粪便尚未得到无害化处理。

(4)长期性:随着社会的发展和居民生活水平的不断提高,人们对卫生保健的要求愈来愈高,不仅要求有医有药,而且追求健康长寿。因此,初级卫生保健的范畴要随时间的推移,经济的发展而不断扩展。首先,我国人口的年龄结构将由"成年型"向"老年型"转化,老年保健上升到重要位置。其次,经济的发展和人民生活方式的改变,使环境因素、心理因素和社会因素成为致病的重要原因,医学模式由生物医学模式转变为生物-心理-社会医学模式。因此,医疗、预防保健工作要从理论上、技术上、方式方法上适应上述发展变化的趋势,初级卫生保健势必具有新的内涵。

2.【解答】

(1)针对传染源的措施

1)病人:应做到早发现、早诊断、早报告、早隔离、早治疗。一经诊断为传染病病人或疑似病例,就应按传染病防治法规定实行分级管理。只有尽快管理传染源,才能防止传染病在人群中的传播蔓延。

传染病疑似病人必须接受医学检查、随访和隔离措施,不得拒绝。甲类传染病疑似病人必须在指定场所进行隔离观察、治疗。乙类传染病疑似病人可在医疗机构指导下治疗或隔离治疗。

2)病原携带者:对病原携带者应做好登记、管理和随访至其病原体检查2~3次阴性后。在饮食、托幼和服务行业工作的病原携带者须暂时离开工作岗位,久治不愈的伤寒或病毒性肝炎病原携带者不得从事威胁性职业。艾滋病、乙型和丙型病毒性肝炎、疟疾病原携带者严禁做献血员。

3)接触者:凡与传染源有过接触并有受感染可能者都应接受检疫。检疫期为最后接触日至该病的最长潜伏期。具体措施包括留验、医学观察、应急接种和药物预防等。

4)动物传染源:对危害大且经济价值不大的动物传染源应予彻底消灭;对危害大的病畜或野生动物应予捕杀、焚烧或深埋;对危害不大且有经济价值的病畜可予以隔离治疗。此外还要做好家畜和宠物的预防接种和检疫。

(2)针对传播途径的措施

肠道传染病通过粪便等污染环境,因此应加强被污染物品和周围环境的消毒;呼吸道传染病通过痰和呼出的空气污染环境,通风和空气消毒至关重要;艾滋病可通过注射器和性活动传播,因此应大力推荐使用避孕套,杜绝吸毒和共用注射器;而杀虫是防止虫媒传染病传播的有效措施。消毒是用化学、物理、生物的方法杀灭或消除环境中致病微生物的一种措施,包括预防性消毒和疫源地消毒两大类。

（3）针对易感者的措施

1）免疫预防:传染病的免疫预防包括人工自动免疫和人工被动免疫。

2）药物预防:药物预防也可以作为一种应急措施来预防传染病的传播。但药物预防作用时间短、效果不巩固,易产生耐药性,因此其应用具有较大的局限性。

3）个人防护:接触传染病的医务人员和实验室工作人员应严格遵守操作规程,配置和使用必要的个人防护用品;有可能暴露于传染病生物传播媒介的个人需穿戴防护用品如口罩、手套、护腿、鞋套等;使用安全套预防性传播疾病等。

（齐亚莉　张　晶　李　岩）

第12章 医院感染

一、目的要求

【了解】 国际国内医院感染的流行病学特征。

【熟悉】 目前医院感染的病原体特征。医院感染的传播过程。

【掌握】 医院感染的定义、分类及内涵;医院感染的预防控制措施。

【重点难点】 重点是医院感染的定义及内涵。难点是如何判断医院感染的发生及如何预防及控制其发生。

二、思考题参考答案

(一)名词解释

1.【解答】 参见教材【知识点12-1】。

2.【解答】 参见教材【知识点12-1】。

3.【解答】 参见教材【知识点12-3】。

(二)是非题

1. 答案:−

【评析】 本题考察点:医院感染的定义及内涵。

2. 答案:+

【评析】 本题考察点:医疗器械、器具和其他物品的消毒要求。

(三)选择题

答案:e

【评析】 本题考察点:常见的医院感染的易感人群。

(四)简答题

【解答】 医院感染暴发是指在医疗机构或其科室的患者中,短时间内发生3例以上同种同源感染病例的现象。疾病预防控制机构接到当地医疗机构发生符合医院感染暴发特征的事件后,应当及时进行流行病学调查。疾控机构人员到达现场后,应尽快确定流行病学调查计划并按照计划开展调查。对医院感染暴发在人群中的发病情况、分布特点进行调查分析,分析暴发的原因,及时采取有效的处理措施,并向当地卫生行政部门和上级疾病预防控制机构通报情况。具体的步骤为:①医院感染暴发的证实;②分析调查资料,计算各种罹患率;③查找感染源;④分析引起感染因素;⑤采取控制措施;⑥总结经验教训。应当注意,流行病学调查和医院感染暴发的控制自始至终是同步进行的。随着调查不断获得新的发现,及时调整控制措施。最终通过管理感染源,切断感染途径,保护易感人群达到控制医院感染暴发的目的。对于一些无法及时明确感染源、感染途径和感染因素的医院感染,也应根据暴发的特征当机立断采取可靠的控制措施。

【评析】　本题考察点:医院感染暴发的定义及预防控制措施。

三、补充思考题

(一) 是非题(正确记"+",错误记"-")

1. 当发生5例以上医院感染暴发时,医疗机构应当于24小时内向所在地的县级地方人民政府卫生行政部门报告,并同时向所在地疾病预防控制机构报告。（　　）

2. 自身感染又称外源性感染,其感染源来自病人自身。（　　）

3. 由于诊疗措施激活的潜在性感染,如疱疹病毒的感染不属于医院感染。（　　）

4. 患者原有的慢性感染在医院内急性发作不属于医院感染。（　　）

5. 呼吸机管道、吸氧管等物品只需要进行低水平的消毒。（　　）

(二) 选择题(从 a～e 中选出一个最佳答案)

1. 下列哪个不是组成医院感染管理委员会的职能部门和相关科室负责人(　　)

  a. 医院感染管理科　　　　b. 护理部　　　　c. 临床相关科室

  d. 保卫科　　　　e. 医务处

2. 调查证实出现由于医院感染暴发直接导致患者死亡时,医院应在多少时间内报告当地县级地方卫生行政部门(　　)

  a. 6 小时　　　　b. 12 小时　　　　c. 24 小时

  d. 36 小时　　　　e. 48 小时

3. 以下哪个不是医院感染暴发的可能途径有(　　)

  a. 医务人员携带特殊的耐药菌　　b. 共用呼吸机治疗　　c. 使用激素

  d. 一次性无菌医疗用品污染　　e. 供水系统被污染

(三) 填空题

1. 医院感染分为_____和_____两类。

2. 医院感染的传染源主要为_____、_____、_____和_____。

3. 医疗器械、器具和其他物品根据其危险性分为_____、_____和_____。

4. 各种用于注射、穿刺、采血等有创操作的医疗器具必须_____。

(四) 简答题

1. 哪些情况不属于医院感染?

2. 目前,引发医院感染的微生物有何特点?

3. 哪些是医院感染的高危人群?

四、补充思考题参考答案

(一) 是非题

1. 答案:-

【评析】 本题考察点:医院感染的上报时限。

当发生 5 例以上医院感染暴发时,医疗机构应当于 12 小时内向所在地的县级地方人民政府卫生行政部门报告,并同时向所在地疾病预防控制机构报告。

2. 答案:−

【评析】 本题考察点:医院感染的分类及定义。

自身感染又称内源性感染,其感染源来自病人自身。

3. 答案:−

【评析】 本题考察点:医院感染的定义及内涵。

由于诊疗措施激活的潜在性感染,如疱疹病毒的感染属于医院感染。

4. 答案:+

【评析】 本题考察点:医院感染的定义及内涵。

患者原有的慢性感染在医院内急性发作不属于医院感染。

5. 答案:−

【评析】 本题考察点:消毒的要求。

呼吸机管道、吸氧管等物品属于半关键器械,应当采用高水平或中水平消毒法。

(二) 选择题

1. 答案:d

【评析】 本题考察点:医院感染管理委员会的组成。

2. 答案:b

【评析】 本题考察点:医院感染的上报时限。

3. 答案:c

【评析】 本题考察点:医院感染的传播途径。

(三) 填空题

1. 内源性 外源性 **2.** 病人 病原携带者 环境储源 动物 **3.** 关键器材 半关键器材 非关键器材 **4.** 一人一用一灭菌

(四) 简答题

1.【解答】 ①皮肤黏膜开放性伤口只有细菌定植而无炎症表现。②由于创伤或非生物性因子刺激而产生的炎症表现。③新生儿经胎盘获得(出生后 48 小时内发病)的感染,如单纯疱疹、弓形体病、水痘等。④患者原有的慢性感染在医院内急性发作。

【评析】 本题考察点:医院感染的定义及内涵。

2.【解答】 ①传染病的病原体不是医院感染病原体的主流,医院感染的病原体 90% 为条件致病菌(如表皮葡萄球菌、白色念珠菌、铜绿假单胞菌等),可以引起外源性感染或内源性感染。②由于抗菌药物的不合理使用,一些耐药菌株及多重耐药菌株的出现给临床感染性疾病的治疗带来很大困难。③真菌感染的比例在不断上升,一些非致病菌已成为医院感染的病原菌。④同时一些病毒如 HBV、HCV、HGV、HEV、HIV 等,也给医院感染带来新的威胁。

【评析】 本题考察点:医院感染的病原体特征。

3.【解答】 ①机体免疫功能严重受损者:如尿毒症、造血系统疾病、恶性肿瘤、糖尿病等患者;②婴幼儿及老年人:婴幼儿免疫功能尚未成熟,老年人生理防御功能减退,均可导致医院感染的危险性增加;③营养不良者:患者营养失调,会影响机体防御功能、抗体生成能力以及免疫细胞的吞噬能力;④接受各种免疫抑制剂治疗者:如抗癌药物、皮质激素、放射治疗等均可损伤感者的免疫功能;⑤期使用广谱抗菌药物:可使机体菌群失调和细菌耐药性产生,从而对病原微生物易感;⑥接受各种侵入性操作的患者:侵入性操作可损伤皮肤与黏膜屏障,给病原微生物的入侵提供了有利的途径;⑦住院时间长者:住院时间越长,病原微生物在患者体内定植的机会越大,患者发生医院感染的危险性就越大;⑧手术时间长者:手术时间越长,手术切口部位感染的危险性越高。

【评析】 本题考察点:医院感染的高危人群。

(刘 娅 陈冬富)

第13章 药物不良反应

一、目 的 要 求

【了解】 药物不良反应的流行特征及国内外药物不良反应的监测现状。

【熟悉】 药物不良反应预防策略与措施。

【掌握】 药物不良反应的定义、分类以及影响药物不良反应发生的因素。

【重点难点】 重点是药物不良反应的监测方法及影响药物不良反应发生的因素。难点是应用药物不良反应基本理论解决具体问题。

二、思考题参考答案

（一）名词解释

1.【解答】 药品不良反应是指合格药品在正常用法用量下出现的与用药目的无关的或意外的有害反应。

2.【解答】 副作用是指在药物正常的治疗剂量内伴随治疗作用同时出现的与治疗目的无关的不适反应。

3.【解答】 继发反应又称治疗矛盾,指反应不是药物本身的药理作用,而是由于药物的治疗作用所引起的不良后果。

4.【解答】 后遗效应是指在停药后血药浓度已降至最低有效浓度以下时,仍残留的药理效应。

5.【解答】 撤药反应又称停药综合征,是指由于骤然停药而引起的,与原来药物本身作用相反的效应。

（二）是非题

1. 答案:+

【评析】 本题考察点:药物不良反应报告和监测管理相关法律法规。

2. 答案:-

【评析】 本题考察点:影响药物不良反应发生的因素。

3. 答案:+

【评析】 本题考察点:影响药物不良反应发生的因素。

（三）选择题

1. 答案:e

【评析】 本题考察点:影响药物不良反应发生的因素。

2. 答案:b

【评析】 本题考察点:A 型药物不良反应的分类及其特点。

(四) 简答题

【解答】 自发呈报系统:优点是监测范围广,参与人员多,不受时间、空间限制,是 ADR 的主要信息源;缺点是存在漏报,不能计算 ADR 的发生率,报告的随意性易导致资料偏差如过渡归因与低归因。

医院集中监测:优点是可计算 ADR 的发生率并探讨其危险因素,资料详尽,数据准确可靠;缺点是数据代表性较差,缺乏连续性,费用较高,应用受到一定限制。

处方事件监测:其优点是迅速从所有开过监测药物的医生处获得报告,可探测潜伏期较长的不良反应,因基于人群资料不存在选择偏倚,相对于前瞻性队列研究费用较少;缺点是处方事件监测研究的可信性取决于医生所填调查表的回收率。

记录联结:优点是代表了高效率进行药物流行病学研究的发展方向,充分利用现有医疗信息资源、缩短研究周期,能进行大样本、长时程、各种设计类型的研究;缺点是受医疗数据电子化程度等诸多因素限制,前期工作量大,需多部门协作,组织实施复杂。

【评析】 本题考察点:药物不良反应的监测方法。

三、补充思考题

(一) 是非题 (正确记"+",错误记"-")

1. A 型不良反应的发生一般难以预测。　　　　　　　　　　　　　　　 (　)

2. 停药或减量后 A 型不良反应的症状可减轻或消失。　　　　　　　　 (　)

3. 对于老年人及儿童来说,即使是在常规治疗剂量范围内也可以出现毒性反应。

(　)

4. 首剂效应只发生在用药最初阶段,且多为一过性的。　　　　　　　 (　)

5. 特异质反应一般与遗传因素无关。　　　　　　　　　　　　　　　　 (　)

6. 变态反应常发生于过敏体质者。　　　　　　　　　　　　　　　　　 (　)

7. 口服药的脂溶性越强,越易出现药物不良反应。　　　　　　　　　　 (　)

8. 所有的药物不良反应女性发生率均高于男性。　　　　　　　　　　　 (　)

9. 机体的营养状态与药物不良反应的发生无关。　　　　　　　　　　　 (　)

10. 进口药品自首次获准进口之日起 5 年内,需报告该进口药品发生的所有不良反应。

(　)

(二) 选择题 (从 a~e 中选出一个最佳答案)

1. 关于 B 型不良反应的特点,错误的是(　)

    a. 发生与药品本身药理作用完全无关　　　　b. 发生率低　　　　c. 病死率低

    d. 病死率高　　　　　　　　　　　　　　　　e. 难以预测

2. 不属于 A 型不良反应的是(　)

    a. 后遗效应　　b. 首剂效应　　c. 变态反应　　d. 毒性作用　　e. 继发反应

3. 药物正常治疗剂量内伴随治疗作用同时出现的与治疗目的无关的不适反应,称为

    (　)

    a. 过度作用　　b. 副作用　　c. 后遗效应　　d. 毒性作用　　e. 继发反应

4. 服用广谱抗生素所引起的二重感染,属于( )

    a. 过度作用   b. 副作用   c. 后遗效应   d. 毒性作用   e. 继发反应

5. 影响药物不良反应发生的机体因素不包括( )

    a. 性别、年龄   b. 宗教信仰   c. 病理状态   d. 饮食习惯   e. 营养状态

6. 下列除哪项外均属于药物不良反应的监测方法( )

    a. 自发呈报系统   b. 医院集中监测   c. 处方事件监测

    d. 自动记录数据库   e. 描述性流行病学研究

7. 我国在哪一年正式加入了 WHO 国际药品监测合作中心( )

    a. 1970 年   b. 1978 年   c. 1988 年   d. 1989 年   e. 1998 年

8. 关于自发呈报系统的说法中不正确的是( )

    a. 是最简单及最常用的形式   b. 监测范围广,参与人员多

    c. 不受时间和空间的限制   d. 可以计算 ADR 的发生率

    e. 会出现报告偏倚

9. 有关合理用药的说法中错误的是( )

    a. 临床医生应严格遵守用药原则 b. 不宜长时间服用同种药物

    c. 妊娠期尽量不用药   d. 对老年人患者开始用药剂量与推荐的成人剂量相同

    e. 长期服用药物的老年人应定期检查肝肾功能

10. 乙酰化酶缺乏患者服用肼屈嗪时引起的红斑狼疮样反应属于( )

    a. 后遗效应   b. 撤药反应   c. 变态反应   d. 特异质反应   e. 毒性作用

(三) 简答题

1. 简述药物不良反应的报告范围。

2. 简述处方事件监测的实施步骤。

3. 简述药物不良反应评价结果的分级方法。

4. 简述药物不良反应分析的五条标准。

5. 简述影响药物不良反应发生的因素。

四、补充思考题参考答案

(一) 是非题

1. 答案:-

【评析】 本题考察点:A 型不良反应的特点。

A 型不良反应是由于药品的药理作用增强所致。其特点为:①一般发生率高、病死率低;②可以预测,并与常规的药理作用有关;③反应的发生与剂量相关,停药或减量后症状减轻或消失。

2. 答案:+

【评析】 本题考察点:A 型不良反应的特点。

3. 答案:+

【评析】 本题考察点:A 型不良反应的分类及特点。

4. 答案:+

【评析】　本题考察点:A 型不良反应的分类及特点。

5. 答案:-

【评析】　本题考察点:B 型不良反应的分类及特点。

特异质反应往往与遗传因素有关。

6. 答案:+

【评析】　本题考察点:B 型不良反应的分类及特点。

7. 答案:+

【评析】　本题考察点:影响药物不良反应发生的因素。

8. 答案:-

【评析】　本题考察点:影响药物不良反应发生的因素。

一般情况下,女性对药物更敏感,但也存在相反的情况,如男女药物性皮炎的发生比例约为 3∶2。

9. 答案:-

【评析】　本题考察点:影响药物不良反应发生的因素。

当营养不良时,表现为对药物较敏感,较易出现药物不良反应。

10. 答案:+

【评析】　本题考察点:药物不良反应的报告和监测。

(二)选择题

1. 答案:c

【评析】　本题考察点:B 型不良反应的特点。

2. 答案:c

【评析】　本题考察点:A 型不良反应的分类。

3. 答案:b

【评析】　本题考察点:A 型不良反应的分类及特点。

4. 答案:e

【评析】　本题考察点:A 型不良反应的分类及特点。

5. 答案:b

【评析】　本题考察点:影响药物不良反应的因素。

6. 答案:e

【评析】　本题考察点:药物不良反应的监测方法。

7. 答案:e

【评析】　本题考察点:国内外药物不良反应监测的现状。

8. 答案:d

【评析】　本题考察点:药物不良反应监测方法及其优缺点。

9. 答案:d

【评析】　本题考察点:药物不良反应的预防与控制。

10. 答案:d

【评析】　本题考察点:B 型药物不良反应的分类及其特点。

（三）简答题

1.【解答】　新药监测期内的药品应报告该药品发生的所有不良反应；新药监测期已满的药品，报告该药品引起的新的和严重的不良反应。进口药品自首次获准进口之日起5年内，报告该进口药品发生的所有不良反应；满5年的，报告该进口药品发生的新的和严重的不良反应。

【评析】　本题考察点：药物不良反应的报告。

2.【解答】　处方事件监测的实施步骤为：①选定可疑药物的品种；②列出开此品种处方的医生名单；③向名单中的医生发出调查表；④回收填写完整的调查表；⑤分析相关资料并形成研究结果。

【评析】　本题考察点：药物不良反应的监测方法。

3.【解答】　药物不良反应评价结果分为6级：肯定；很可能；可能；可能无关；待评价；无法评价。

【评析】　本题考察点：药物不良反应报告的分析与评价。

4.【解答】　①用药与可疑不良反应的出现有无合理的时间关系；②反应是否符合该药已知的不良反应类型；③停药或减量后，可疑不良反应是否消失或减轻；④再次使用可疑药品后是否再次出现同样反应；⑤可疑的反应是否可用合并用药的作用、患者病情的进展、其他治疗的影响来解释。

【评析】本题考察点：药物不良反应报告的分析与评价。

5.【解答】　影响药物不良反应发生的因素包括：①药物因素：药物的理化性质和化学结构、药理作用、药物的杂质、药物的质量；②机体因素：种族、性别、年龄、病理状态、营养状态及饮食习惯；③其他因素：药物的剂量、剂型和给药途径、给药间隔时间和时辰、持续用药的时间、药物的相互作用。

【评析】　本题考察点：影响药物不良反应发生的影响因素。

（程　然　高晓虹）

第14章 分子流行病学

一、目 的 要 求

【了解】 分子流行病学的研究方法。

【熟悉】 分子流行病学的研究内容。

【掌握】 分子流行病学的概念。

【重点难点】 重点是分子流行病学的应用。难点是分子流行病学与传统流行病学的关系。

二、思考题参考答案

(一) 名词解释

1.【解答】 分子流行病学是应用分子生物学的基本理论和技术,通过相关生物标志的测量,从分子乃至基因水平揭示疾病或健康的影响因素、分布和流行规律,并研究如何防制疾病、促进健康的策略与措施的科学。

2.【解答】 生物标志是指从暴露到疾病各个连续过程中可测量的、能代表结构和功能改变的可识别物质。

3.【解答】 暴露标志是指与疾病或健康状态有关的生物标志,包括外暴露、内暴露和有效暴露三种标志。

4.【解答】 效应标志指宿主暴露后产生功能性或结构性变化的生物标志,包括早期效应标志和疾病标志。

5.【解答】 易感性标志是指宿主体内在暴露之前存在的对疾病发生、发展易感程度的生物标志。

(二) 是非题

1. 答案:+

【评析】 本题考察点:生物标志的范围。

2. 答案:−

【评析】 本题考察点:分子流行病学与传统流行病学的关系。

3. 答案:−

【评析】 本题考察点:分子流行病学的研究内容。

(三) 选择题

1. 答案:c

【评析】 本题考察点:分子流行病学与传统流行病学的区别。

2. 答案:d

【评析】 本题考察点:生物标志的种类。

(四) 简答题

1.【解答】 分子流行病学与传统流行病学既是一个统一体,又有各自不同的特征。

(1) 分子流行病学是流行病学发展的一个新阶段,分子流行病学使用传统流行病学方法选择研究对象,应用分子生物学技术从分子和基因水平阐明生物标志在人群中的分布及其与疾病或健康的关系和影响因素;

(2) 可以全面阐明疾病自然史,即健康-疾病连续带和暴露-发病连续带,从而揭示"黑箱"秘密,制定更有效的防治疾病、促进健康的策略与措施,并评价其效果。

【评析】 本题考察点:分子流行病学与传统流行病学的区别及联系。

2.【解答】

(1) 实验室质量控制:采集过程要注意部位、时间及方法;储存过程要注意温度、时间和介质等;同一指标最好使用同一批次的试剂材料检测;方法要统一、操作规范、仪器使用前要校准。

(2) 设立多重对照:包括标准对照、空白对照、重复对照。

(3) 重复实验:不定期进行实验室内不同操作者之间的交叉重复实验;同一批样本在不同实验室间进行重复的检测。

【评析】 本题考察点:分子流行病学研究中的质量控制。

三、补充思考题

(一) 是非题(正确记"+",错误记"-")

1. 传统流行病学研究方法不适用于分子流行病学。 ( )

2. 应用分子流行病学方法可以使队列研究在实际工作中易于被研究者所采用。

( )

3. 分子流行病学中三种生物标志的概念是相对的。 ( )

4. 分子流行病学只能研究疾病,不能研究健康状态。 ( )

5. 随着分子流行病学的发展,人们对疾病或健康的认识将更加深入和细致。 ( )

(二) 选择题(从 a~e 中选出一个最佳答案)

1. 下列哪项不是分子流行病学研究的内容( )

   a. 传染性疾病　　　　　 b. 慢性非传染性疾病　　　　 c. 意外伤

   d. 健康状态　　　　　　 e. 遗传病

2. 在分子流行病学研究中,根据研究目的不同,生物标志( )

   a. 作为暴露标志,就不能作为效应标志

   b. 作为效应标志,就不能作为暴露标志

   c. 有时作为效应标志,有时作为暴露标志

   d. 可作为暴露标志,又可作为效应标志

   e. 只能作为暴露标志

(三) 简答题

分子流行病学的研究设计需注意哪些问题?

(四) 应用分析题

轮状病毒(rotavirus, RV)是婴幼儿腹泻最主要的病原。全球每年有 1.36 亿 5 岁以下儿童患 RV 腹泻,在我国约有 3.46 万患儿死于 RV 腹泻。有资料显示,世界范围内 5 岁以下儿童轮状病毒腹泻占因腹泻住院病例的 20%~70%,占因腹泻死亡病例的 20%,目前还没有治疗轮状病毒腹泻的特效药。为了解哈尔滨地区 RV 的分子流行病学特征,研究者收集 2007 年 3 岁以下腹泻住院患儿的粪便标本 247 份(肉眼脓血便除外),男性 143 份,女性 104 份,并进行基础流行病学调查。

ELISA 法检测粪便标本中的 RV 抗原,阳性标本选用 TaKaRa One Step RNA PCR kit (AWV)试剂盒进行 RV 的 G 型、P 型分型鉴定。用于 G 型 PCR 扩增的寡核苷酸引物分别是 G1、G2、G3、G4、G9,用于 P 型 PCR 扩增的寡核苷酸引物分别是 P[4]、P[6]、P[8]、P[9]、P[10]。引物序列见表 14-1。

表 14-1 用于分型的寡核苷酸引物

引物	P/G 分型	位置	序列(5-3)	产物大小(bp)
4Con3	P(+)	11~32	TGGCTTCGCCATTTTATAGACA	
4Con2	P(-)	868~887	ATTTCGGACCATTTATAACC	877
1T1	P[8](-)	339~356	TCTACTTGGATAACGTGC	346
2T1	P[4](-)	474~494	CTATTGTTAGAGGTTAGAGTC	484
3T1	P[6](-)	259~278	TGTTGATTAGTTGGATTCAA	268
4T1	P[9](-)	385~402	TGAGACATGCAATTGGAC	392
5T1	P[10](-)	575~594	ATCATAGTTAGTAGTCGG	584
9Con1	G(+)	37 ~ 56	TAGCTCCTTTTAATGTATGG	
9Con2	G(-)	922~941	GTATAAAATACTTGCCACCA	905
9T1	G1(-)	176~195	TCTTGTCAAAGCAAATAATG	159
9T2	G2(-)	262~281	GTTAGAAATGATTCTCCACT	245
9T3	G3(-)	484~503	GTCCAGTTGCAGTGTTAGC	467
9T4	G4(-)	423~440	GGGTCGATGGAAAATTCT	404
9TB	G9(-)	131~147	TATAAAGTCCATTGCAC	111

问:

(1) 上述研究方法与传统流行病学方法相比有何不同?

247 份患儿粪便标本 RV 抗原阳性 141 例,阳性率为 57.09%,其中男 73 例,阳性率 51.05%,女 68 例,阳性率 65.38% ,$\chi^2 = 5.05, P < 0.05$。

(2) 解释 χ^2 检验结果,分析可能的偏倚。

(3) 根据表 14-2 数据分析发病年龄分布的特点。

(4) 针对表 14-3、表 14-4 数据,分析 G 血清型、P 血清型性别间的分布特点。

(5) 针对表 14-5、表 14-6 数据,分析 G 血清型、P 血清型年龄间的分布特点。

（6）通过本次研究，分析哈尔滨地区 RV 腹泻病原体不同血清型的主要流行株。

表 14-2　哈尔滨市 2007 年婴幼儿腹泻轮状病毒发病年龄分布

年龄分组（月）	频数	百分比（%）	累计百分比（%）
0~6	24	17.0	17.0
7~12	70	49.6	66.7
13~18	38	27.0	93.6
19~24	9	6.4	100.0

表 14-3　轮状病毒不同 G 血清型的性别分布

G 血清型	男		女	
	例数	百分数（%）	例数	百分数（%）
G1	11	26.83	8	38.10
G2	1	2.44	0	0
G3	19	46.34	11	52.38
G4	3	7.32	0	0
G9	1	2.44	0	0
G1+G3	4	9.75	1	4.76
G1+G4	2	4.88	1	4.76
合计	41	100.00	21	100.00

表 14-4　轮状病毒不同 P 血清型的性别分布

P 血清型	男		女	
	例数	百分数（%）	例数	百分数（%）
P[8]	31	77.50	18	85.71
P[4]	9	22.50	7	14.29
合计	40	100.00	21	100.00

表 14-5　轮状病毒不同 G 血清型的年龄分布

年龄（月）	G1（例）	G2（例）	G3（例）	G4（例）	G9（例）	G1+G3（例）	G1+G4（例）	合计		累计百分比（%）
								例数	百分数（%）	
1~6	2	0	4	0	0	1	0	7	11.29	11.29
7~12	11	0	16	3	1	1	1	33	53.22	64.51
13~18	6	1	6	0	0	2	1	16	25.81	90.32
19~24	0	0	4	0	0	1	1	6	9.68	100.00

表 14-6　轮状病毒不同 P 血清型的年龄分布

年龄（月）	P[8]（例）	P[4]（例）	合计		累计百分比（%）
			例数	百分数（%）	
1~6	5	2	7	10.77	10.77
7~12	25	8	33	50.77	61.54
13~18	15	4	19	29.23	90.77
19~24	4	2	6	9.23	100.00

表 14-7　轮状病毒 G、P 组合血清型分布

	P[8]	P[4]	P[6]	P[9]+P[10]	未定型
G1	16	3	0	0	0
G2	1	0	0	0	0
G3	21	8	0	0	1
G4	3	0	0	0	0
G9	0	0	0	0	1
G1+G3	3	2	0	0	0
G1+G3	1	2	0	0	0
未定型	4	1	0	0	3

四、补充思考题参考答案

(一) 是非题

1. 答案:－

【评析】 本题考察点:分子流行病学研究方法。

2. 答案:＋

【评析】 本题考察点:此点正式分子流行病学研究方法的一大特点。

3. 答案:＋

【评析】 本题考察点:暴露至疾病连续带中生物标志的概念是相对的。

4. 答案:－

【评析】 本题考察点:分子流行病学既能研究疾病又能研究健康状态。

5. 答案:＋

【评析】 本题考察点:分子流行病学的展望。

(二) 选择题

1. 答案:c

【评析】 本题考察点:分子流行病学的研究内容。

2. 答案:d

【评析】 本题考察点:分子生物标志的概念是相对的。

(三) 简答题

【解答】

(1) 研究模式要可靠和可行:在传统流行病学研究的基础上,引入生物标志的检测,组成分子流行病学的研究模式。

(2) 生物标志的选择要灵敏而特异:分子生物标志的选择制约研究的成败,生物标志除了要服从研究目的,更要考虑其灵敏性、特异性以及费用等。

(3) 重视现场资料的收集:现场的宏观资料与生物标志的微观资料相结合才有可能解决传统流行病学不能阐明的"黑匣子"问题。

(4) 确定适当的样本含量:在保证一定检验效能的前提下,选择合适的样本含量是分子流行病学研究中一个非常实际的问题。

(5) 作好偏倚分析及控制:必须分析和评估可能存在的偏倚并加以控制,以保证研究结果的真实性和可靠性。

【评析】 本题考察点:分子流行病学研究设计注意的事项。

(四) 应用分析题

【解答】

(1) 该研究为分子流行病学研究,与传统流行病学方法不同,其测量指标主要是分子生物标志。

(2) 从推断结果看,RV 抗原阳性率在性别间是不同的,女性高于男性,这里可能存在女性患者入院率不同引起的偏倚。

（3）根据数据可判断 7~12 月龄的儿童罹患轮状病毒腹泻的比例较高。

（4）从数据分析，G3 和 P[8]血清型在男性和女性人群中分布较高。

（5）从数据分析 G 血清型、P 血清型年龄间的分布特点为 G3 和 P[8]血清型在 7~12 月龄罹患的儿童中最高。

（6）通过本次研究，2007 年哈尔滨地区 RV 腹泻病原体 G 血清型中 G3（42.86%）为主要流行株，P 血清型中 P[8]（70%）为主要流行株，组合型中 G3 P[8]型为流行优势株。

（黄志刚　孔丹莉　王效军）

第 15 章　营养流行病学

一、目 的 要 求

【了解】　生化指标在营养流行病学中的应用;营养流行病学研究中常用的抽样方法和样本大小;营养流行病学研究中的误差、偏倚及其控制;营养流行病学研究中常用的统计软件包。

【熟悉】　调查问卷设计的基本结构和注意事项;人体测量在营养流行病学中的应用;生态学研究的概念及研究方法;统计学方法在营养流行病学中的应用和常用测量指标。

【掌握】　营养流行病学的定义和研究目的;营养流行病学的应用;膳食暴露的测量方法;营养流行病学横断面的研究定义、目的、研究步骤;膳食暴露的队列研究定义、应用;膳食暴露的病例对照研究定义、应用、特点;流行病学实验研究定义、研究步骤和在营养学上的应用。

【重点难点】　重点是膳食暴露的测量方法和营养流行病学研究方法。难点是应用营养流行病学研究方法解决本专业的具体问题。

二、思 考 题 参 考 答 案

(一) 名词解释

1.【解答】　食物频率法是估计被调查者在指定的一段时间内吃某些食物的频率的一种方法,以问卷形式进行膳食调查。是目前营养流行病学研究中最常用的膳食摄入量测量方法,它包括定性和定量两种方法。

2.【解答】　体重指数(BMI)是评价 18 岁以上成人群体营养状况的常用指标。其计算公式为:BMI=体重(kg)/[身高(m)]^2。我国健康成年人的 BMI 范围为 18.5~23.9 kg/m^2,小于 18.5 kg/m^2 为消瘦,24~27.9 kg/m^2 为超重,大于 28kg/m^2 为肥胖。

3.【解答】　食物记录法又称为食物日记法,是由调查对象或代理人逐餐详细记录所摄入的食物品种和数量,在一定时期内完成,一般为 1~7 天。

4.【解答】　营养流行病学是应用流行病学的原理和方法研究人群营养、营养与健康及疾病关系的科学,即研究膳食对人类健康的影响,探索疾病的膳食原因,制定人群健康膳食策略和评价防治疾病效果的一门流行病学分支学科。

5.【解答】　营养流行病学横断面研究主要是收集特定时间、特定地区、特定人群的食物消耗量、营养状况以及疾病和健康分布的现况信息。如各个国家定期进行的有关全国人群食物和营养素消费模式及健康和营养状况指标的调查。

(二) 简答题

1.【解答】　营养流行病学的应用主要集中在 4 个方面。

（1）人群营养调查：全国性营养调查以及各类人群的营养调查，了解人群的营养现状及营养变化趋势。

（2）制定膳食指南：目前许多国家提出本国的膳食指南中的许多建议都是建立在营养营养流行病学的基础之上。

（3）研究营养与疾病的关系：①确定与营养有关疾病的病因；②研究与营养有关疾病的分布情况；③研究营养在慢性疾病中的作用。

（4）人群营养的干预研究及对人群健康状况影响的评价：对人群进行营养干预改善人群的营养状况和健康状况，预防疾病的发生。

【评析】　本题考察点：营养流行病学的应用。

2.【解答】　膳食暴露测量方法主要有 24 小时膳食回顾法、食物记录法和食物频率法。

24 小时膳食回顾法的主要优点是应答者不需依赖长期记忆，摄入的食物可量化，能计算营养素摄入量，以及调查方法能自动化。主要缺点是不能评估个体的通常膳食摄入量及膳食模式。

食物记录法的主要优点是不依赖应答者的记忆，能测定食物份额的大小或称重以增加准确性，摄入的食物可量化并能计算营养素的摄入量；主要缺点是导致应答偏倚，因为受教育较高的、对膳食与健康较关注的个体在调查对象中所占比例过大。进行饮食记录的负担可能使应答者改变通常的饮食习惯模式以达到简化记录的目的，应答者可能因厌烦而放弃记录，可能使研究结果产生偏倚。

食物频率法是目前营养流行病学研究中最常用的膳食摄入量测量方法。其主要优点是能够得到通常的膳食摄入量及膳食模式，被调查饮食习惯不受影响，应答者负担轻、应答率高，调查方法简单、费用少，调查方法能自动化，可以作为研究慢性病与膳食模式关系的依据，在流行病学研究中可以用来研究膳食与疾病之间的关系；主要缺点是需要对过去食物模式进行回忆，因对食物份额标准大小的估计不准，食物摄入量的估计可能不准确。

【评析】　本题考察点：膳食暴露测量主要的方法。

3.【解答】　在营养流行病学研究中，如果应用队列研究的方法研究膳食与疾病的关系，和横断面研究、病例对照研究相比，论证强度要更好一些。虽然前瞻性研究需要较大的队列样本（如 10 万人以上），但在 10 年左右将可获得大量很有说服力的数据。而且，只要基线调查时调查项目比较全面（如能采集血、尿、指甲、头发等生物样品，则更有价值），就可以同时研究多种慢性病的病因，而不像最常用的病例对照研究，一般只能研究一种疾病。

【评析】　本题考察点：营养流行病学的研究方法。

4.【解答】　对一种膳食与疾病关系假设最严格的验证是随机化干预试验，最理想的是双盲试验。由于将潜在的混淆因素在处理组和对照组中随机分配，随机化试验最大限度地避免了那些非直接相关的混杂因素的影响。此外，通过使用有效的干预措施，有时可在两组之间产生较大的差别。由于营养素可以制成药丸或胶囊形式，并采用同样形式的安慰剂。因此，干预研究对评价膳食中的微量成分可以预防疾病的假说尤其可行，这类试验可为病因学研究提供比较确凿的证据。

膳食的干预研究往往受到其长期性、依从性、选择性和伦理学等问题的限制。尽管所有的假设均能在随机试验中进行评价，但由于操作方面及伦理学的原因，有时不可能进行试验。

【评析】　本题考察点：流行病学实验研究的应用。

5.【解答】　营养流行病学横断面研究目的和用途包括:①了解一个国家或地方的营养状况、健康水平及变化趋势,如我国每间隔 10 年进行的全国营养调查;②描述疾病或健康状况的三间分布情况,如营养缺乏病的分布情况,与膳食之间的关系等;③了解影响疾病分布和健康状况的相关膳食因素;④评价疾病的防治和干预措施的效果,如定期在某一人群中进行横断面的营养调查,收集有关膳食暴露与疾病的资料,通过这种类似前瞻性研究的结果,可评价某些疾病防治措施的效果以及营养干预的效果。

【评析】　本题考察点:营养流行病学横断面研究。

三、补充思考题

(一) 是非题(正确记"+",错误记"-")

1. 营养流行病学是一门流行病学分支学科。　　　　　　　　　　　　　　　( )
2. 营养流行病学的应用包括制定膳食指南。　　　　　　　　　　　　　　( )
3. 营养流行病学研究中最主要的暴露变量是人体测量指标。　　　　　　( )
4. 大多数国家用以食物记录法作为基本的营养调查方法。　　　　　　　( )
5. 目前营养流行病学研究中最常用的膳食摄入量测量方法是 24 小时回顾法。( )
6. 生化指标可作为生化标志物用来衡量其他膳食测量方法的有效性。　　( )
7. 评价超重肥胖和反映体脂分布情况的常用指标有体重指数、胸围比值及皮褶厚度。
　　　　　　　　　　　　　　　　　　　　　　　　　　　　　　　　　( )
8. 生态学研究是分析性研究的一种。　　　　　　　　　　　　　　　　( )
9. 病例对照研究通常运用食物记录法了解过去的膳食情况。　　　　　　( )
10. 对一种膳食与疾病关系假设最严格的验证是随机化干预试验,最理想的是双盲试验。
　　　　　　　　　　　　　　　　　　　　　　　　　　　　　　　　( )

(二) 选择题(从 a~e 中选出一个最佳答案)

1. 问卷的基本结构包括( )
　　a. 说明部分　　　b. 指导语　　　c. 核查项目　　　d. 调查项目　　　e. 以上都是
2. 膳食暴露的测量方法包括( )
　　a. 24 小时膳食回顾法　　　　　b. 食物记录法　　　　　c. 定性食物频率法
　　d. 定量食物频率法　　　　　e. 以上都是
3. 皮褶厚度测量最重要的部位是( )
　　a. 上臂肱三头肌部　　b. 肩胛下角部　　c. 腹部　　　d. 髂嵴上部　　　e. a+b+c
4. 目前在流行病学调查中常使用的抽样方法不包括( )
　　a. 随便抽样　　　b. 系统抽样　　c. 分层抽样　　　d. 整群抽样　　　e. 多级抽样
5. 下列关于 BMI 说法正确的是( )
　　a. BMI 是身高与体重的百分比
　　b. BMI 是体重(kg)与身高(cm)的比
　　c. BMI 是体重(kg)与身高(m)的平方的比
　　d. 我国 BMI 大于 24 为肥胖

e. 以上都不是

6. 营养流行病学横断面研究的目的和用途包括(　　)

　　a. 了解一个国家或地方的营养状况、健康水平及变化趋势

　　b. 描述疾病或健康状况的三间分布情况

　　c. 了解影响疾病分布和健康状况的相关膳食因素

　　d. 评价疾病的防治和干预措施的效果

　　e. 以上都是

7. 分析性流行病学研究中的主要方法(　　)

　　a. 病例对照研究　　b. 队列研究　c. 横断面研究　d. a+b　　　e. a+c

8. 按照研究对象和研究场所的不同,一般将流行病学实验研究分为(　　)种研究类型。

　　a. 3　　　　　　b. 4　　　　　c. 5　　　　　d. 6　　　　　e. 7

9. 可作为临床叶酸、维生素 B_{12} 缺乏症的早期诊断指标和心血管疾病危险性的预测指标是(　　)

　　a. 血清维生素 B_{12}　　　　　b. 血清全转钴胺素Ⅱ含量

　　c. 血浆同型半胱氨酸　　　　d. 血清维生素 B_{12} 结合咕啉

　　e. 血清叶酸

10. 营养流行病学研究方法关于队列研究不正确的是(　　)

　　a. 研究的样本大　　　　　b. 时间长

　　c. 人力费用较高　　　　　d. 适用于研究某些发病率极低的疾病

　　e. 不适用于研究某些发病率极低的疾病

(三) 简答题

1. 简述营养流行病学常用的统计方法。
2. 简述问卷设计的注意事项。
3. 简述膳食暴露队列研究和病例对照研究的定义。
4. 简述生态学研究在营养学上的应用。
5. 简述流行病学实验研究的特点。

(四) 应用分析题

1. 试述人体测量在营养流行病学中的具体应用及指标。
2. 试述膳食暴露的病例对照研究方法的特点。
3. 试述流行病学实验研究的研究步骤。
4. 试述营养流行病常用的统计学测量指标及定义。
5. 试述营养流行病学横断面调查步骤。

四、补充思考题参考答案

(一) 是非题

1. 答案:+

【评析】　本题考察点:营养流行病学定义。营养流行病学是应用流行病学的原理和方法研究人群营养、营养与健康及疾病关系的一门流行病学分支学科。

2. 答案:+

【评析】　本题考察点:营养流行病学的应用。营养流行病学的应用主要集中在人群营养调查、制定膳食指南、研究营养与疾病的关系和人群营养的干预研究及对人群健康状况影响的评价 4 个方面。

3. 答案:-

【评析】　本题考察点:营养流行病学的膳食暴露。营养流行病学研究中最主要的暴露变量是膳食摄入。

4. 答案:-

【评析】　本题考察点:膳食暴露测量方法。大多数国家用以 24 小时膳食回顾法作为基本的营养调查方法。

5. 答案:-

【评析】　本题考察点:膳食暴露测量方法。目前营养流行病学研究中最常用的膳食摄入量测量方法是食物频率法。

6. 答案:+

【评析】　本题考察点:生化指标在营养流行病学中的应用。生化指标在营养流行病学中的应用包括:将生化指标作为机体某种营养素营养状况的评价指标,应用于膳食摄入量与疾病关系研究;生化指标还可作为生化标志物用来衡量其他膳食测量方法的有效性;作为生化标志物应用于疾病危险性的预测等。

7. 答案:-

【评析】　本题考察点:人体测量在营养流行病学中的应用。评价超重肥胖和反映体脂分布情况的常用指标有体重指数、腰臀围比值及皮褶厚度。

8. 答案:-

【评析】　本题考察点:营养流行病学研究方法。生态学研究是描述性研究的一种。

9. 答案:-

【评析】　本题考察点:营养流行病学研究方法。在营养流行病学研究中,病例对照研究通常运用食物频率法了解过去的膳食情况。

10. 答案:+

【评析】　本题考察点:营养流行病学研究方法。流行病学实验研究在营养学上的应用,对一种膳食与疾病关系假设最严格的验证是随机化干预试验,最理想的是双盲试验。

（二）选择题

1. 答案:e

【评析】　本题考察点:调查问卷的基本结构。问卷的基本结构包括:说明部分、填写说明(指导)、核查项目与调查项目。

2. 答案:e

【评析】　本题考察点:膳食暴露测量方法。膳食暴露测量方法主要有 24 小时膳食回顾法、食物记录法和食物频率法。

3. 答案:e

【评析】　本题考察点:人体测量在营养流行病学中的应用。皮褶厚度测量部位有上臂肱三头肌部、肩胛下角部、腹部、髂峰上部等,其中前 3 个部位最重要,可分别代表个体肢体、躯干、腰腹等部分皮下脂肪堆积情况,对判断肥胖和营养不良有重要价值。

4. 答案:a

【评析】　本题考察点:抽样方法。目前在流行病学调查中使用的抽样方法有简单随机抽样、系统抽样、分层抽样、整群抽样和多级抽样。在现况调查中,后三种方法较常用。

5. 答案:c

【评析】　本题考察点:人体测量在营养流行病学中的应用。BMI = 体重(kg)/[身高(m)]^2。

6. 答案:e

【评析】　本题考察点:营养流行病学研究方法。营养流行病学横断面调查目的和用途包括:①了解一个国家或地方的营养状况、健康水平及变化趋势;②描述疾病或健康状况的三间分布情况;③了解影响疾病分布和健康状况的相关膳食因素;④评价疾病的防治和干预措施的效果。

7. 答案:d

【评析】　本题考察点:调查问卷的基本结构。病例对照研究和队列研究是分析性流行病学研究中的主要方法。

8. 答案:a

【评析】　本题考察点:实验流行病学。按照研究对象和研究场所的不同,一般将流行病学实验研究分为临床试验、现场试验和社区干预试验三种研究类型。

9. 答案:c

【评析】　本题考察点:生化指标在营养流行病学中的应用。血浆同型半胱氨酸可作为临床叶酸、维生素 B_{12} 缺乏症的早期诊断指标和心血管疾病危险性的预测指标。

10. 答案:d

【评析】　本题考察点:营养流行病学研究方法。队列研究中需要研究的样本大、时间长,因而人力费用均较高。不适用于研究某些发病率极低的疾病。

(三) 简答题

1.【解答】①两样本 t 检验;②单因素方差分析;③两因素方差分析;④多因素方差分析;⑤卡方检验;⑥二项分布检验;⑦秩和检验;⑧变量间的相关分析;⑨多因素分析。

【评析】　本题考察点:统计学方法在营养流行病学中的应用。

2.【解答】

(1) 应尽量避免语义模糊的问题或词汇,有时也可能因为对问题的表述不够准确或修饰语过多,从而使问题的意思含糊不清。

(2) 问题的安排要有一定的逻辑顺序,注意先易后难,先封闭式问题后开放式问题,敏感问题放在最后。

(3) 准备用计算机处理的调查表,常在每项数据后留出编码用的方框,以便于编码输入文献资料。这项工作不仅是制订计划时的工作,而且应当贯穿于研究的全过程,是一个十分重要的环节。

(4) 问卷设计时应尽量避免专业术语,应充分考虑到全部调查对象的文化程度和理解能力。

（5）避免双重问题,所谓双重问题就是指提出一个问题实际上包含了两个问题。

【评析】 本题考察点:问卷设计。

3.【解答】 膳食暴露的队列研究是将一定范围内未患某种疾病的人群按是否暴露于某膳食因素或暴露程度进行分组,追踪观察后比较不同膳食暴露组的发病率,计算膳食因素与疾病关系的相对危险度。该研究是在疾病发生前收集研究对象的膳食信息,可提供暴露和疾病因果关系的证据,避免回忆偏倚。

膳食暴露的病例对照研究是以患有某病的病例和未患该病的对照为研究对象,通过询问其既往的膳食状况,比较病例组和对照组的差异,探讨疾病与膳食暴露的关系,从而寻找可能的膳食危险因素。

【评析】 本题考察点:营养流行病学研究方法。

4.【解答】 生态学研究在营养学方面主要应用于三个方面:①比较不同生态群体的膳食因素与疾病或健康之间的关系;②从群体的角度提供膳食因素作为病因的线索;③评价营养干预对群体疾病或健康状态的影响。

【评析】 本题考察点:营养流行病学研究方法。

5.【解答】 ①研究对象必须从总体的随机抽样人群,并随机分配到实验组和对照组中去;②必须有平行的实验组和对照组,要求在开始实验时,两组在有关各方面必须相当近似或可比;③必须施加一种或多种干预处理,干预措施是人为施加的;④研究方向是前瞻性的,即是从"因"到"果"的研究;⑤大多数的研究均采用盲法收集资料。

【评析】 本题考察点:营养流行病学研究方法。

（四）应用分析题

1.【解答】

（1）膳食热量摄入和热量消耗的平衡对某些疾病的发生有重要的影响。但热量摄入和消耗的测量误差较大,而人体测量方法简易、误差小,能较好地反映热量的平衡。

（2）人体测量数据被认为是评价群体或个体营养状况的有用指标。

（3）体重与身高是人体测量指标中的基础数据,可比较准确地反映人体营养状况。

（4）我国常采用 Broca 改良公式和平田公式计算身高体重的评价参考值,也可根据性别,参照不同年龄的身高体重标准值作评价。

Broca 改良公式:参考体重(kg)=身高(cm)-105

平田公式:参考体重(kg)=[身高(cm)-100]×0.9

（5）判定儿童少年的营养状况,大多数学者赞成采用世界卫生组织推荐的身高标准体重指标。它是以同等身高比较个体的体重大小,在一定程度上消除了遗传、种族、发育水平和地区差异。低于标准体重 90% 为轻度营养不良,低于 80% 为中度,低于 70% 为重度,低于60% 为极重度营养不良;高于标准体重的 110% 为超重,高于标准体重的 120% 为肥胖。

（6）评价超重肥胖和反映体脂分布情况的常用指标有体重指数、腰臀围比值及皮褶厚度。

BMI 是评价 18 岁以上成人群体营养状况的常用指标。其计算公式为:

BMI=体重(kg)/[身高(m)]^2

WHO1997 年建议 18.5~24.9kg/m^2 为成人正常 BMI 范围,小于 18.5kg/m^2 为消瘦,大于

25 kg/m² 为超重,大于 30kg/m² 为肥胖。我国健康成年人的 BMI 范围为 18.5~23.9kg/m²,小于 18.5kg/m² 为消瘦,24~27.9kg/m² 为超重,大于 28kg/m² 为肥胖。

皮褶厚度是衡量个体营养状况和肥胖程度较好的指标。测量部位有上臂肱三头肌部、肩胛下角部、腹部、髂嵴上部等,其中前 3 个部位最重要,可分别代表个体肢体、躯干、腰腹等部分皮下脂肪堆积情况,对判断肥胖和营养不良有重要价值。

【评析】 本题考察点:人体测量在营养流行病学中的应用。

2.【解答】

(1)病例对照研究可在设计和分析阶段控制混杂效应。一般可将研究对象的营养素暴露水平进行分类,计算营养素不同暴露水平的暴露比值比,进一步分析膳食暴露和疾病的剂量效应关系。病例对照研究所需样本较小,周期较短,故较经济,适于罕见病和新疾病的研究,但病例对照研究常存在选择偏倚和回忆偏倚,不易恰当地控制偏倚因素,对照的选择有时也有困难。

(2)病例对照研究的特点

①病例对照研究是一种回顾性调查研究,研究者不能主动控制病例组和对照组对危险因素的暴露;因为暴露与否已为既成事实。

②病例对照研究是一种从果到因的调查,通过详尽的病历记录或对病者和对照者做询问、实验室检查或复查病史等调查,了解两组对象中有无与该病有联系的可疑因素的暴露史。

③病例对照研究设有对照组,研究对象是按发病与否分成病例组与对照组。

④通过比较患某病和不患该病者与可疑致病因素间的暴露情况,分析判断暴露与疾病的关系。

在营养流行病病学研究中,病例对照研究通常运用食物频率法或膳食史的方法了解过去的膳食情况,尽管有关个体回忆过去膳食摄入模式的准确性已有许多论著,但测定过去膳食摄入量的方法仍需要进一步改进。病人回忆过去的膳食情况可能受目前病情的影响,若这种回顾偏差,则在按某种膳食因素的不同暴露水平对病例分类可造成错误,并使对与膳食有关的疾病危险度的估计产生偏倚。尽管有少数研究在报告过去膳食情况时存在回顾的偏倚性,这种错误分类不是一个主要问题,但是确实需要进一步研究。

【评析】 本题考察点:营养流行病学的研究方法。

3.【解答】

(1)确定实验目的。实验目的要明确,要解决什么问题,干预的措施是什么。

(2)研究现场的选择。应选择具有较高而稳定发病率的地区,以保证实验结束时,实验组有足够的病人,便于进行流行病学效果评价,而且现场应具有较好的医疗条件,卫生保健机构健全。

(3)确定研究对象。选择高依从性的人群或社区作为研究对象。

(4)估计样本量大小。分为计数资料和计量资料样本量大小的估计。

(5)随机化分组。试验组与对照组的条件应均衡、可比,随机化分组的方法包括有简单随机分组、分层随机分组和整群随机分组。

(6)盲法的应用。盲法是指在试验中不让受试者、研究者或其他有关人员知道受试者接受何种处理,避免产生偏倚的方法。

（7）评价效果指标。包括有效率、治愈率、N 年生存率、保护率和效果指数。

（8）设计实验的方法。包括① 随机化对照试验;② 类试验。

【评析】　本题考察点:营养流行病学的研究方法。

4.【解答】

（1）发病率是指一定时期内特定人群中某病新病例出现的频率。发病率的时间单位通常为年。

（2）罹患率是指短时间内积累的发病率。一般以月、周、日或一个流行期为单位。

（3）患病率是指在特定时间观察人口中某病新、旧病例所占的比例。

（4）感染率是指在某个时间内能检查的整个人群样本中,某病现有感染者人数所占的比例。

（5）死亡率也叫粗死亡率,指某人群在一定期间内死于所有原因的人数在该人群中所占的比例。常以年为单位。

（6）病死率是指一定时期内患某病的全部病人中因该病而死亡的比例。

（7）生存率是指接受某种治疗的病人或患某病的人中,经若干年随访后,尚存活的病人数所占的比例。

【评析】　本题考察点:统计学方法在营养流行病学中的应用。

5.【解答】

（1）确定研究目的:有关营养流行病学的描述研究包括有营养状况的现况调查;调查与营养有关疾病的分布;寻找疾病的与营养有关的危险因素或保护因素;建立有关正常生理生化的营养的参考值;评价疾病防治措施的效果等。

（2）研究方法:依据调查的目的和所具备的条件选用普查还是抽样调查,同时确定样本量大小和膳食暴露的测定方法。

（3）确定研究内容和设计调查表:研究内容包括一般项目和调查研究项目。一般项目包括有姓名、年龄、性别、职业、文化程度、民族、经济收入等指标;调查研究项目包括膳食调查、体格检查和生化测定等营养状况指标,所研究疾病的指标,与疾病相关因素指标等。研究内容确定后,须通过调查表来体现。

（4）资料收集:包括收集手段,对调查员的培训和要求以及统一的测量方法与标准,调查变量的收集手段有询问、信访、电话调查等,检查项目的测量手段有体检、实验室检查等。

（5）资料整理与分析:包括数据整理、数据分组和资料分析。

（6）总结报告:总结报告应包括样本来源、抽样方法、应答率、测量方法、统计分析方法、结果和结果分析。

【评析】　本题考察点:营养流行病学研究方法。

（殷建忠　孟　琼）

第16章 伤害流行病学

一、目 的 要 求

【了解】 伤害的分类、伤害流行病学研究的意义及进展。

【熟悉】 伤害的定义、分类和伤害的分布特征。

【掌握】 伤害流行病学研究内容、研究方法及伤害的预防策略和干预措施。

【重点难点】 重点是伤害的分布特征、研究内容及干预措施。难点伤害的预防和干预。

二、思考题参考答案

(一) 名词解释

1.【解答】 伤害是指由于运动、热量、化学、电或放射线的能量交换超过机体组织的耐受水平而造成的组织损伤和由于窒息而引起的缺氧,以及由此引起的心理损伤统称为伤害。

2.【解答】 意外伤害是指无目的性、无意识地伤害,主要包括车祸、跌落、烧烫伤、中毒、溺水、切割伤、动物叮咬、医疗事故等。

3.【解答】 伤害流行病学是运用流行病学原理和方法描述伤害的发生频率及其分布,分析伤害发生的原因及危险因素,提出干预和防制措施,并对措施效果作出评价的一门流行病学分支学科。伤害流行病学研究的主要目的是确定重点种类,阐明分布,探讨因果关系,制定防制策略、并评价其效果。

4.【解答】 伤害死亡率指单位时间内(通常是年)伤害死亡人数与同期人口数之比,指因伤害致死的频率指标。可以计算伤害的总死亡率,也可以按照伤害的种类计算年龄别、性别等人群特征的死亡率。

5.【解答】 伤害发生率指单位时间内(通常是年)伤害发生的人数与同期人口数之比,是进行伤害研究与监测常用的指标。

6.【解答】 潜在减寿年数(PYLL)指人们由于伤害未能活到该国平均期望寿命而过早死亡,失去为社会服务和生活的时间。用死亡时实际年龄与期望寿命之差,即某种原因致使未到预期寿命而死亡所损失的寿命年数来表示。

7.【解答】 伤残调整寿命年(DALY)指从发病(发生伤害)到死亡(或康复)所损失的全部健康生命年。包括因早死所致的潜在减寿年数(PYLL),和疾病所致的伤残引起的健康生命损失年(YLLD)两部分。

(二) 是非题

1. 答案:-

【评析】 本题考察点;意外事故与伤害的概念区别。

2. 答案:-

【评析】 本题考察点:伤害分布特征。

3. 答案:-

【评析】 本题考察点:常规的预防策略。

（三）选择题

1. 答案:b

【评析】 本题考察点:意外伤害的概念。意外伤害是指无目的性、无意识地伤害,主要包括车祸、跌落、烧烫伤、中毒溺水、切割伤、动物叮咬、医疗事故等。

2. 答案:c

【评析】 本题考察点:故意伤害的概念。故意伤害,指有意识地加害个人或他人,并常伴有暴力行为。如虐待儿童、强奸、家庭暴力、他杀、自杀等。

3. 答案:c

【评析】 本题考察点:意外事故与伤害的概念区别。

4. 答案:a

【评析】 本题考察点:伤害分布特征。

5. 答案:c

【评析】 本题考察点:全球伤害的流行病学分布特征。

6. 答案:d

【评析】 本题考察点:伤害的致病因子。引起伤害的致病因子是能量,包括动能、热能、电能、辐射能、化学能。

7. 答案:b

【评析】 本题考察点:宿主中人口学特征。

8. 答案:a

【评析】 本题考察点:评价伤害的测量指标。伤残调整寿命年指从发病(发生伤害)到死亡(或康复)所损失的全部健康生命年。包括因早死所致的潜在减寿年数(c)和疾病所致的伤残引起的健康生命损失年两部分。它是两部分的综合指标,可以科学的对伤害进行综合分析。b、c、e 指标都较片面。故选 a。

9. 答案:d

【评析】 本题考察点:主动干预和被动干预的概念。主动干预要求宿主采取措施使干预奏效,它要求人们改变某种行为,并且必须记住每次暴露于危险行为时要实施安全行为。被动干预不要宿主的行动,一般通过改善因子、媒介或环境来实现,是自动发生作用的措施。

（四）简答题

1.【解答】 我国伤害的"可操作性"定义为:凡具有下列情况之一者均属于伤害:①到医疗机构诊治,诊断为某一种伤害;②由家人、老师或其他人做紧急处置或看护;③因伤请假半天以上。

2.【解答】 伤害的危害主要体现在:①伤害是全球重大公共卫生问题和主要死亡原因之一;②伤害是威胁劳动力人口健康和生命的主要原因;③伤害造成巨大的经济损失和经济负担;④伤害具有常见性、多发性、高死亡率、高致残率的特点;⑤伤害造成极大的社会负担。

3.【解答】 从病因论的观点来看,伤害发生的原因和影响因素包括:致病因子、宿主和环境三个方面。

（1）引起伤害的致病因子是能量,能量的异常交换或在短时间内暴露于大剂量的能量都会导致伤害的发生。容易引起伤害的能量有:动能、热能、电能、辐射能和化学能。

（2）宿主,就是受伤害的个体,也是伤害流行病学的主要研究对象。包括人口学特征(年龄、性别、种族和职业等);心理行为特征(饮酒、安全带、心理因素等)。

（3）影响伤害发生的环境因素是十分复杂的,主要应包括社会环境、自然环境、生产环境和生活环境等。

4.【解答】 Haddon 伤害预防的十大策略:①预防危险因素的形成;②减少危险因素的含量;③预防已有危险因素的释放或减少其释放的可能性;④改变危险因素的释放率及其空间分布;⑤将危险因素从时间、空间上与被保护者分开;⑥用屏障将危险因素与受保护者分开;⑦改变危险因素的基本性质;⑧增加人体对危险因素的抵抗力;⑨对已造成的损伤提出有针对性的预防与控制措施;⑩使伤害患者保持稳定,采取有效的治疗及康复措施。

伤害的四项干预措施(四"E"干预):①工程干预(engineering intervention);②经济干预(economic intervention);③强制干预(enforcement intervention);④教育干预(educational intervention)。

（五）应用分析题

【解答】 我国伤害流行病学分布特征:伤害致死比重很大。城市、农村伤害致死均在死因中排第四位。不同年龄段的伤害致死原因不同,男性高于女性(除自杀外)。交通事故和他杀持续上升。

所以,摸清我国伤害发生的频率、种类和分布,为探索我国伤害发生、发展的规律和寻找伤害原因提供科学线索;收集、整理和分析我国伤害的发生率、死亡率、PYLL 和动态变化资料,建立全国或地区性伤害的防制工作;进行伤害原因或影响因素的研究,寻找各类伤害的主要危险因素,进而有针对性地开展伤害的防制工作;利用伤害流行病学研究成果,开展相应的伤害干预研究,为降低伤害发生率、致残率和死亡率,保护劳动力人口健康,提高人群健康素质作出贡献;减少伤害造成的直接和间接社会经济负担,为我国经济发展和社会进步保驾护航。

【评析】 本题考察点:伤害流行病学研究的意义。

三、补充思考题

（一）是非题(正确记"+",错误记"-")

1. 伤害发生率并不高,故也不必重视。　　　　　　　　　　　　　　　（　　）
2. 伤害是小范围的,所以只需要在局部地区进行研究或个别部门独立进行研究。　（　　）
3. 在中国人口中,伤亡占死亡人口的比例并不高。　　　　　　　　　　（　　）

（二）选择题(从 a~e 中选出一个最佳答案)

1. 哪项不是伤害流行病学研究的意义(　　　)

   a. 摸清我国伤害发生的频率、种类和分布,为探索我国伤害发生、发展的规律和寻找伤害原因提供科学线索

b. 收集、整理和分析我国伤害的发生率、死亡率、PYLL 和动态变化资料,建立全国或地区性伤害监测系统,为伤害防治策略、措施的制定及其效果评价提供科学依据

c. 进行伤害原因或影响因素的研究,寻找各类伤害的主要危险因素。进而有针对性地开展伤害的防治工作

d. 利用伤害流行病学研究成果,开展相应的伤害干预研究,为降低伤害发生率、致残率和死亡率,保护劳动力人口健康,提高人群健康素质作出贡献

e. 预算伤害造成的直接和间接社会经济损失,为我国经济发展和社会进步保驾护航

2. 1991~1995 年中国城市人群最主要死因是( )

  a. 火灾   b. 他杀   c. 交通事故   d. 医疗事故   e. 自杀

3. 下列关于发展中国家与发达国家在各种伤害的发展趋势上表述错误的有( )

  a. 发达国家的道路交通伤害有逐年下降的趋势

  b. 发展中国家的他杀呈逐年上升的趋势

  c. 发达国家的职业性伤害有逐年上升的趋势

  d. 发展中国家的道路交通伤害有逐年上升的趋势

  e. 总体上发达国家的伤害死亡低于发展中国家

4. 伤害发生的基本条件( )

  a. 致病因子   b. 宿主   c. 社会环境   d. 自然环境   e. 以上均是

5. 下面哪项不属于伤害预防策略三级预防中的一级预防( )

  a. 开展伤害预防的健康教育   b. 交通安全法律

  c. 摩托车头盔的使用   d. 对驾驶员的安全培训

  e. 游泳池周围设立栅栏

6. 下列不属于伤害的四项干预措施的是( )

  a. 美国一些州规定使用安全带

  b. 保险公司以低价安装烟雾报警器来防止火灾

  c. 设计汽车时注意急救药品及有关器械储器

  d. 保险公司减少配额使人们提高安全意识

  e. 通过宣传教育普及安全知识

7. 为预防伤害,美国一些州规定为儿童设置特殊座,属于( )

  a. 工程干预   b. 经济干预   c. 强制干预   d. 法律干预   e. 行政干预

(三) 简答题

1. 简述伤害所造成的主要危害。

2. 简述全球伤害的流行病学分布特征。

3. 试述常规的预防策略。

(四) 应用分析题

四川某小学校的两个学生课间休息时,在学校空置的教室内玩耍。下午 1 时 40 分左右,学生玩耍的教室房顶突然坍塌,造成 1 人死亡,3 人重伤,18 人不同程度的伤害。事故发生后,学生得到及时的救治,所有受伤的学生病情得到稳定。请结合案例分析减少伤害的发

生预防策略与措施?

四、补充思考题参考答案

(一) 是非题

1. 答案:−

【评析】 本题考察点:伤害的危害。

①伤害是人类的主要死亡原因之一。②伤害是威胁劳动力人口健康与生命的主要原因。③伤害具有常见、多发、死亡率高、致残率高的特点。④伤害所造成的直接和间接经济损失巨大。

2. 答案:−

【评析】 本题考察点:伤害流行病学研究特点。

伤害流行病学研究范围越来越广,需要越来越多的部门进行合作。传统的研究方式已不能满足当今流行病学的需要。

3. 答案:−

【评析】 本题考察点:我国伤害流行特点。

在我国,死亡人口的 11% 是伤害致死。1996 年,伤害死亡率已经达到 62.86/10 万,即全国每年约有 75 万人死于伤害。

(二) 选择题

1. 答案:e

【评析】 本题考察点:伤害流行病学研究的意义。

e 应表述为:减少伤害造成的直接和间接社会经济负担,为我国经济发展和社会进步保驾护航。预算经济损失不是流病的主要任务。

2. 答案:c

【评析】 本题考察点:中国伤害的流行病学分布特征。

3. 答案:c

【评析】 本题考察点:伤害的发展趋势。

4. 答案:e

【评析】 本题考察点:伤害发生的基本条件。

伤害发生的基本条件包括:致病因子、宿主、环境。

5. 答案:c

【评析】 本题考察点:三级预防。

6. 答案:d

【评析】 本题考察点:四项干预措施内容。

7. 答案:a

【评析】 本题考察点:伤害的四项干预措施的概念。

(三) 简答题

1.【解答】 伤害是一个严重威胁人群健康的世界性公共卫生问题,是威胁人们健康的主要疾病之一;伤害的威胁将会呈持续上升的趋势;伤害是人类的主要死亡原因之一;伤害是威胁劳动力人口健康与生命的主要原因;伤害具有常见、多发、死亡率高、致残率高的特点;其中自杀对社会的危害比较大;伤害造成的直接和间接经济损失巨大。

　　【评析】　本题考察点:伤害危害。

　　2.【解答】　①全球死亡的 1/10 是伤害致死;②伤害死亡的高发年龄为 15~59 岁;③伤害死亡中男性占 2/3;④伤害的死亡原因主要是交通事故、自杀、战争伤害、火灾与烧伤、暴力、职业伤害和溺水等;⑤儿童、青少年伤害死亡呈上升趋势。地区分布:总体上来说发展中国家的伤害死亡率高于发达国家。年龄分布:不同年龄人群伤害的发生率与死亡率有着各自不同的分布特点。时间分布:由于危险职业从业人员的减少和自动化程度的提高,以及交通工具和道路等的安全性能的提高等,发达国家的职业性伤害和道路交通伤害的发生有逐渐下降的趋势。

　　【评析】　本题考察点:全球伤害的流行病学分布特征。

　　3.【解答】

　　(1) 全人群策略:是针对全人群,可以是社区居民、工厂所有职工、学校所有师生开展伤害预防的健康教育。

　　(2) 高危人群策略:是针对伤害的高危险人群有针对性地开展伤害预防教育与培训。

　　(3) 健康促进策略:是环境与健康的整合策略。

　　【评析】　本题考察点:伤害常规预防策略。

(四) 应用分析题

　　【解答】　该学校的教室明显有不安全因素,同时,学校也没有采取有效的安全措施,以致学生在该不安全的教室玩耍而造成严重的学生伤害事故。

　　常规的预防策略有:①全人群策略,是针对全人群,可以是社区居民、工厂所有职工、学校所有师生开展伤害预防的健康教育;②高危人群策略,是针对伤害的高危险人群有针对性地开展伤害预防教育与培训;③健康促进策略,是环境与健康的整合策略。

　　Haddon 伤害预防十大策略:①预防危险因素的形成;②减少危险因素的含量;③预防已有危险因素的释放或减少其释放的可能性;④改变危险因素的释放率及其空间分布;⑤将危险因素从时间、空间上与被保护者分开;⑥用屏障将危险固崇与受保护者分开;⑦改变危险因素的基本性质;⑧增加人体对危害因素的抵抗力;⑨对已造成的损伤提出针对性控制与预防措施;⑩使伤害患者保持稳定,采取有效治疗及康复措施。

　　预防措施有:①工程干预,目的在于通过干预措施影响媒介及物理环境对发生伤害的作用;②经济干预,目的在于用经济鼓励手段或罚款影响人们的行为;③强制干预,目的在于用法律及法规措施来影响人们的行为;④教育干预,目的在于通过教育及普及安全知识来影响人们的行为。

　　【评析】　本题考察点:伤害的发生预防策略与措施。

(姚应水　金岳龙　王金权)

第17章　精神卫生流行病学

一、目　的　要　求

【了解】　精神卫生发展史,国内、外精神卫生发展概况。

【熟悉】　精神疾病流行病学的研究内容,行为问题与精神卫生,社会心理因素与精神卫生,社区精神卫生;精神疾病的预防与控制,精神卫生工作策略。

【掌握】　精神卫生的相关概念;精神疾病的三级预防措施。

【重点难点】　重点是精神疾病流行病学的研究内容;难点是应用精神疾病的三级预防措施解决相关疾病的具体问题。

二、思考题参考答案

（一）名词解释

1.【解答】　参见教材【知识点 17-1】。

2.【解答】　参见教材【知识点 17-1】。

3.【解答】　参见教材【知识点 17-1】。

4.【解答】　参见教材【知识点 17-1】。

5.【解答】　参见教材【知识点 17-1】。

6.【解答】　参见教材【知识点 17-2】。

7.【解答】　参见教材。

（二）简答题

1.【解答】　精神卫生流行病学是近年来发展起来的流行病学的一个新分支,由传统的流行病学和精神病学、行为科学、社会学、心理学等学科交叉融合而成。精神卫生流行病学是研究精神疾病及与精神健康有关的状态在人群中发生、发展的原因和分布规律;同时探讨保障、促进人群心理健康的策略与措施,以预防和减少各类心理与行为问题的发生,从而制定预防、控制精神疾病及促进精神健康的策略和措施,并评价其效果。

研究内容包括行为问题与精神卫生、社会心理因素与精神卫生、社区精神卫生等。其中行为问题与精神卫生包括行为作为疾病与健康的因子的研究;研究作为病因的行为在人群中的分布;探讨行为的影响因素;研究干预行为来控制疾病的效果。社会心理因素与精神卫生包括在各类疾病的发生发展和变化过程中,社会心理因素和行为模式的作用规律;研究社会心理特征的人群分布及其影响因素;研究如何利用社会心理因素的作用对疾病预防、治疗和康复提供全面、合理、有效的干预方法和措施及效果评价。社区精神卫生工作的主要内容有开展精神疾病的流行病学调查;开展多种形式的社区精神卫生服务;培训基层精神卫生保健人员;精神卫生宣传教育工作等。

　　【评析】　本题考察点:精神疾病流行病学的研究内容。

　　2.【解答】　精神疾病的防制至关重要,需要动员全社会的力量,开展多部门协作,采取综合性防治策略。具体包括加强政府对精神卫生工作的领导,形成政府领导、多部门合作和社会团体参与的精神卫生工作体制;加快制定精神卫生相关法律、法规和政策,为精神卫生工作的可持续发展提供政策保障;动员全社会力量,加强精神卫生宣传教育与咨询服务,减少精神疾病的发生;加快精神卫生工作的机构和队伍建设,建立健全精神卫生服务体系和网络建设;加强科学研究,积极开展国际合作。

　　预防措施主要采取三级预防,其中一级预防也称成病因预防,是指针对精神疾病的致病因素采取措施,减少或消除对致病因素的暴露,从而防止精神疾病的发生。二级预防又称"三早"预防,即针对精神疾病做到早发现、早诊断、早治疗,是为了阻止或减缓病情进一步发展所采取的措施。三级预防又称叫临床预防,是对精神疾病患者积极治疗,促进康复,防止精神残疾的发生,改善其生活质量。

　　【评析】　本题考察点:精神疾病综合性防治策略和三级预防具体预防措施。

三、补充思考题

(一) 是非题(正确记"+",错误记"−")

1. 目前我国精神疾病患者约有 1 600 万人,在我国疾病总负担中排名首位。　　　(　　)

2. 精神卫生是社会精神病学的一个领域,它研究各类精神病的防治。　　　(　　)

3. 精神卫生流行病学的研究内容是各种精神疾病。　　　(　　)

4. 1908 年,Beers 等人建立了世界上第一个精神卫生组织康涅狄格州精神卫生协会。
　　　(　　)

5. 1930 年,第一次国际精神卫生大会在美国纽约召开。　　　(　　)

6. 2000 年是世界卫生组织(WHO)的精神卫生年。　　　(　　)

7. 1958 年 6 月,卫生部在南京召开了第一次全国精神病防治工作会议。　　　(　　)

8. 行为流行病学是研究行为因素和行为相关疾病在人群中的分布规律及其影响因素。
　　　(　　)

9. 精神疾病的防制是卫生部门的工作。　　　(　　)

10. 及早发现和治疗精神疾病属于一级预防。　　　(　　)

(二) 选择题(从 a~e 中选出一个最佳答案)

1. 据 WHO 估计目前全球约有4.5亿人患有精神疾病,占全球疾病负担的近(　　)
　　a. 8%　　　　b. 9%　　　　c. 10%　　　　d. 11%　　　　e. 12%

2. 根据 WHO 的推算,中国神经精神疾病负担到 2020 年将上升至疾病总负担的(　　)
　　a. 15%　　　b. 20%　　　c. 25%　　　d. 30%　　　e. 35%

3. 以下属于精神疾病的是(　　)
　　a. 精神分裂症　　b. 抑郁症　　c. 强迫症　　d. 以上都是　　e. 以上都不是

4. 精神病学的研究内容主要有(　　)

    a. 病因　　　　　b. 发病机制　　c. 临床表现　　d. 治疗和预防　e. 以上都是

5. 世界精神卫生日是(　　)

    a. 11 月 10 日　　b. 10 月 10 日　c. 9 月 10 日　　d. 5 月 10 日　　e. 3 月 10 日

6. 中国心理卫生协会会刊《中国心理卫生杂志》于(　　)年开始在国内外发行。

    a. 1987　　　　　b. 1988　　　　c. 1989　　　　d. 1990　　　　e. 1991

7. 2006 年我国建立了由(　　)个部委和单位组成的精神卫生工作部际联席会议制度，实现了精神卫生工作的多部门协调和合作。

    a. 17　　　　　　b. 18　　　　　c. 19　　　　　d. 20　　　　　e. 21

8. 以下哪项不是自损行为(　　)

    a. 日常危害健康行为　　　　b. 致病性行为　　　　c. 不良生活习惯

    d. 不良疾病行为　　　　　　e. 自卫行为

9. 关于社会心理观察性研究的特点以下哪项是错误的说法(　　)

    a. 连续性　　　　b. 重复性　　　c. 隐蔽性　　　d. 以上都是　　e. 以上都不是

10. 禁止近亲结婚,防治精神疾病发生属于下列哪一项(　　)

    a. 一级预防　　b. 二级预防　　c. 三级预防　　d. 主动监测　　e. 被动监测

(三) 简答题

1. 简述精神卫生和精神卫生流行病学的概念。
2. 简述行为的概念及分类。
3. 简述行为流行病学研究的特点。
4. 简述社区精神卫生工作的主要内容。
5. 简述精神卫生的工作策略。

(四) 应用分析题

1. 在治疗师进入病房的时候,求助者一个人安安静静地坐在房间角落的椅子上,衣着还算整齐、干净,但是因为已经有几天没有洗澡了,身上散发出一股臭味。随着治疗者的问话,求助者抬起了头,面无表情地看着眼前这个已经见过几次面的人。按照家属的说法,求助者在家里的表现是"被动、任性且无法沟通",甚至会出现一些怪异的行为,例如把家中所有的椅子倒过来放、用水泼家里的墙壁等等,但求助者根本不把这些当做是一个问题,反倒认为家人根本不了解他所背负的"使命",事实上求助者自从发病以来就一直认为自己是文曲星下凡,而这种想法正是求助者表现出那些怪异行为的原因。请对此案例进行分析。

2. 小 Z 是一个 30 岁的已婚男子,拥有善良的妻子和聪明可爱的儿子。在别人的眼里,他的家庭是十分幸福美满的。小 Z 个性内向,敏感多疑,在一个食品加工厂工作,在一系列工作受挫折之后,他产生了一个不可抑制的愿望,就是想刺伤另外的一个雇员。在这种奇怪念头的干扰下,他的工作效率越来越低下,并频频出现差错,因而屡次受到领导批评。他开始对自己的能力产生怀疑,生活退缩,出现了抑郁症状,包括清晨早醒、流泪、无兴趣、缺乏动力,体重比 2 月前减少 10kg。他一天睡 14 小时并觉得前途无望。他想不出在工作中能得到什么乐趣,并和家人逐渐疏远了。他为没有尽到自己的职责以及有悲观自杀的念头而感到非常羞耻,对性也逐渐失去兴趣。今年 3 月份以来,他的症状更明显,自杀的念头常常萦绕在脑间,挥之不去。请对此案例进行分析。

3. 小 D,男,19 岁,某大学二年级学生。家庭无精神病史及遗传病史,本人体检未见异常。他出身工人家庭,有一个弟弟。父母对他和他弟弟在生活上管束较严,但在学习问题上对孩子们无过分要求。郑某上高中以前身心状况良好,性格开朗而倔犟,好学上进,成绩优良,与同学关系很好;入高中后,由于班主任工作方法不当,使其受到长时间的精神刺激。考上大学后,学习负担重,与同学的关系仍是不好。一学年下来,各科考试的成绩都不理想。很多同学都和其吵过架,很多同学都不愿和其交往。现在感到人生毫无意义,生活枯燥无味。脾气很暴躁,身体现状也是每况愈下,时感乏力、心悸、胸闷、气短。请对此案例进行分析。

4. 小 C,男,19 岁,是某高校外语系一年级学生。入学初,他发现自己看到不顺眼的同学就想啐,不久,他见人就想啐。他明知啐人是不礼貌的行为,会引起误解,造成人际关系紧张。但他控制不住自己,见人就不由自主地想啐,这种冲动十分强烈,不啐就浑身不舒服,这使他苦恼不堪,以致不得不整天躲在宿舍里,连课也害怕上。请对此案例进行分析。

5. 小 Q,女,从初一开始,经常感觉紧张、恐惧、头晕、肌肉紧绷、颤抖。要求自己走路的姿势要潇洒大方,感觉自己不是在走路,而是在舞台上表演。害怕碰见同学老师,担心表现不好,心里害怕,总是躲着他们。不断提醒自己走路要小心,不能把脏东西弄到鞋、脚或身上,看到脏东西心里就紧张,如果必须处于脏环境中,就浑身不舒服。平时洗澡洗衣服很费劲,耗时很长,老是担心哪里没洗干净,一提到洗澡就提不起精神,因为觉得麻烦经常不愿洗。跟母亲一起居住,俩人经常发生争吵,动不动就打骂母亲,下手很大力,母亲左手因此受伤不能抬高。打过以后患者又觉得内疚,但一受到刺激又反复。几乎每天都不能高兴起来,郁闷不堪,觉得生活没意义,度日如年,对未来感觉一片渺茫。请对此案例进行分析。

四、补充思考题参考答案

(一) 是非题

1. 答案:+

【评析】　本题考察点:我国精神疾病患者人数及在我国疾病总负担中排名情况。我国精神疾病患者约有 1 600 万人,在我国疾病总负担中排名首位。

2. 答案:-

【评析】　本题考察点:精神卫生定义。

精神卫生是社会精神病学的一个领域,它不仅是研究各类精神病的防治,同时还探讨保障人群心理健康,减少和预防各种心理和行为问题发生的一门科学。

3. 答案:-

【评析】　本题考察点:精神卫生流行病学定义。精神卫生流行病学研究精神疾病及与精神健康有关的状态在人群中发生、发展的原因和分布规律;同时探讨保障、促进人群心理健康的策略与措施,以预防和减少各类心理与行为问题的发生,从而制定预防、控制精神疾病及促进精神健康的策略和措施,并评价其效果。

4. 答案:+

【评析】　本题考察点:世界上第一个精神卫生组织的建立。1908 年,Beers 等人建立了世界上第一个精神卫生组织康涅狄格州精神卫生协会。

5. 答案:—

【评析】 本题考察点:第一次国际精神卫生大会召开地点。1930年,第一次国际精神卫生大会在美国华盛顿召开。

6. 答案:—

【评析】 本题考察点:世界卫生组织的精神卫生年。2001年是世界卫生组织(WHO)的精神卫生年。

7. 答案:+

【评析】 本题考察点:卫生部召开第一次全国精神病防治工作会议时间地点。1958年6月,卫生部在南京召开了第一次全国精神病防治工作会议。

8. 答案:—

【评析】 本题考察点:行为流行病学定义。行为流行病学是研究行为因素和与行为相关的疾病在人群中的分布规律及其影响因素,并研究如何改变行为因素促进和维护健康、预防疾病,同时进行措施效果的评价。

9. 答案:—

【评析】 本题考察点:精神疾病的防制策略。精神疾病的防制需要动员全社会的力量,开展多部门协作,采取综合性防治策略。

10. 答案:—

【评析】 本题考察点:精神疾病的三级预防。及早发现和治疗精神疾病属于二级预防。

(二) 选择题

1. d

【评析】 本题考察点:精神疾病占全球疾病负担的比例。

2. c

【评析】 本题考察点:中国神经精神疾病负担到2020年将上升至疾病总负担的比重。

3. d

【评析】 本题考察点:精神疾病的种类。

4. e

【评析】 本题考察点:精神病学的研究内容。

5. b

【评析】 本题考察点:世界精神卫生日是10月10日。

6. a

【评析】 本题考察点:中国心理卫生协会会刊《中国心理卫生杂志》在国内外开始发行时间。

7. c

【评析】 本题考察点:我国精神卫生工作部际联席会议制度组成部门数。

8. e

【评析】 本题考察点:自损行为的种类。

9. e

【评析】　本题考察点:社会心理观察性研究的特点。

10. a

【评析】　本题考察点:精神疾病的三级预防。

(三) 简答题

1.【解答】　精神卫生是社会精神病学的一个领域。它不仅是研究各类精神病的防治,同时还探讨保障人群心理健康,减少和预防各种心理和行为问题发生的一门科学。

精神卫生流行病学是近年来发展起来的流行病学的一个新分支,由传统的流行病学和精神病学、行为科学、社会学、心理学等学科交叉融合而成。精神卫生流行病学是研究精神疾病及与精神健康有关的状态在人群中发生、发展的原因和分布规律;同时探讨保障、促进人群心理健康的策略与措施,以预防和减少各类心理与行为问题的发生,从而制定预防、控制精神疾病及促进精神健康的策略和措施,并评价其效果。

【评析】　本题考察点:精神卫生和精神卫生流行病学的概念。

2.【解答】　行为或行动是指人或动物为适应环境生存所做出的反应或活动,它是脑功能或内在心理需要的外部表现。人的行为可分为个人行为和社会行为。个人行为是指行为主体孤立进行,不与他人发生关系的行为;社会行为是行为主体直接或间接地与他人的行为发生联系的行为。行为又有狭义和广义之分。狭义的行为是形之于外的,可以被人直接观察或可记录、测量的,如一个人的言论、行动等;而广义的行为则不仅限于外显的种种行为,也包括不能被人直接观察到的思想、意识、情感、态度、动机等潜在行为。与健康或疾病有关的行为称为健康相关行为,包括健康行为和不健康行为。

【评析】　本题考察点:行为的概念及分类。

3.【解答】

(1) 行为是研究的主要变量:在行为与疾病的研究中行为是自变量,而行为的确定是靠研究对象自述,无客观的方法来测量,因此被调查对象是否愿意反映真实情况,可影响调查结果的真实性与可靠性。

(2) 作为病因的行为是可逆的:有时行为的逆转周期很短,这就要求研究设计与实施过程中充分注意行为变量的逆转程度。

(3) 行为的反复性:在研究过程中行为可能中断,可能多次反复。如吸毒者戒断、复吸可能多次反复。

(4) 行为作为疾病发生的自变量是受研究对象控制的:即在个体主观意识支配下决定行为的发生与否,这与研究环境因素与疾病的关系截然不同。

【评析】　本题考察点:行为流行病学研究的特点。

4.【解答】

(1) 开展精神疾病的流行病学调查。通过流行病学调查掌握社区人口中各种精神疾病的患病率,病人的治疗与管理情况,病人对家庭社会的影响,为制定社区精神卫生服务规划与措施提供依据。

(2) 开展多种形式的社区精神卫生服务。包括精神疾病社区医疗服务和社区康复工作。社区医疗服务应坚持方便病人、及时治疗、防治结合、连续服务的原则。可采取社区住院、门诊、家庭病房等多种形式为社区内的精神病人提供医疗服务。社区康复工作是在治疗的基础上,在专业人员指导下,进行药物、心理、社交及职业等方面的康复训练,使病人恢复正常的精神功能、生活自理能力、劳动能力,重新回归社会,成为自食其力的劳动者。

(3)培训基层精神卫生保健人员。针对不同对象,举办不同类型的培训班,培训基层精神卫生保健人员。如乡村医生、车间卫生员、街边红十字站卫生员、机关学校的保健员及社区内专职或兼职的医生,使之具备相应的精神卫生服务能力。

(4)精神卫生宣传教育工作。对社区内的居民普及精神卫生知识,使之正确对待精神疾病和精神病人,掌握初步的早期发现、早期治疗的常识和康复的知识,提高居民自我保健意识和能力。

【评析】 本题考察点:社区精神卫生工作的主要内容。

5.【解答】

(1)加强政府对精神卫生工作的领导,形成政府领导、多部门合作和社会团体参与的精神卫生工作体制;

(2)加快制定精神卫生相关法律、法规和政策,为精神卫生工作的可持续发展提供政策保障;

(3)动员全社会力量,加强精神卫生宣传教育与咨询服务,减少精神疾病的发生;

(4)加快精神卫生工作的机构和队伍建设,建立健全精神卫生服务体系和网络建设;

(5)加强科学研究,积极开展国际合作。

【评析】 本题考察点:精神卫生的工作策略。

(四)应用分析题

1.【解答】 不论从哪一个角度来看,像求助者这样的个案都很难被视为"正常",至少以一般社会的价值判断,被动、退化到没有办法妥善的照顾好自己,放任自己的身体发臭,而在临床上,这些表现正是"精神病"这样的一个类别的典型症状。

这里所谓的"精神病",是指在各种生物、心理、社会环境等不良因素的影响下,大脑功能出现失调,导致人的认知、情感和意志行为等精神活动出现不同程度的障碍,需要进行治疗的疾病的总称。这类症状有两大类,一种称为正性,一种称为负性。正性症状简单讲就是"别人没有的他有",例如求助者会听到玉皇大帝在跟他说话,但是身边的人却没有听到;相对的负性症状就是"别人有的他没有",例如一般人在谈话时面部会有表情、也会照顾自己,求助者却都不会,甚至提醒他、逼他也没有用。

以目前精神医疗的观点,这些症状的起因以生理上的问题(与遗传和内分泌有关)为主,心理上的问题相对来说是次要的,一般视之为"导火线"的角色,换句话说生理上的缺陷就像火药库,会被心理上的压力所引爆,所以在治疗上需要先利用药物来控制症状,待病情稳定之后再施以心理治疗以进一步预防再度发作的可能,不过很不幸的,由于这类疾病的生理机制很复杂,治愈率并不高。

【评析】 本题考察点:精神疾病的定义。

2.【解答】 症状分析:情绪低落,深刻体验到悲伤、绝望、无助、无价值感;兴趣减退,离群索居,乐趣丧失,无法从生活中体验到愉快,出现自杀念头;其症状出现的时间长(大约1年半),心理冲突是异型冲突,不带道德判断的色彩,没有出现幻觉。因此,他是神经性抑郁症患者。

病因分析:抑郁症常与应激性生活事件有关。小 Z 在工作的一再受到挫折,而他内向敏感的个性促使自己受挫后从社会支持系统中退缩,不断自我封闭,进而损害了他的整个社会关系网络,影响到他的社会支持系统。他的不良情绪不断积累,行为一再退缩,内心冲突不断加剧,生活变得暗淡无光,乐趣完全丧失,并产生了自杀念头。

问题解决:

(1) 帮助小 Z 识别抑郁症的典型症状,排除自己患重性精神病的可能性。

(2) 通过家庭治疗和人际交互治疗,为他提供必要的亲情和社会支持,激活他已经失去活力的社会关系网络,鼓励他主动寻求家庭、朋友、同事、社会团体等的支持。

(3) 帮助他唤醒自尊,寻找生活的乐趣。指导小 Z 科学安排每日活动时间,填写每日活动时间表,加强对活动安排的自我监控和他控,协助他展望快乐清单,提高他主动参与工作、生活活动的积极性,并使小 Z 在实际的行为中体验到生活的乐趣。

经过近 3 个月的治疗,小 Z 的情绪明显好转,观念趋于合理,自我认识较为全面,他重新找到了自己的人生定位,并恢复了早先的社会交往,更加关心自己的家庭,他的主导心境已经远离了悲伤感。

【评析】　本题考察点:抑郁症的症状和治疗。

3.【解答】　分析诊断:由于小 D 长期受到不公正对待,精神创伤严重,心情十分压抑,形成了孤僻、多疑的病态人格和歪曲的自我意识,并有自杀倾向;同时,由于长期抵制外界压力和考大学付出了巨大体力和精力,以及对大学繁重的学习任务感到难以承担,小 D 已患有一定程度的神经衰弱。这一切使他在适应大学集体生活的过程中遇到了障碍。

经心理医生对他做 16PF 测试,显示出:在次级人格因素中,其心理健康水平低,焦虑性高;在 16 种人格因素中,稳定性、恃强性和兴奋性得分低,聪慧性、紧张性、世故性得分高。在此心理状态下,小 D 呈现出心境恶劣,情绪低落,无生活兴趣,沮丧忧伤,感到生活无意义和前途无望的忧郁症状。上述症状使其学习效率和生活质量明显下降,并持续达三年多。由于小 D 无脑器质性疾病和其他躯体性疾病,故应诊断为抑郁症。

治疗方案:主要采用支持性心理治疗方法。

咨询与治疗:首先让小 D 将压抑多年的郁闷从心中全部倾诉出来,然后解释之所以会出现目前这些症状的原因,使其正确认识自己目前的心理问题及其性质,纠正其对社会和人际关系的片面认识,从而客观地对待他人和所遇到的现实生活问题。其次分析小 D 所具有的优点,在人际交往的方法上给他以具体的指导。

【评析】　本题考察点:抑郁症的症状和治疗。

4.【解答】　小 C 主观上能感觉到有一种不能克制,不可抵抗的意向(啐)存在,而且也意识到这种意向(啐)是不合情理的、没必要的,但不能控制自己,这在心理学上被称为强迫症。因为,自我强迫和自我反强迫同时存在,使他极度焦虑、恐惧,因此,这是一种典型的冲突性心理疾病。

据悉,一年前,小 C 因高考落榜插班到另一所中学高三班,坐在他后面的男生颇爱玩恶作剧,经常在他背上贴胶带、涂墨水,小 C 与那位男生经常闹矛盾。高考前夕,那位男生叫来一帮弟兄在下晚自习的时候将小 C 打倒在地,并且每人向他啐一口。从那以后,小 C 满脑子都是那晚的情景,他在日记里发誓:一定要复仇。

治疗步骤:第一步,通过启发式谈话,引导小 C 发现自己思维上的不合逻辑的因素。在患者自我暴露的基础上,分析其深层的认知结构,不难看出,他对被人打这件事的负性影响评价过高。患者在认知过程中犯了逻辑错误,因此导致了他不合情理的情绪和行为。第二步,用过度校正法来治疗强迫行为。当患者明白病因后,采用过度校正法,对其进行治疗。所谓过度校正法,是厌恶疗法中的一种,其原理是"物极必反",由渴望啐到反复啐,引起生理疲劳,心理厌恶,多次以后就会对啐产生恐惧反应,利用这种恐惧反应,使患者形成对这种不良行为的逃避或者避免。因此,建议小 C 每次想啐的时候,不要控制,找一个合适的地方去啐,直到疲劳为止。这样持续一段时间,症状会自然减少或消失。

【评析】 本题考察点:强迫症的症状和治疗。

5.【解答】 心理诊断:心理导师观察或了解到,患者有动作表情夸张、表述喜欢用书面词语、渴求表扬和同情、注重穿着打扮等表现,符合表演型人格障碍的诊断标准,故诊断为表演型人格障碍。患者还有洁癖、社交恐惧、冲动、依赖等表现。

心理治疗过程:了解患者的基本情况后,治疗在"亲爱的妈妈,感谢你生我出来,赐给我生命"的交流中正式拉开序幕。患者回顾母亲对自己含辛茹苦的抚养教育,重新认识了与母亲的关系,人格得到升华,面对母亲不再像以往那样动不动就怒发冲冠。以放松疗法使患者收获轻松体验并稳定下来,消除冲动情绪。用系统脱敏或暴露疗法解决社交恐惧和洁癖问题,这个过程比较简洁,效果非常明显。最困难的环节是表演特质的消除,采取了现场体验、角色扮演、风格比较等方式进行启发,最终达到治疗目标,患者及其家人都很满意。

【评析】 本题考察点:表演型人格障碍的症状和治疗。

(徐继承 孙桂香)

第18章 突发公共卫生事件流行病学

一、目 的 要 求

【了解】 突发公共卫生事件的定义;暴发调查的目的、意义。

【熟悉】 开展突发公共卫生事件流行病学研究的意义;突发公共卫生事件的分类;突发公共卫生事件的应急准备。

【掌握】 突发公共卫生事件的主要特征;突发公共卫生事件的分级;突发公共卫生事件流行病学调查方法;突发公共卫生事件的处理措施。

【重点难点】 突发公共卫生事件流行病学调查的一般步骤。突发公共卫生事件的应急预案。

二、思考题参考答案

(一)名词解释

1.【解答】 突发公共卫生事件是指突然发生,造成或可能造成社会公众健康严重损害的事件,主要包括5类事件:重大传染病疫情、群体性不明原因疾病、重大食物中毒、重大职业中毒以及其他严重影响公众健康的事件。

2.【解答】 疾病暴发是指在某局部地区或集体单位中,短时间内突然出现异常多相同病例。这些病例多有相同的传染源或传播途径。

3.【解答】 暴发调查是指对局部地区或集体单位,在短时间内突然发生较多同类疾病的事件所进行的调查。

(二)是非题

1. 答案:-

【评析】 本题考察点:突发公共卫生事件的范畴。主要包括5类事件:重大传染病疫情、群体性不明原因疾病、重大食物中毒、重大职业中毒以及其他严重影响公众健康的事件。

2. 答案:+

【评析】 本题考察点:突发公共卫生事件具备的特征:突发性、时间分布各异、地点分布各异、群体性或社会危害严重。

3、答案:-

【评析】 本题考察点:根据突发公共卫生事件性质、危害程度、涉及范围,突发公共卫生事件分为特大(Ⅰ级)、重大(Ⅱ级)、较大(Ⅲ级)、一般(Ⅳ级)4个级别。

4. 答案:-

【评析】 本题考察点:突发公共卫生事件报告时限:发现突发公共卫生事件后以最快

的方式报告,同时在 6 小时内完成初次报告。

5. 答案:+

【评析】 本题考察点:突发公共卫生事件应急处理原则。

(三) 单项选择题

1. 答案:e

【评析】 本题考察点:突发公共卫生事件的范畴。

2. 答案:d

【评析】 本题考察点:突发公共卫生事件的紧急状态的特征。

3. 答案:c

【评析】 本题考察点:突发公共卫生事件的分级。

4. 答案:c

【评析】 本题考察点:突发公共卫生事件的特征。

5. 答案:a

【评析】 本题考察点:突发公共卫生事件报告制度。

6. 答案: e

【评析】 本题考察点:突发公共卫生事件发生原因。

(四) 多项选择题

1. 答案:abce

【评析】 本题考察点:突发公共卫生事件包括的范畴。

2. 答案:acd

【评析】 本题考察点:重大传染病疫情是指传染病的暴发和流行,包括鼠疫、肺炭疽和霍乱的暴发、动物间鼠疫、布鲁菌病和炭疽等流行、乙丙类传染病暴发或多例死亡、罕见或已消灭的传染病、新传染病的疑似病例等。

3. 答案:abcd

【评析】 本题考察点:紧急状态的特征。

4. 答案:abde

【评析】 本题考察点:突发公共卫生事件应急处理意义。

5. 答案:abde

【评析】 本题考察点:突发公共卫生事件应急处理机制。

6. 答案:abce

【评析】 本题考察点:突发公共卫生事件预警工作程序。

7. 答案:abce

【评析】 本题考察点:突发公共卫生事件监测点的选择原则。

8. 答案:abde

【评析】 本题考察点:不明原因疾病的预防与控制原则。

(五) 简答题

1.【解答】 ①时间分布各异;②地点分布各异;③影响各个人群;④造成心灵创伤;⑤影响广泛;⑥存在后期效应;⑦发生难以预测;⑧具有相对性。

2.【解答】　①间期是指突发公共卫生事件发生前的平常期;②前期指事件的酝酿期和前兆期;③打击期指事件的作用和危害期;④处理期指灾害救援或暴发控制期;⑤恢复期指事件平息期。

3.【解答】　突发公共卫生事件分为特大(Ⅰ级)、重大(Ⅱ级)、较大(Ⅲ级)、一般(Ⅳ级)四级,依次使用红色、橙色、黄色、蓝色进行预警。

(六) 问答题

1.【解答】　突发公共卫生事件应急处理要采取边调查、边处理、边抢救、边核实的方式,以有效措施控制事态发展。

(1) 制定政策和法律:制定与突发事件相关的法律框架和可实现的政策,确认各级政府和部门及团体、个人所应承担的责任与义务。

(2) 建立信息系统:主要工作包括:设立监测点和建成监测点计算机网络;建立分类事件数据库和专家数据库;开发突发事件信息处理和查询软件;制作门户网站;构建信息收集、整理和发布体系;制定管理、实施的法律法规等。

(3) 建立预警系统:预报和警报工作是突发事件预防和准备工作的关键环节,完备的预警系统集监测、预报、警报于一体,要求监测全面、预报准确、警报及时。

(4) 危险评估:分析和预测发生自然灾害、技术事故、社会事件和疾病暴发的可能性和危险性。卫生部门还应通过各专业机构(如医院)所提供的资料评估基础设施受损的危险性及评价保证这些机构正常工作的命脉系统(如水电供应)。

(5) 物资储备:作好重要物资,特别是医疗器械、特效药物和疫苗的储备。我国现已建立了8个中央级物资储备库的救灾物资储备网络。

(6) 教育培训:包括两方面:专职人员培训和公众教育。专职人员的训练有利于提高对突发事件的反应速度,提高紧急救援的工作水平;有利于队员明确总任务和任务的分派;有利于提高对应急预案的执行水平。公众教育目的是普及突发事件的自救知识,让群众意识到可能面临的危险,了解各种突发事件的特点、应对方法和有关的法律政策。常见的方式有:报纸、电视和学校教育等。

(7) 机构建设:建立管理突发事件的政府机构,领导媒体和其他部门在突发事件发生时与卫生部门协调一致,以确保卫生部门能够充分利用现有的卫生资源,顺利开展救援工作,这是减轻突发事件对社会各部门和人群造成损害的唯一的长期解决办法。

(8) 制定预案:根据某地区的实际情况,结合各种突发事件的特点,总结以往应急救援的经验和教训,确定今后工作的策略和措施,制定出相应预案。一个完整的预案应包括以下内容:应急机构设置、领导体制、职责分配、信息系统建立、后勤支援、物资保障、人员调配、规章制度、日常预防和准备工作、临灾反应、应急行动方案和防病技术方案等。预案的制定一定要密切联系实际,全盘考虑,系统分析,要力求详细、具体,注意可操作性和灵活性,切忌流于形式。目前,我国分别制定了《全国救灾防病预案》、《全国抗旱救灾防病预案》和《破坏性地震应急条例》。

(9) 科学研究:加强突发事件相关的学科建设,如加强预测、预报研究,加强各种复合伤、重伤的治疗研究,尤其是要加强突发事件流行病学的研究,摸清事件发生、发展的规律,为有针对性地进行预防和处理提供科学依据。

(10) 监督评价:监督和评价是用来判断应急准备计划的制订和执行的好坏,以及提出有待改进的地方,是对上述六个任务的全面考核。内容包括:对突发事件准备工作的监督和评价、对缓解措施落实情况的监督和评价、对培训和教育项目的监督和评价。

2.【解答】

(1) 技术保障

1) 信息系统:国家建立突发公共卫生事件应急决策指挥系统的信息、技术平台,承担突发公共卫生事件及相关信息收集、处理、分析、发布和传递等工作,采取分级负责的方式实施。在充分利用现有资源的基础上建设医疗救治信息网络,实现卫生行政部门、医疗救治机构与疾病预防控制机构之间的信息共享。

2) 疾病预防控制体系:国家建立统一的疾病预防控制体系。各省(区、市)、市(地)、县(市)要加快疾病预防控制机构和基层预防保健组织建设,强化医疗卫生机构疾病预防控制的责任;建立功能完善、反应迅速、运转协调的突发公共卫生事件应急机制;健全覆盖城乡、灵敏高效、快速畅通的疫情信息网络;改善疾病预防控制机构基础设施和实验室设备条件;加强疾病控制专业队伍建设,提高流行病学调查、现场处置和实验室检测检验能力。

3) 应急医疗救治体系:按照"中央指导、地方负责、统筹兼顾、平战结合、因地制宜、合理布局"的原则,逐步在全国范围内建成包括急救机构、传染病救治机构和化学中毒与核辐射救治基地在内的,符合国情、覆盖城乡、功能完善、反应灵敏、运转协调、持续发展的医疗救治体系。

4) 卫生执法监督体系:国家建立统一的卫生执法监督体系。各级卫生行政部门要明确职能,落实责任,规范执法监督行为,加强卫生执法监督队伍建设。对卫生监督人员实行资格准入制度和在岗培训制度,全面提高卫生执法监督的能力和水平。

5) 应急卫生救治队伍:各级人民政府卫生行政部门按照"平战结合、因地制宜,分类管理、分级负责,统一管理、协调运转"的原则建立突发公共卫生事件应急救治队伍,并加强管理和培训。

6) 演练:各级人民政府卫生行政部门要按照"统一规划、分类实施、分级负责、突出重点、适应需求"的原则,采取定期和不定期相结合的形式,组织开展突发公共卫生事件的应急演练。

7) 科研和国际交流:国家有计划地开展应对突发公共卫生事件相关的防治科学研究,包括现场流行病学调查方法、实验室病因检测技术、药物治疗、疫苗和应急反应装备、中医药及中西医结合防治等,尤其是开展新发、罕见传染病快速诊断方法、诊断试剂以及相关的疫苗研究,做到技术上有所储备。同时,开展应对突发公共卫生事件应急处理技术的国际交流与合作,引进国外的先进技术、装备和方法,提高我国应对突发公共卫生事件的整体水平。

(2) 物资、经费保障

1) 物资储备:各级人民政府要建立处理突发公共卫生事件的物资和生产能力储备。发生突发公共卫生事件时,应根据应急处理工作需要调用储备物资。卫生应急储备物资使用后要及时补充。

2) 经费保障:应保障突发公共卫生事件应急基础设施项目建设经费,按规定落实对突发公共卫生事件应急处理专业技术机构的财政补助政策和突发公共卫生事件应急处理经费。根据需要对边远贫困地区突发公共卫生事件应急工作给予经费支持。国务院有关部门和地方各级人民政府应积极通过国际、国内等多渠道筹集资金,用于突发公共卫生事件应急处理工作。

3)通信与交通保障:各级应急医疗卫生救治队伍要根据实际工作需要配备通信设备和交通工具。

4)法律保障:国务院有关部门应根据突发公共卫生事件应急处理过程中出现的新问题、新情况,加强调查研究,起草和制订并不断完善应对突发公共卫生事件的法律、法规和规章制度,形成科学、完整的突发公共卫生事件应急法律和规章体系。

5)社会公众的宣传教育:县级以上人民政府要组织有关部门利用广播、影视、报刊、互联网、手册等多种形式对社会公众广泛开展突发公共卫生事件应急知识的普及教育,宣传卫生科普知识,指导群众以科学的行为和方式对待突发公共卫生事件。要充分发挥有关社会团体在普及卫生应急知识和卫生科普知识方面的作用。

三、补充思考题

(一)名词解释

1. 重大传染病疫情
2. 自然灾害
3. 突发公共卫生事件打击期

(二)是非题(正确记"+",错误记"-")

1. 短时间内发现痢疾 60 例,属于发生重大突发公共卫生事件。　　　　　　　　(　　)
2. 一般突发公共卫生事件(Ⅳ级)包括:一次食物中毒人数 30～50 人,未出现死亡病例。

　　　　　　　　　　　　　　　　　　　　　　　　　　　　　　　　　　(　　)

3. 现场流行病学调查中的初步调查,其主要目的是为了核实临床诊断,判断暴发。

　　　　　　　　　　　　　　　　　　　　　　　　　　　　　　　　　　(　　)

(三)单项选择题(从 a～e 中选择一个最佳答案)

1. 下列哪一项不是突发公共卫生事件的范围(　　)

    a. 自然灾害　　　　　　b. 慢性血液疾病　　　　　c. 公共卫生事件

    d. 社会安全事件　　　　e. 事故灾难

2. 下列哪一项不是突发公共卫生事件的预防与应急处理的工作程序中的内容(　　)

    a. 突发公共卫生事件应急处理指挥部(统一领导、统一指挥)启动预案

    b. 应急协调中心(卫生行政部门)

    c. 疾病控制中心、医疗救助机构

    d. 突发公共卫生事件现场(预防、控制)、人员疏散、医学防护、隔离观察

    e. 上报国际组织

3. 对化学恐怖事件的医学防护原则的着眼点是(　　)

    a. 中毒人员迅速脱离毒源后的医疗急救

    b. 中毒人员迅速脱离毒源

    c. 对窒息性气体引起的急性中毒事故应采取"一戴二隔三救出"的措施

d. 救治成批化学恐怖中毒宜采取"四早"方案

e. 对复合伤病员,应首先处理危及生命的致伤因素

(四) 多项选择题(从 a ~ e 中选择正确的答案)

1. 下列属于化学事故的特点的是(　　)

    a. 发生突然　　　　　　　b. 防救困难　　　　　　c. 扩散迅速,受害广泛

    d. 污染环境,较易洗消　　e. 影响巨大,危害很远

2. 下列属于突发公共卫生事件监测特点的是(　　)

    a. 系统地收集有关资料　　b. 系统地汇总、分析资料　c. 对资料置之不理

    d. 系统地评价资料　　　　e. 及时反馈信息

3. 下列属于不明原因疾病的预防与控制原则的是(　　)

    a. 遵循预防为主的原则　　b. 高度重视流行病学调查研究

    c. 加强疾病防治工作管理　d. 强化卫生立法与卫生监督

    e. 加强合作的原则

(五) 简答题

1. 简述应对突发公共卫生事件工作原则。

2. 简述暴发调查的目的。

3. 简述灾害和事故的调查方法。

(六) 问答题

1. 如何开展暴发的调查?

2. 特别重大突发公共卫生事件主要包括哪些内容?

四、补充思考题参考答案

(一) 名词解释

1.【解答】 重大传染病疫情:指的是传染病的暴发和流行,包括鼠疫、肺炭疽和霍乱的暴发、动物间鼠疫、布鲁菌病和炭疽等流行、乙丙类传染病暴发或多例死亡、罕见或已消灭的传染病、新传染病的疑似病例等。

2.【解答】 自然灾害:地球上的自然变异,包括人类活动诱发的自然变异,无时无地不在发生,这种变异给人类社会带来危害时,即构成自然灾害。

3.【解答】 突发公共卫生事件打击期:指事件的作用和危害期。不同性质的突发事件,打击期长短不一,如地震和建筑物爆炸可能只有数秒,旋风和球场暴乱最长会持续几个小时,而传染病暴发和洪涝灾害则能连续达数月之久。

(二) 是非题

1. 答案:+

【评析】 本题考察点:重大突发公共卫生事件包括乙类、丙类传染病波及 2 个以上县(市),1 周内发病水平超过前 5 年同期平均发病水平 2 倍以上。

2. 答案:-

【评析】 本题考察点:一般突发公共卫生事件(Ⅳ级)包括:一次食物中毒人数 30 ~ 99

人,未出现死亡病例。

3. 答案:+

【评析】　本题考察点:现场流行病学调查中初步调查的目的是核实临床诊断,判断暴发。

(三) 单项选择题

1. 答案:b

【评析】　本题考察点:突发公共卫生事件的范围。

2. 答案:e

【评析】　本题考察点:突发公共卫生事件的预防与应急处理的工作程序。

3. 答案:b

【评析】　本题考察点:化学恐怖事件的医学防护原则:中毒人员迅速脱离毒源。

(四) 多项选择题

1. 答案:abce

【评析】　本题考察点:化学事故具有发生突然、防救困难、扩散迅速、受害广泛、影响巨大等特点。

2. 答案:abde

【评析】　本题考察点:突发公共卫生事件监测特点:系统地收集、汇总、分析、评价资料,及时反馈信息。

3. 答案:abde

【评析】　本题考察点:不明原因疾病的预防与控制原则。

(五) 简答题

1.【解答】　①预防为主,常备不懈;②统一领导,分级负责;③依法规范,措施果断;④依靠科学,加强合作。

2.【解答】　①查明疾病暴发的原因;②及时采取有效措施迅速扑灭疫情;③总结经验教训,防止类似事件再次发生。

3.【解答】　灾害和事故的调查重点不是去寻找原因,而是及时、准确地评估事件的危害和卫生需求。突发事件调查,尤其是灾难和大型人为事故的调查,一般可分为快速侦察和深入调查。

(六) 问答题

1.【解答】

(1) 暴发的核实:接到暴发信息后,必须仔细核查信息的真实性,排除疫情被人为地夸大和缩小。从三方面入手:①尽快从多个渠道收集信息;②及时向发病单位的卫勤领导、医生和卫生员等详细了解有关情况;③派遣经验丰富的公共卫生医师进行快速的现场访问,根据临床特征,结合实验室证据判断暴发信息的确凿性。

(2) 准备和组织:确定应该调查的单位与个人,准备试剂、仪器以及日常生活用品、宣传手册等;组织调查队伍,包括流行病学医师、临床医师、实验室工作者和其他医务工作者,与当地行政部门和卫生部门联系以取得工作上的支持。

(3) 现场调查:是暴发调查的核心,其主要内容和步骤如下:①安全预防;②病例发现;

③采集标本;④个案(例)调查;⑤探索传染源和传播途径。

(4) 资料整理:在进行现场调查的同时,应及时整理和分析最新收到的临床、现场和实验室资料。综合分析调查结果,结合既有的知识和经验,最终常能查明暴发的病原、传染源和传播途径。依据此次暴发的性质和特征,采取综合的防治措施,则能尽快将疫情扑灭。

(5) 资料分析:①确定诊断,依据疾病临床特点、潜伏期、症状体征、病程、流行特征(疾病的三间分布)、检验结果判断;②推断暴发的类型;③追查传染源。

暴发的类型有:①同源暴发,包括共同传播媒介和共同暴露,是指易感人群同时或先后暴露于同一感染来源(污染载体)所引起的流行。可有一次暴露,也可多次暴露。②连续传播性流行,病原体在外环境中不断转移宿主所致。暴发时流行曲线可单峰(峰宽),也可多峰,病例在单位内分布不均匀,有家庭或班组聚集性,呈辐射状分布等。③混合型,以上两型的结合。混合传播时流行曲线上往往出现"拖尾现象"。

追查传染源包括:①判断依据。对经食物或饮水传播引起的暴发,传染源的判断依据是潜伏期、暴露机会和检验结果;对日常生活接触传播和飞沫传播引起的暴发,依据是后发病例与传染源的接触机会,接触时是否在传染期内。②分析步骤。确定传播途径,推算暴露时间,判定传播媒介;查明共同因素污染来源(包括污染传播媒介的可疑人员、可疑环境、可疑食物等);实验室检查证实。

(6) 采取措施,评价措施效果:①采取措施的时间:措施采取应在疫情高峰之前。②对措施效果的判断标准:采取措施后经过最长潜伏期,不再发生新病例,或经过一个常见潜伏期后疫情下降,可认为防疫措施有效。

(7) 确认暴发终止:①人与人直接传播的疾病,病原携带者全部治愈,度过一个最长潜伏期后,没有新病例发生,就可宣告暴发终止。②共同来源的疾病,污染源得到有效控制,病例不再增多,则认为暴发终止。③节肢动物传播的疾病,经过昆虫媒介的潜伏期和人类潜伏期总和后,无病例发生,表明暴发终止。

(8) 文字总结:调查结束后,要总结经验,吸取教训。调查者应尽快将调查过程整理成书面材料,记录好暴发经过,调查步骤和所采取的控制措施及其效果,并分析此次调查的得失。最后将材料报上级机关存档备案,或著文发表供后人借鉴。

2.【解答】

(1) 肺鼠疫、肺炭疽在大、中城市发生并有扩散趋势,或肺鼠疫、肺炭疽疫情波及2个以上的省份,并有进一步扩散趋势。是指在直辖市、省会城市、国家计划单列市的城区发生1例以上肺鼠疫病例或2例以上有流行病学联系的肺炭疽病例;或者相关联的肺鼠疫、肺炭疽疫情(有明确的流行病学联系,以下同)在两个以上省份均有病例发生。

(2) 发生传染性非典型肺炎、人感染高致病性禽流感病例,并有扩散趋势。是指发生1例以上传染性非典型肺炎病例;或者发生2例以上有流行病学关联的人感染高致病性禽流感病例;或者在一个县(市)行政区域内,多点散发人感染高致病性禽流感病例。

(3) 涉及多个省份的群体性不明原因疾病,并有扩散趋势。即两周内在两个以上省份发生临床表现相同的群体性不明原因疾病,并出现死亡病例,病例数不断增加或疫区范围不断扩大。经国家卫生行政部门组织调查,仍然原因不明。

(4) 发生新传染病或我国尚未发现的传染病发生或传入,并有扩散趋势,或发现我国已消灭的传染病重新流行。是指在我国发生全球首次发现并经世界卫生组织确认的传染病,短期内不断出现新病例,或出现死亡病例;或者在我国首次发生具有较强传染性和较高病死率的传染病,病例数不断增加或疫区范围不断扩大;或者发现我国已经消灭的天花和脊髓灰质炎野毒株病例。

(5)发生烈性病菌株、毒株、致病因子等丢失事件。《病原微生物实验室生物安全管理条例》中规定的第一类病原微生物,以及其他烈性致病因子丢失,已经对人群造成严重健康危害的事件。

(6)周边以及与我国通航的国家和地区发生特大传染病疫情,并出现输入性病例,严重危及我国公共卫生安全的事件。周边以及与我国通航的国家和地区发生特大传染病疫情,并出现输入性病例,经国务院卫生行政部门组织专家评估认为严重危及我国公共卫生安全的事件。

(7)国务院卫生行政部门认定的其他特别重大突发公共卫生事件。

(齐亚莉 董莉萍 杜瑞红)

第19章　慢性非传染性疾病流行病学

一、目的要求

【了解】　国际国内慢性非传染性疾病的世界流行概况、研究范围。

【熟悉】　三种常见慢性非传染性疾病的定义、特点与研究意义。

【掌握】　慢性非传染性疾病的概念和研究范围;三种常见慢性非传染性疾病的研究方法、预防策略与措施。

【重点难点】　重点是慢性非传染性疾病的研究方法、预防策略与措施;难点是三种常见慢性非传染性疾病的流行特征。

二、思考题参考答案

(一) 名词解释

1.【解答】　参见教材【知识点 19-1】。

2.【解答】　参见教材【知识点 19-3】。

3.【解答】　参见教材【知识点 19-5】。

4.【解答】　参见教材。

5.【解答】　参见教材。

6.【解答】　参见教材【知识点 19-6】。

7.【解答】　参见教材【知识点 19-8】。

8.【解答】　参见教材【知识点 19-8】。

(二) 是非题

1. 答案:+

【评析】　本题考察点:心血管疾病在我国的流行特征。

2. 答案:+

【评析】　本题考察点:分析我国肺癌发病的主要趋势。

3. 答案:+

【评析】　本题考察点:糖尿病的危险因素。

(三) 选择题

1. 答案:A

【评析】　本题考察点:我国高血压的特点。

2. 答案:E

【评析】　本题考察点:冠心病的流行病学特征。

3. 答案:D

【评析】 本题考察点:我国肝癌的地理分布特点。

4. 答案:D

【评析】 本题考察点:1 型糖尿病的分布特征。

(四) 简答题

1.【解答】 恶性肿瘤的危险因素主要包括以下方面:

(1) 环境理化因素:①物理因素,如电离辐射、慢性灼烧等;②化学因素,包括吸烟、膳食;药物因素;被污染的饮用水和含酒精饮料;空气污染物;职业接触。

(2) 生物学危险因素生物性致癌因素包括病毒、霉菌、寄生虫等,其中病毒与人体肿瘤的关系最为重要。

(3) 社会心理因素,独特的感情生活史、个体的性格特征以及精神心理因素等与恶性肿瘤有一定关系。

(4) 遗传易感性因素,肿瘤发生重的遗传因素表现为,肿瘤的家族聚集现象;肿瘤发病的种族差异;遗传性肿瘤。

【评析】 本题考察点:恶性肿瘤的危险因素

2.【解答】 综合的心血管疾病人群防治计划具有以下特点:①防治对象不仅有病人、高危人群、还应包括一般人群;②防治组织不仅有卫生部门,还应包括社区其他职能部门;③防治工作不仅有疾病预防控制机构承担,还应有医疗机构的参与和配合;④防治内容不仅有一级预防,还应有二级、三级预防;⑤防治措施不仅有一种疾病的多个病因,还应有多种疾病的同一病因;⑥防治效果的评价不仅靠疾病监测系统,还应靠全程的评价工作。

【评析】 本题考察点:综合的心血管疾病人群防治计划

3.【解答】 针对不同的目标人群,采取不同的防治措施。

(1) 一级预防措施的对象是一般人群,目的是预防和延缓易感高危人群和高危社区发生糖尿病。其具体措施包括:①通过健康教育和健康促进手段,提高全社会对糖尿病危害的认识;②提倡健康的生活方式,加强体育锻炼和体力活动;③提倡膳食平衡,注意蛋白质、脂肪和碳水化合物摄入的比例,多吃蔬菜和水果,戒烟限酒,限盐,防止能量过度摄入;④预防和控制肥胖。

(2) 二级预防针对高危人群,通过筛检的方法尽量做到糖尿病的早发现、早诊断和早治疗,预防糖尿病及其并发症的发生和进展。高危人群包括:①年龄≥40 岁;②超重;③一级亲属患糖尿病;④以静坐生活方式为主;⑤曾确诊有 IGT 或 IFG;⑥高血压患者;⑦血脂异常;⑧生育过巨大胎儿的妇女。

(3) 三级预防措施是指对已诊断的糖尿病患者进行管理,除了控制血糖,还要同时控制其他心血管危险因素,并应采取更严格的标准,通过健康教育提高患者对糖尿病的认识、采取合理的治疗手段,进行血糖的自我监测,通过规范的药物治疗、饮食治疗和体育锻炼,控制血糖稳定,预防并发症的发生,提高生命质量。

【评析】 本题考察点:糖尿病的三级预防措施

三、补充思考题

(一) 名词解释

1. epidemiology of cancer

2. Tumor

3. cardiovascular diseases, CVD

4. Hypertension

5. sroke

6. coronary heart disease, CHD

7. 心血管疾病流行病学

8. diabetes mellitus

9. impaired fasting glucose, IFG

10. impaired glucose tolerance, IGT

11. metabolic syndrome, MS

(二) 单项选择题

1. 2002 年时，全球癌症发病顺位前三位的肿瘤依次为(　　　)
   a. 肺癌、结直肠癌、胃癌　　　　b. 胃癌、肺癌、结直肠癌　　　　c. 肝癌
   d. 肺癌、乳腺癌、结直肠癌　　　e. 肺癌、胃癌、肝癌

2. 2002 年时，全球癌症死亡顺位前三位的依次为(　　　)
   a. 肺癌、肝癌、白血病　　　　　b. 胃癌、肺癌、结直肠癌　　　　c. 肺癌、胃癌、膀胱癌
   d. 胃癌、食管癌、肺癌　　　　　e. 肺癌、胃癌、肝癌

3. 我国城市居民前五位恶性肿瘤死因依次为(　　　)
   a. 肺癌、肝癌、胃癌、结直肠癌、食管癌　　　b. 肺癌、胃癌、结直肠癌、膀胱癌、食管癌
   c. 肺癌、胃癌、肝癌、乳腺癌、结直肠癌　　　d. 胃癌、肝癌、乳腺癌、肺癌、膀胱癌
   e. 胃癌、肺癌、肝癌、结直肠癌、食管癌

4. 我国农村居民前五位恶性肿瘤死因依次为(　　　)
   a. 肝癌、肺癌、胃癌、乳腺癌、食管癌　　　b. 胃癌、乳腺癌、肝癌、结直肠癌、食管癌
   c. 胃癌、肝癌、乳腺癌、肝癌、膀胱癌　　　d. 肝癌、肺癌、胃癌、食管癌、结直肠癌
   e. 肺癌、胃癌、结直肠癌、膀胱癌、宫颈癌

5. 我国肝癌死亡率最高的地方是(　　　)
   a. 云南个旧　　b. 江苏启东　　c. 河南林县　　d. 河北磁县　　e. 广西扶绥

6. 下列哪项措施属于一级预防(　　　)
   a. 普查　　　　b. 手术治疗　　　c. 新生儿接种乙型肝炎疫苗
   d. 康复治疗　　e. 筛检

7. 以下因素中哪些属于恶性肿瘤的主要危险因素(　　　)
   a. 吸烟、环境污染、病毒感染　　b. 吸烟、糖尿病、高血压
   c. 吸烟、高血压、高血脂　　　　d. 吸烟、肥胖、高血压

　　e. 不合理饮食、肥胖、高血压

8. 心脑血管疾病的死因顺位在目前我国农村居(　　　)

　　a. 第二位　　　　b. 第一位　　　　c. 第四位　　　　d. 第五位　　　　e. 第三位

9. 国际已经公认的高血压发病危险因素不包括(　　　)

　　a. 超重和肥胖　　b. 饮酒　　　　c. 膳食高盐、低钾

　　d. 遗传因素　　　e. 吸烟

10. 各型脑卒中的共同危险因素是(　　　)

　　a. 缺乏运动　　b. 肥胖和饮酒　　c. 高血压　　　　d. 劳累和寒冷刺激

　　e. 低营养、高钠盐

11. 冠心病的主要危险因素不包括(　　　)

　　a. 高盐饮食　　b. 高脂饮食　　c. 吸烟　　　　d. 体力活动不足

　　e. 高血压

12. 1 型糖尿病的危险因素不包括(　　　)

　　a. 遗传因素　　b. 病毒感染　　c. 自身免疫　　d. 某些环境因素

　　e. 肥胖

13. 下列因素中不属于 2 型糖尿病危险因素的是(　　　)

　　a. 遗传因素　　b. 免疫功能紊乱　　c. 肥胖　　　　d. 膳食因素　　　　e. 高血压

14. 有关糖尿病遗传因素的说法中错误的是(　　　)

　　a. 同卵双生子中 1 型糖尿病的患病率高于异卵双生子

　　b. 1 型糖尿病的易感基因主要集中在 HLA 相关基因和非 HLA 相关基因上

　　c. 2 型糖尿病的易感基因可解释 2 型糖尿病小于 50% 的遗传变异

　　d. 2 型糖尿病具有很强的家族聚集性

　　e. 2 型糖尿病比 1 型糖尿病具有更强的遗传倾向

15. 2 型糖尿病的人群分布特征中,不正确的是(　　　)

　　a. 我国男性患病率高于女性

　　b. 西欧与美国,女性患病率高

　　c. 患病率随年龄增加而上升

　　d. 发达国家在社会经济地位低的人群中常见

　　e. 发展中国家在社会经济地位高或生活富裕的阶层更常见

(三) 多项选择题

1. 以下哪种说法正确(　　　)

　　a. 随着社会经济的发展,人们生活模式、食物结构、饮食习惯和行为特征都会发生相应的
　　　变化,如吸烟、高脂肪饮食、紧张等,这些变化可使部分恶性肿瘤发病的危险性上升

　　b. 工业化和城市化的发展,伴随着生态环境改变,自然生态平衡的破坏,使人群恶性
　　　肿瘤的发病的危险性增加

　　c. 随着全球经济的发展,人群的平均期望寿命在延长,人口老龄化进程加速。但医
　　　疗条件改善和营养保健水平的提高,使恶性肿瘤在高年龄组比例下降

　　d. 恶性肿瘤的发病有升有降,以升为主,肺癌的发病率和死亡率在工业发达国家维
　　　持在一个较高水平,胃癌在世界范围内的发病目前已不再列为第一

e. 恶性肿瘤的发病以升为主,肺癌的发病率和死亡率在发展中国家增幅不显著,胃癌在世界范围内的发病明显增长

2. 以下哪种说法正确(　　　)

a. 恶性肿瘤在男女间发病率有所不同,除女性特有的肿瘤外,通常男性高于女性,其中以消化道肿瘤及肺癌、膀胱癌为甚

b. 各类肿瘤在各地区的分布是不同的,常有明显的高发区和低发区。有些肿瘤有非常明显的地区性分布特点

c. 早婚、多育妇女宫颈癌多发,有哺乳史的妇女其乳腺癌的发生明显少于无哺乳史的妇女

d. 恶性肿瘤的城乡差别可能与城乡工业化和环境污染有关,我国肺癌和胃癌及消化道癌症的死亡率通常城市高于农村

e. 肝癌在我国的分布也有其特点,北方高于南方,东部高于西部,内地高于沿海,提示地理环境与肝癌发病有关

3. 恶性肿瘤的年龄别发病率变动类型有(　　　)

a. 婴儿高峰型,发病率以婴儿时为多,以后明显下降

b. 持续下降型,发病率随年龄持续下降,如肾母细胞瘤等

c. 上升后下降型,发病率上升至一定年龄后下降

d. 双峰型,发病率在人生过程中可出现两个年龄高峰

e. 持续升高型,发病率随年龄持续升高,如胃癌、食管癌等

4. 以下哪些说法是正确的(　　　)

a. 恶性肿瘤的时间趋势以及在不同地区和人群间分布特点,往往与危险因素的分布特点和变化相一致

b. 职业环境中的致癌物质造成的职业性肿瘤占全部恶性肿瘤的1%~5%,以男性多见

c. 恶性肿瘤与环境中大量的潜在致癌物有关,但环境中某些元素的不足与恶性肿瘤的发病毫无关系

d. 吸烟与大约1/3的癌症有关,但饮酒在某种程度上有预防肿瘤的作用

e. 食物中维生素C的摄入与肿瘤的发生无关

5. 原发性肝癌的危险因素有(　　　)

a. 饮沟塘水　　　b. 黄曲霉毒素　c. 病毒性肝炎　d. 肝损伤　　　e. 遗传因素

6. 我国发病率呈上升的心血管疾病包括(　　　)

a. 高血压　　　b. 冠心病　　　c. 肺心病　　　d. 脑梗死　　　e. 风心病

7. 冠心病的危险因素有(　　　)

a. 高血压　　　b. 饮酒　　　c. 吸烟　　　d. 糖尿病　　　e. 劳累

8. 经济发展中地区着重预防的心血管疾病有(　　　)

a. 脑出血　　　b. 冠心病　　　c. 脑梗死　　　d. 肺心病　　　e. 高血压

9. 糖耐量低减伴有以下哪些状况更易发展为2型糖尿病(　　　)

a. 原空腹血糖大于5.0mmol/L(90mg/dl)　　　b. 肥胖(BMI>25)

c. 胰岛储备功能差或(和)伴胰岛素抵抗　　　d. 吸烟

e. 病毒感染

10. 我国糖尿病的流行特征(　　　)
　　a. 男性患病率高于女性
　　b. 女性患病率高于男性
　　c. 糖耐量低减与糖尿病患病率之比随着年龄上升而下降
　　d. 体力劳动者的患病率低于脑力劳动者
　　e. 我国新疆维吾尔族的患病率低于汉族和其他民族

(四) 填空题

1. 常见的恶性肿瘤年龄别发病率变动类型有_____、_____、_____、_____。
2. 生物性致癌因素包括_____、_____和_____。
3. 一级预防的措施有_____、_____、_____、_____。
4. 国际公认的高血压危险因素除了遗传因素外,还有_____、_____、_____。
5. 与脑卒中有关的疾病因素包括_____、_____、_____、_____。
6. 脑卒中的临床类型可分为_____和_____大类,包括_____、_____、_____、_____。
7. 冠心病的常见危险因素包括_____、_____、_____。
8. 冠心病的常见危险因素中的疾病因素包括:_____、_____、_____。
9. 冠心病常见危险因素中不良生活方法包括_____、_____、_____、_____。
10. 1 型糖尿病的危险因素包括_____、_____、_____。
11. 2 型糖尿病的危险因素包括_____、_____、_____、_____、_____、_____、_____社会经济状况和高血压等因素。

(五) 问答题

1. 试述我国肿瘤防治的预防策略和措施。
2. 近年来我国心血管疾病的流行特征如何?
3. 心血管疾病的预防策略是什么?
4. 心血管疾病的预防措施有哪些?
5. 试述我国糖尿病的预防策略。

四、补充思考题参考答案

(一) 名词解释

1.【解答】　恶性肿瘤流行病学主要研究恶性肿瘤在人群中的分布及其影响因素,探索恶性肿瘤的病因,制定相应的防治措施并对这些措施加以评价。

2.【解答】　肿瘤是一类疾病的总称,它们的基本特征是细胞增殖与凋亡失控,扩张性增生形成新生物。

3.【解答】　心血管疾病(CVD)是包括心脏和血管疾病、肺循环疾病和脑血管疾病的一组循环系统疾病。

4.【解答】　高血压是指动脉收缩压或舒张压持续升高的一组临床症候群。

5.【解答】　脑卒中又称为脑血管以外或中风,是因脑血管阻塞或破裂引起的脑血流循环障碍和脑组织功能或结构损害为表现的急性脑血管疾病,共同特征有突然发病,出现意识障碍和局灶性神经功能缺失。分为缺血性脑卒中和出血性脑卒中。

6.【解答】 冠心病(CHD)是冠状动脉粥样硬化性心脏病的简称,亦称缺血性心脏病,该病是由于冠状动脉循环发生功能性或器质性改变,引起的冠状动脉和心肌需求之间的不平衡,导致心肌缺血性损害。

7.【解答】 心血管疾病流行病学利用流行病学的原理与方法,研究心血管疾病在人群中的分布、发生、发展规律及其影响因素,并制定预防、控制和消灭这些疾病的策略与措施的科学。

8.【解答】 糖尿病是由多种病因引起的代谢紊乱,其特点是慢性高血糖,伴有胰岛素分泌不足和(或)作用障碍,导致碳水化合物、脂肪、蛋白质代谢紊乱,造成多器官的慢性损伤、功能障碍或衰竭。

9.【解答】 空腹血糖受损(IFG)指空腹血糖≥6.1mmol/L 且<7.0mmol/L。

10.【解答】 糖耐量受损(IGT)当负荷后 2 小时血糖≥7.8mmol/L 且<11.1mmol/L。

11.【解答】 代谢综合征(MS)是一组以肥胖、高血糖[糖尿病(DM)或糖调节异常(IGR)]、血脂异常[高甘油三酯(TG)和(或)低高密度脂蛋白胆固醇(HDL-C)]以及高血压等聚集发病,严重影响人类健康的临床症候群。

(二)单项选择题

1. d　2. e　3. a　4. d　5. b　6. c　7. a　8. b　9. e　10. c　11. e　12. e　13. b　14. c　15. a

(三)多项选择题

1. abd　2. abc　3. acde　4. ab　5. abc　6. abd　7. acd　8. bce　9. abc　10. bcd

(四)填空题

1. 幼年高峰型　持续升高型　上升后下降型　双峰型　2. 病毒　霉菌　寄生虫　3. 改变不良的　4. 超重和肥胖　高盐膳食　过量饮酒　5. 高血压　心脏病　糖尿病　短暂性脑缺血发作　6. 缺血性脑卒中　出血性脑卒中　脑出血　蛛网膜下腔出血　脑血栓形成　脑栓死　7. 疾病因素　不良生活方式　社会心理因素　遗传因素　8. 高血压　高胆固醇血症　糖尿病　肥胖症　9. 吸烟　缺乏运动　高脂　高胆固醇饮食　过量饮酒　10. 遗传因素　病毒感染　自身免疫　某些环境因素　11. 遗传因素　肥胖(或超重)　体力活动不足　膳食因素　早期营养　糖耐量受损　胰岛素抵抗　妊娠次数

(五)问答题

1.【解答】 目前认为,我国肿瘤防治的策略总体可分为全人群策略和高危人群策略。全人群策略就是再全民中开展积极、有效的健康教育,鼓励人们选择健康的生活方式和行为,并创造一个促进健康的环境。高危人群策略就是通过对肿瘤自然史以及分子标记物的识别早期发现高危人群,并针对高危人群实施积极的危险因素干预研究,降低或推迟发病的可能。

肿瘤的防治措施分为三级:一级预防主要针对危险因素进行干预;二级预防着重于早期发现,早期诊断和早期治疗;三级预防主要是改善肿瘤病人的生命质量和预后等。一级预防主要有:改变不良的生活方式;合理膳食和体力活动;环境保护和职业防护;控制感染。二级预防措施主要是应用简便可靠的筛检和诊断方法,对高危人群进行预防性筛检,积极治疗癌前病变,阻断癌变发生,做到早发现、早诊断、早治疗。三级预防也称康复预防,主要设计制定和完善癌症诊断、治疗和随访方案,提高诊治水平;应用现代和传统医药、心理和营养的办法及手段进行综合治疗,解除疾病痛苦,减少并发症,防止致残;积极开展癌症病人的社区康复工作,使更多的患者获得康复医疗服务;提高癌症患者的生活质量,对晚期病人施行止痛和临终关怀。

2.【解答】　①我国心血管疾病总发病率和死亡率已超过许多发达国家,其中脑卒中死亡率明显高于发达国家,而冠心病死亡率低于多数发达国家;②与发达国家相反,我国脑血管病的发病率、患病率和死亡率明显高于冠心病;③青壮年人群的发病与患病水平明显升高,发病和死亡年轻化的趋势明显;④我国农村和经济欠发达地区近年来心血管疾病的发病率、患病率和死亡率明显升高,而城市和发达地区上升趋势减缓,该病的“城乡差别”逐渐减小;⑤由于农村和经济欠发达地区病例增加,需要终身治疗和医疗费用上涨过快。

3.【解答】　心血管疾病总的预防策略是以社区为基础,三级预防相结合,运用健康促进策略,开展综合防治。主要是面向全人群,控制和降低人群整体心血管疾病发病危险因素的人群策略,针对高危险者的筛查和干预的高危策略。全人群策略是以全社会人群或全体社区居民为对象,通过健康教育、卫生宣传和具体指导来实施,即针对心血管疾病的危险因素或病因,改变不良的生活方式、行为因素及社会、经济和环境因素,以达到普遍降低或控制全人群内危险因素水平的目标。高危人群策略是指对有特殊发病危险因素的群体和社区居民进行预防。首先检出高危个体,然后采取有针对性的预防措施,纠正其高危险因素。

4.【解答】　心血管疾病的预防包括三级预防,主要内容如下:

（1）一级预防是指控制危险因素从根本上防止或减少疾病的发生。要求采取综合性的社区卫生防治措施,针对心血管疾病危险因素提出经济有效的干预办法,做好环境保护、改善卫生设施,树立良好的行为生活方式。具体措施包括:①合理膳食;②禁烟限酒;③适量运动;④控制体重;⑤心理平衡。

（2）二级预防就是对心血管疾病已患病者采取措施,以防止或减少心血管疾病的发展或急性复发以及并发症的发生。

（3）三级预防主要是针对发病后期的心血管疾病患者采取合理、适当的康复治疗措施,防止病情恶化,预防严重并发症,防止伤残的发生,尽量延长有活力的健康期望寿命。

5.【解答】　我国糖尿病的预防策略为:从预防疾病出发,强调加大社会宣传力度,重点关注糖尿病高危人群的筛查,早期发现和监护;在治疗方面,制定和完善糖尿病的三级管理,特别是运用健康教育和个体化指导的方式,使患者掌握防治知识和技能,进行自我管理。目前糖尿病的防治策略是以健康促进为手段的社区综合防治。主要包括以下内容:①制订长远的糖尿病防治国家行动计划;②加强与 WHO、国际糖尿病联盟（IDF）等国际组织和其他国家的合作与交流,积极开展国内多地区的协作,进行流行病学、发病机制和危险因素干预的研究;③建立糖尿病的三级防治和疾病监测网,使糖尿病的治疗和管理科学化、制度化;④开展社区综合防治;⑤对一般人群、高危人群和糖尿病患者采取有针对性的防治措施,提倡在开展一级预防的同时,强调二级预防和三级预防;⑥有计划地对糖尿病专科医生、护士、营养师、各级卫生行政管理人员和糖尿病教育工作者等专业人员开展教育和培训;⑦研究和评价糖尿病社区综合防治管理机制,提供公平、可及并有效的糖尿病防治。

（刘洪庆　张光成　刘成凤）

第20章 循证医学

一、目的要求

【了解】 循证医学的发展简史,学习循证医学的意义。

【熟悉】 Meta 分析及系统评价概念、意义、步骤、方法和用途。

【掌握】 循证医学的概念和应用;循证医学实践的步骤,循证医学证据的收集、评价方法。

【重点难点】 重点是循证医学的概念和实践的步骤。难点是循证医学证据的收集、评价方法。

二、思考题参考答案

(一)名词解释

1.【解答】 循证医学(EBM)即"遵循证据的医学",是指在疾病的诊治过程中,将个人的临床专业知识与当前最好的研究证据、病人的选择结合起来进行综合考虑,为每个病员做出最佳医疗决策。

2.【解答】 是循证医学重要的手段,它是指针对某一具体的临床问题系统全面收集所有相关临床研究并逐个进行严格评价与分析,必要时进行定量合成的统计学处理,得出综合结论的过程。

3.【解答】 Meta 分析有多种定义,这些定义可归为狭义和广义两种,狭义即认为 Meta 分析只是一种定量合成的统计处理方法。而广义则认为它是系统评价的一种,是一分析研究过程。目前国外文献中以广义应用更为普遍。

(二)是非题

1. 答案:+

【评析】 本题考察点:本题考查循证医学的基本概念。患者、医生和证据是循证医学的三要素,三者缺一不可,只有有机地结合,这三个要素才能使循证医学得以完美体现。

2. 答案:+

【评析】 考查循证医学实践的关键因素。充分考虑病人的需求是实践循证医学的关键因素。医生在作出诊断和治疗决策时应考虑到这一点,以充分体现病人为中心的医疗模式。

3. 答案:+

【评析】 考查 Meta 分析的特点之一。

4. 答案：-

【评析】　考查 Meta 分析的局限性。Meta 分析的结论不是一成不变的，它只是对现有资料综合分析的结果，随着新的研究资料不断地收集，其结论应加以更新。

5. 答案：+

【评析】　考查 Meta 分析的基本内容。Meta 分析课题一般来自临床研究或流行病学研究中不确定或有争议的问题，例如临床上某些干预措施的利弊难以确定或多项研究结果不一致的情形；流行病学研究中对暴露与疾病的关联尚未得出明确的结论。

6. 答案：-

【评析】　考查 Meta 分析数据来源。文献检索时不但要收集已发表的临床试验，还要尽力收集那些未正式发表的文献如会议专题论文、学位论文、专著内的章节、制药工业的报告等很难检索到的文献，以减少发表偏倚对研究结果的影响。

7. 答案：-

【评析】　考查 Meta 分析文献纳入标准。在很多情况下，也应注意避免对临床研究的入选标准要求过严，如药物剂量，使用年限、患者的性别和年龄等可放宽范围，这样才能使入选的临床研究较多，Meta 分析时所能探讨的问题也更充分全面。

8. 答案：+

【评析】　考查循证医学证据的评价内容。

9. 答案：+

【评析】　考查医生实践循证医学时应注意事项。循证医学并不提倡来了患者之后才去寻找有关的治疗方案。医师平时就应该经常学习掌握相关领域的最新医学动态，否则只是临阵磨枪，有时候会错过最佳治疗期而耽误患者的有效治疗。

（三）单项选择题

1. 答案：b

【评析】　考查循证医学的基础。临床医生是实践循证医学的主体，因为对病人的任何处理和对疾病的诊治都是通过医生去实施的。

2. 答案：d

【评析】　考查循证医学的基本概念。

3. 答案：c

【评析】　考查循证医学证据的评价。EBM 证据，有多种来源，但是检索到文献并不全是最佳成果，对文献必须进行严格评价，以达到"去伪存真"的目的。

4. 答案：a

【评析】　考查 EBM 的基本概念。

5. 答案：d

【评析】　考查循证医学实践的步骤。循证医学的实践过程应包括提出问题、查询证据、评价证据、应用证据和后效评价。

6. 答案：e

【评析】　考查防治性研究证据分级。就干预防措施的效果而言，EBM 证据可简要分为五级（结论的可靠性依次降低）：一级，所有随机对照试验的系统评价或 Meta-分析；二级，单个样本量足够大的随机对照试验；三级，设有对照但未采用随机方法分组的研究；四级，无对照的系列病例回顾或观察;五级,专家意见。

(四) 多项选择题

1. 答案:abcde

【评析】 本题考查 EBM 的产生背景。EBM 的产生背景是基于:①传统的方法决定临床诊断治疗有一定局限性;②医学知识迅速更新与扩容;③如何"批判吸收"大量良莠不齐的文献,用于千变万化的具体患者;④临床治疗由单纯的症状控制或中间指标的重视转向对终点指标与生命质量的重视;⑤有限卫生资源对平衡价格/效益的依据提出了更严格的要求;⑥市场经济下,商业利益使某些临床医师使用未经验证、没有效果的治疗措施,加剧了有限的卫生资源与无限增长的卫生需求的矛盾。

2. 答案:abcd

【评析】 本题考查 EBM 的基本概念。循证医学即"遵循证据的医学",是指在疾病的诊治过程中,将个人的临床专业知识与当前最好的研究证据、病人的选择结合起来进行综合考虑,为每个病员做出最佳医疗决策。循证临床实践是指临床医生在处理具体病人的诊断、治疗及预后等方面有意识地、明确地、慎重地利用现有最好的研究证据、临床经验,并充分考虑病人的意见进行临床决策。

3. 答案:abcde

【评析】 本题考查 Meta 分析的应用。

4. 答案:abcde

【评析】 本题考查 Meta 分析的局限性。

(五) 简答题

1.【解答】 实践循证医学主要包括 5 个步骤:第 1 步,提出明确的医学问题;第 2 步,系统检索相关文献,全面收集证据;第 3 步,严格评价,找出最佳证据;第 4 步,应用最佳证据,指导医学实践;第 5 步,后效评价循证实践的效果。

2.【解答】 循证医学模式对临床医生的素质要求更高,要求医生应具备的条件是:①具有扎实的医学理论和精湛的临床技能。②能够利用现代信息技术,跟踪医学科学的进展,及时获取最佳的研究成果,并应用于临床实践,以提高临床诊治技术和水平。③掌握医学科学研究的方法,如临床流行病学、Meta 分析等方法,利用其开展医学科学研究,解决临床疑难问题,为开展循证医学提供可靠证据。高素质的医生既是证据的使用者,又是证据的提供者。④具有爱职敬业,不断进取,全心全意为患者提供服务的崇高医德。因此,临床医师需随时更新自己的知识和技能。

3.【解答】 ①内在真实性:就文章本身而言,主要是看其研究方法是否合理,统计分析是否正确,结论是否可靠,研究结果是否支持作者的结论等。②临床重要性:是指研究结果本身是否具有临床价值。③适用性:指文章的结果和结论在不同人群、不同地点和针对具体病例的推广应用价值。

4.【解答】

(1) 提出问题,制定研究方案:Meta 分析课题一般来自临床研究或流行病学研究中不确定或有争议的问题。确定课题后,应制定详细的研究方案,包括研究目的、研究意义等背景材料,文献检索途径和方法、文献纳入和排除标准、数据收集的方法及统计分析步骤,结果的解释等。

（2）检索相关文献：检索文献时应综合考虑检索结果的敏感性和特异性，制定检索策略时可咨询专业图书馆工作人员或信息检索人员，尽量避免漏检和误检。检索时不但要收集已发表的临床试验，还要尽力收集那些未正式发表的文献如会议专题论文、学位论文等，以减少发表偏倚对研究结果的影响。

（3）选择符合纳入标准的研究：对检出的文献，根据文献纳入和排除标准进行细致的鉴别筛选。

（4）纳入研究的质量评价：目前尚无金标准或统一的量表可用于各试验方法学的质量评价，对随机对照临床试验方法学质量进行评价的方法有Cochrane协作网推荐的简单评估法，Jadad量表法也时有使用。

（5）数据信息提取：可以设计专用表格来提取信息，一般包括基本信息、研究特征、结果测量等内容。为保证数据收集的质量，最好由两人独立进行文献选择和资料提取工作。

（6）数据的统计学处理：包括合并效应统计量的选择、进行异质性检验、对研究的统计量进行合并，得出合并统计量的量化结果及其95%可信区间、对合并统计量进行假设检验、结果经分析讨论形成结论。

（7）结果经分析讨论形成结论。

三、补充思考题

（一）名词解释

1. 敏感性分析（sensitivity analysis）
2. Cochrance协作网
3. Cochrance图书馆

（二）是非题（正确记"+"，错误记"-"）

1. 循证医学就是经验医学。 （　　）
2. 循证医学的最佳证据就是动物实验结果。 （　　）
3. Meta分析是定性的系统评价。 （　　）
4. 临床试验结果的好坏是一份高质量Meta分析报告的基础。 （　　）

（三）单项选择题

1. 世界上第一个循证医学中心是（　　）
   a. 中国循证医学中心　　　b. 美国循证医学中心　　　c. 英国循证医学中心
   d. 北京大学循证医学中心　e. 复旦大学循证医学中心
2. 实践循证医学的学术基础是（　　）
   a. 经验医学　b. 临床医学　c. 实验医学　d. 基础医学　e. 临床流行病学
3. 对文献合并分析前应不可缺少的工作是（　　）
   a. 标准化　　　　　　　　b. 异质性检验　　　　　　c. 方差齐性检验
   d. 正态性检验　　　　　　e. 敏感性分析
4. 下列哪项是Meta分析中最关键而且是最主要的工作（　　）
   a. 异质性检验　　　　　　b. 文献检索　　　　　　　c. 临床试验设计

d. 患者的配合　　　　　　　　e. 数据的分析

5. 下列哪项不是 Meta 分析的文献纳入标准(　　)

　　a. 研究设计类型　　　　b. 研究对象　　　　　　c. 文献作者

　　d. 研究的结局　　　　　　e. 暴露和干预措施

6. 下列各项哪项为循证医学中最高质量的证据(　　)

　　a. Cochrane 系统评价　　　b. 临床试验结果　　　　c. 科研论文结果

　　d. 医生的临床经验　　　　e. 专家的指导意见

(四) 多项选择题

1. 循证医学的最佳证据的提供者包括(　　)

　　a. 临床流行病学家　　　　b. 各专业临床学家　　　　c. 医学科学信息工作者

　　d. 卫生统计学家　　　　　e. 社会医学家

2. Meta 分析数据处理步骤有(　　)

　　a. 合并效应统计量的选择　　b. 异质性检验　　　　　c. 合并统计量

　　d. 对合并统计量进行假设检验　　e. 用图表表示合并后的结果

3. Meta 分析中可能出现的偏倚主要有(　　)

　　a. 发表偏倚　　　　　　　b. 选择偏倚　　　　　　c. 研究内偏倚

　　d. 混杂偏倚　　　　　　　e. 其他偏倚

4. 循证医学的基础包括(　　)

　　a. 以前的医学经验　　　　b. 高素质的临床医生　　　　c. 最佳的研究证据

　　d. 临床流行病学　　　　　e. 患者的积极参与

5. 下列哪项属于证据收集的方法(　　)

　　a. 专业期刊查询法　　　　b. 电子出版物查询　　　　c. 学术会议

　　d. 研究报告　　　　　　　e. 专著和教科书

(五) 简答题

1. 学习循证医学有何必要性?

2. Meta 分析的用途是什么?

四、补充思考题参考答案

(一) 名词解释

1.【解答】 敏感性分析是用于评价某个 Meta 分析或系统评价的结果是否稳定和可靠的分析方法。它是指在排除异常结果的研究(比如低质量、小样本或样本含量过大的研究)后,重新进行 Meta 分析的结果与未排除异常结果研究的结果进行比较,探讨异常结果研究对合并效应量的影响程度。

2.【解答】 Cochrance 协作网是一个非营利性学术团体,旨在通过制作、保存、传播和更新系统评价,提高医疗卫生服务措施的效率,帮助人们制定遵循证据的医疗卫生决策。

3.【解答】 是 Cochrance 协作网以光盘或因特网形式发表的电子刊物,一年四期向全世界发行,是世界上临床医学各专业防治方法最全面的系统评价和 RCT 资料库,是协作网的主要产品,由英国牛津 Update Software 公司出版发行。

(二) 是非题

1. 答案:-

【评析】 本题考察点:本题考查循证医学的基本概念和发展背景。

2. 答案:-

【评析】 本题考察点:本题考查循证医学的基本概念。循证医学最佳的临床研究证据是指对临床研究文献和成果,应用临床流行病学的原则和方法以及有关质量评价的标准,经过认真的分析与评价获得的最真实可靠且有临床重要应用价值的研究成果。

3. 答案:-

【评析】 考查 Meta 分析的概念。Meta 分析是定量的系统评价。

4. 答案:-

【评析】 考查 Meta 分析文献检索步骤。文献检索是 Meta 分析中最关键而主要的工作,系统、全面地收集相关文献是 Meta 分析有别于传统综述的重要特征之一,也是完成一份高质量的 Meta 分析报告的基础。

(三) 单项选择题

1. 答案:c

【评析】 考查循证医学的发展史。

2. 答案:e

【评析】 考查循证医学的实践基础。临床流行病学的基本理论和临床研究的方法是实践循证医学的学术基础。

3. 答案:b

【评析】 考查 Meta 分析的步骤。异质性检验(heterogeneity test)是 Meta 分析前进行的必要工作。

4. 答案:b

【评析】 考查 Meta 分析基本内容和步骤。文献检索是 Meta 分析中最关键而主要的工作,系统、全面地收集相关文献是 Meta 分析有别于传统综述的重要特征之一,也是完成一份高质量的 Meta 分析报告的基础。

5. 答案:c

【评析】 考查 Meta 分析文献纳入标准。在制定文献纳入和排除标准时,为了尽可能减少选择性偏倚,使 Meta 分析结果有较好的可重复性,一般可从以下几个方面考虑文献纳入标准:①研究设计类型:明确哪些设计类型的研究可以纳入。②研究对象:对纳入研究的受试对象的疾病类型、年龄、性别、病情严重程度均应作出规定。③暴露或干预措施:观察性研究中应确定暴露是什么,临床试验中则应规定干预措施的剂量和强度、病例的依从性等,而且要考虑不同研究中暴露或处理的一致性。④研究结局:应考虑可以量化的、具有可比性、反映最终结局或预后的变量作为判效指标。⑤纳入研究的时间跨度(研究开展的时间或文献发表的年份)和语种⑥样本大小及随访年限。

6. 答案:a

【评析】 考查循证医学在临床实践应用。一般而言,Cochrane 系统评价属循证医学中最高质量的证据。因为它是由权威的统计学、流行病学和临床专家领导方法学研究,有不断更新的统一工作手册,各专业评价组编辑部结合专业实际制定的方法学,有完善的系统评价培训体系。

(四) 多项选择题

1. 答案:abcde

【评析】 考查循证医学最佳证据提供者。循证医学最佳证据提供者是由一批颇具学术造诣的临床流行病学家、各专业的临床医学家、临床统计学家、卫生统计学家和社会医学家以及医学科学信息工作者。

2. 答案:abcde

【评析】 考查 Meta 分析数据处理步骤。

3. 答案:abc

【评析】 考查 Meta 分析中常见偏倚的种类。在 Meta 分析中可能出现的偏倚主要包括抽样偏倚、选择偏倚和研究内偏倚三类。

4. 答案:bcde

【评析】 考查循证医学的基础。循证医学的基础包括:患者的积极参与,高素质的临床医生,最佳的研究证据,临床流行病学。

5. 答案:abcde

【评析】 考查证据收集的方法。

(五) 简答题

1.【解答】 ①医务工作者只有熟知和有效的应用不断涌现的临床科学证据,才能正确地诊断疾病;②医务工作者常常难以及时获得临床实践所需的最新信息;③现有的临床知识和技能将逐渐过时;④传统的医学继续教育模式往往存在一定程度的理论脱离实际的问题,因而不能卓有成效的改进临床技能;⑤循证采用不同的临床学习方法使医务工作者的知识随时得到更新。综上所述,循证医学可帮助临床医生及时获得准确可靠和最新的医学信息,提高诊断、治疗能力和预后水平。

2.【解答】 ①研究重大健康问题;②临床诊断和治疗方法的选择和评价;③临床治疗效果评价;④病因研究中因果关系的强度和特异性;⑤疾病预防干预措施的评价;⑥疾病防治的成本效益分析、卫生经济学研究;⑦卫生服务评价;⑧卫生决策、卫生管理评价。

(高晓凤　刘振中　李　健)

附录一　常用统计软件包简介

一、SAS 统计软件包

(一) 概述

SAS(Statistical Analysis System,统计分析系统)是由美国的 SAS institute 在 20 世纪 60 年代开发的统计软件包。目前,已广泛普及和应用于医学、社会学、市场学、经济学和自然科学各个领域的信息处理、定量研究和科研分析中。目前,SAS 的用户遍及 120 个多个国家和地区,约 3 万家机构在使用,直接用户超过 300 万人,它已经成为统计类产品中的领导者。在世界 500 强中,有 90% 的公司使用 SAS。而在世界 500 强的前 100 家企业中,有 98% 的公司使用 SAS。目前国内的医学人士也在使用 SAS 系统分析处理数据。尽管 SAS 在国内医学人士中的普及程度还不及美国和欧洲一些国家,但是相信随着加入 WTO 后对数据统计需求的增加,医学人士对数据统计分析将会越来越重视,会有越来越多的医学人士使用 SAS 系统。

SAS 和 SPSS、BMDP 并称为国际上最著名的三大统计软件包。在国际学术界有不成文的规定:凡是用 SPSS 和 SAS 统计分析的结果,在国际学术交流中可以不必说明算法。SAS 系统最基本的模块是 SAS/BASE,它是 SAS 分析系统不可缺少的核心模块,此外还有 SAS/STAT、SAS/GRAPH、SAS/ETS 等几十个模块。可进行统计描述、列表等功能方差分析、回归分析、属性数据分析、非参数分析、多变量分析、判别分析、聚类分析、生存分析、得分方法等 50 多个过程。用户可以根据需要选择相应的模块,如通过友好的界面读入其他格式数据库,可选用 SAS/ACCESS 模块;对数据进行非程序方式的全屏幕编辑可选用 SAS/FSP 模块;绘制高分辨率图形可选用 SAS/GRAPH 模块;进行时间序列与经济计量分析可选用 SAS/ETS 模块;解决规划问题与决策分析可选用 SAS/OR 模块;进行质量控制可选用 SAS/QC 模块;以矩阵为元素的复杂运算可选用 SAS/IML 模块;进行系统开发可选用 SAS/AF 和 SAS/EIS 模块;简单的常用统计分析任务可选用 SAS/INSIGHT 模块等。SAS 可以通过编程进行数据的统计分析,也可以在对话框中用鼠标选择命令进行信息处理和科研分析。

总的说来,SAS 具有以下特点。

1. SAS 功能强大齐全,应用广泛　①SAS 系统广泛应用于医学、社会学、统计学、市场学、经济学和自然科学等各个领域的信息处理、科学研究和数据分析;②SAS 系统适用于任何类型的人员,包括初学者和有经验的用户;③SAS 系统适用于任何类型的数据,包括各种数据库生成的数据文件,如 DBF 文件、SPSS 文件、EXCEL 文件等。

2. 使用简单、操作方便、灵活　用户可以把要解决的问题,用 SAS 语言表达出来,组成 SAS 程序,提交给 SAS 系统就可以解决提出的问题。也可以采用窗口交互式操作,用鼠标点击即可。

3. SAS 语言功能强大、简洁易学 ①SAS 语言是 SAS 系统的基础,是用户与系统对话的语言;②SAS 语言是功能强大的程序设计语言,类似于 C 语言,且综合了各种高级语言的功能和灵活的格式,有 176 个标准函数和大量编程语句可用于数据的加工处理等;③宏功能,需要重复做的类似工作可用宏功能定义为宏,简化 SAS 程序的编写。

4. SAS 系统把数据处理与统计分析融为一体 ①SAS 程序的结构由数据步(DATA 步)和过程步(PROC 步)构成两个基本步骤,其中 DATA 步用于对数据进行加工处理,PROC 步用于分析数据和编写报告。②对数据的连续处理。SAS 系统把数据管理功能与统计分析功能有机地结合在一起。它具有一整套从数据输入、加工处理、文件操作直至打印输出等完备灵活的数据管理功能,而且还能够对所存储的数据连续地进行统计分析。

5. 扩展性能强 SAS 系统是没有上限的软件系统。

(二) SAS 的安装与启动

1. 安装 所有 Windows 版本的 SAS 软件,在 Windows 系统中的安装步骤如下:①从桌面"我的电脑"中直接单击 SAS 光盘中的"SETUP"图标。②然后根据系统提示,单击相应的按钮,而后单击 SAS 图标启动 SAS 系统。

2. SAS 的启动 在 Windows 桌面上,点"开始→所有程序→SAS→The SAS System for Windows 9.0 (English)"(图 F1-1),或在 Windows 桌面上双击 SAS 快捷图标就可以进入 SAS 系统窗口(图 F1-2)。图 F1-3 所示是刚进入 SAS 系统时的窗口式样。

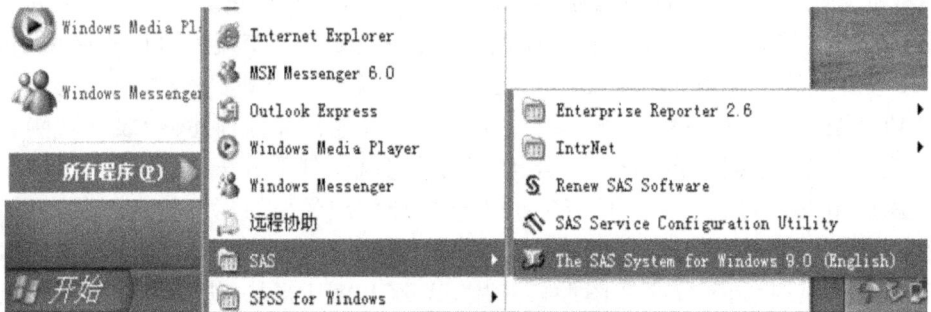

图 F1-1　开始菜单中启动 SAS

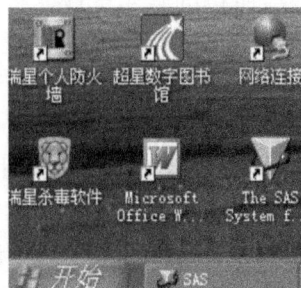

图 F1-2　桌面快捷方式启动 SAS

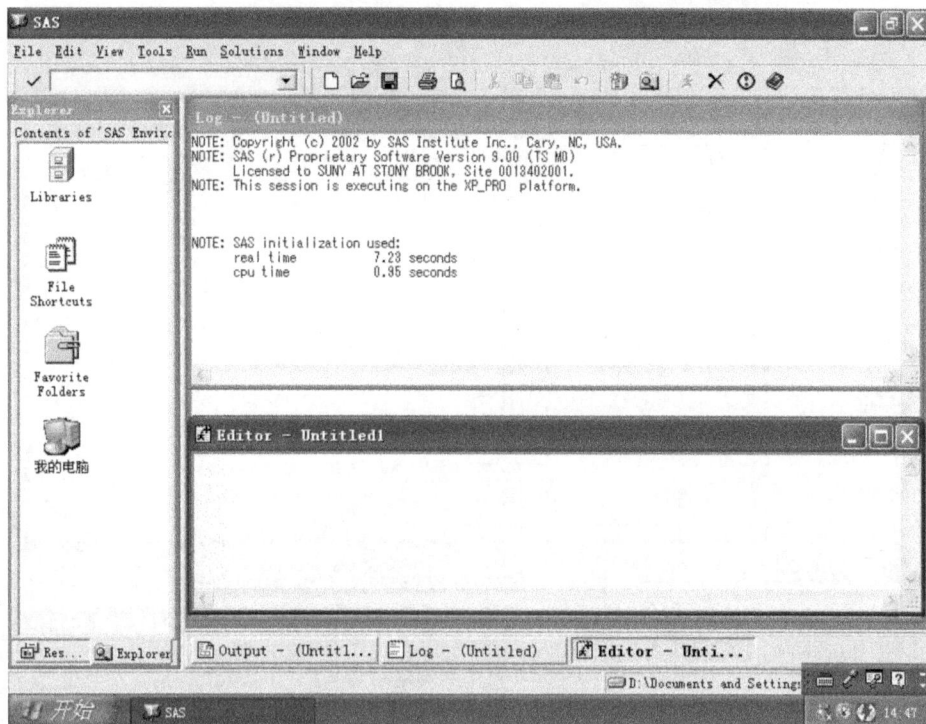

图 F1-3 SAS 窗口界面

3. SAS 的关闭 点"File"拉出菜单,点"Exit"关闭;或右键点 SAS 图标,拉出菜单后点关闭;也可点窗口左上角⊠关闭。

(三) SAS 数据管理

SAS 统计分析模块较多,一般统计分析采用分析家模块来分析。单击"**Solutions→Analysis→Analyst**"(图 F1-4),弹出分析家数据管理窗口(图 F1-5)。数据输入类似 Excel,每个指标或变量为一列(栏),依次将要分析的数据输入数据框内,检查数据是否正确,如有错误,移动光标到错误处,重新输入正确数据即可。点保存窗口或"save"保存数据。

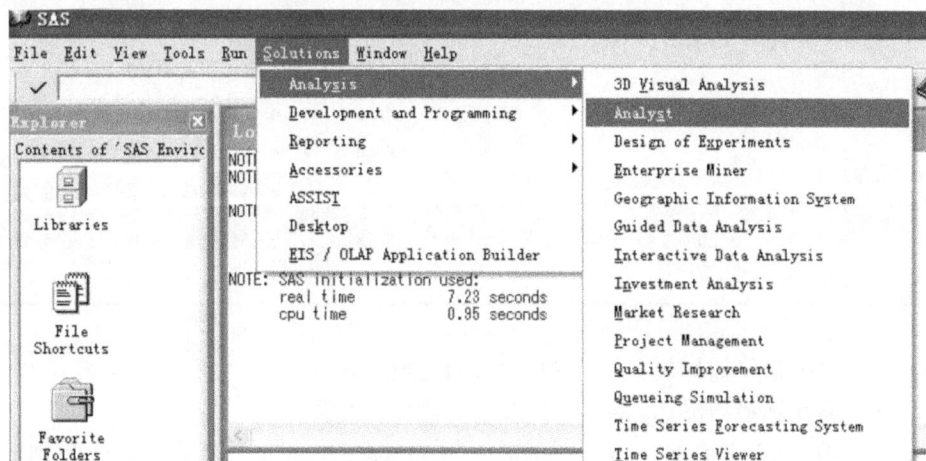

图 F1-4 选择分析家模块

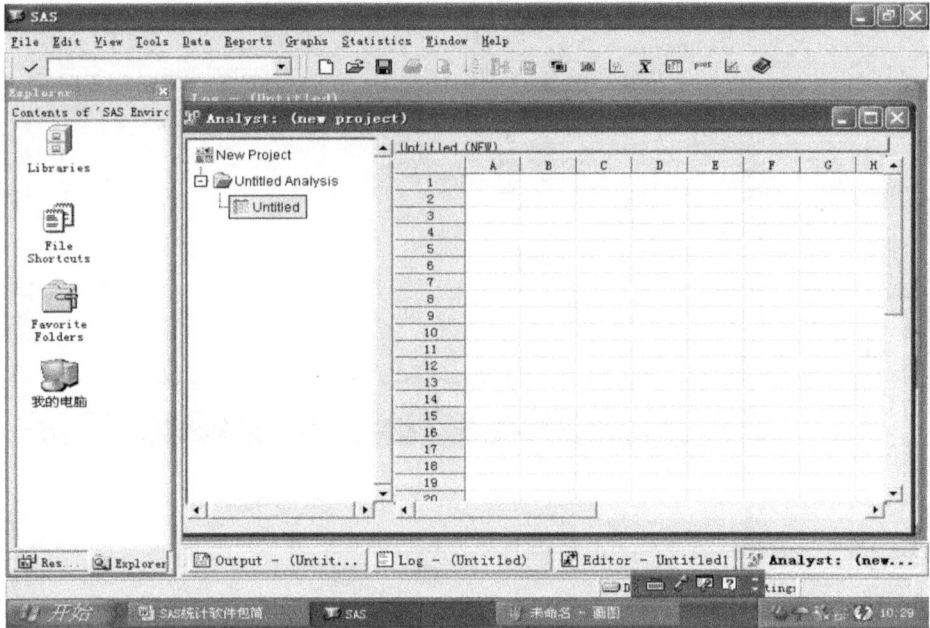

图 F1-5　分析家数据管理窗口

（四）常用统计分析

1. 统计描述

例　抽样调查某地 102 名健康成年男子的红细胞数,结果如表 F1-1。

表 F1-1　某地 102 名健康成年男子的红细胞数($10^{12}/L$)

5.25	4.60	5.20	5.00	5.62	4.80	5.53	4.71	5.40
5.60	5.10	4.40	4.80	5.56	5.20	4.10	5.10	4.62
4.80	5.86	4.30	4.52	5.52	4.32	4.10	4.40	4.42
5.00	5.50	5.16	4.49	4.99	5.21	5.10	5.00	4.85
4.92	4.29	4.36	4.60	4.22	5.30	4.26	4.78	4.50
4.10	4.52	5.45	5.10	5.06	4.90	4.75	4.63	4.72
4.64	5.12	4.72	5.28	4.95	4.88	4.81	4.50	5.20
5.70	4.25	5.14	5.42	5.11	4.55	4.60	5.40	5.01
5.30	4.89	4.07	5.20	4.65	4.96	5.13	5.04	5.10
5.60	5.05	5.32	4.82	5.19	4.86	5.11	5.16	4.85
4.84	3.99	5.20	5.64	4.72	5.18	5.13	5.01	5.15
5.25	4.78							

（1）计算集中趋势如均数 $\bar{x}$、中位数及常用百分位数。

（2）计算离散趋势指标如方差、标准差、最小值、最大值。

【操作】　在 SAS 主菜单上,点“Solution→Analysis→Analyst”,打开分析家数据输入窗口,将某地 102 名健康成年男子的红细胞数全部输在第一栏(图 F1-6)。

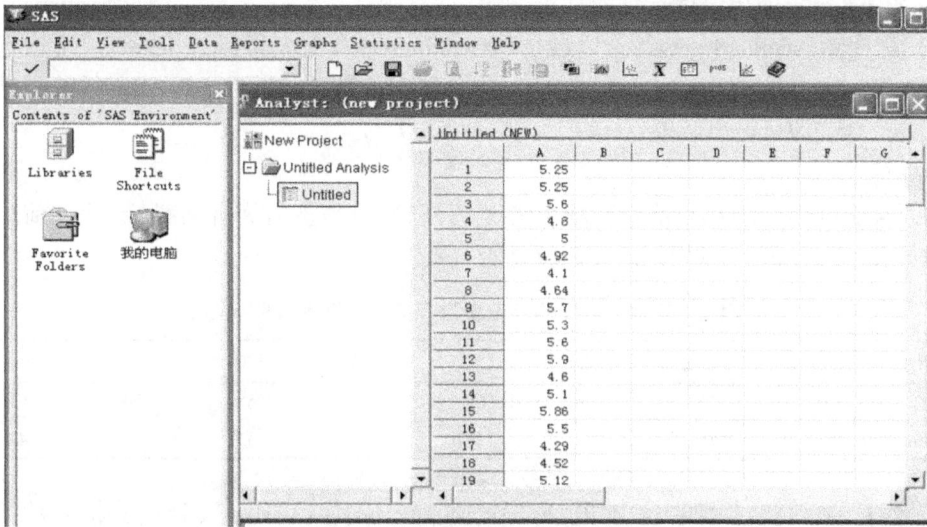

图 F1-6　分析家窗口数据录入

点"Statistics→ Descriptive→ Summary Statistics"（图 F1-7），弹出对话框，在可选变量框中选中"A"，点"Analysis"送入分析变量框中（图 F1-8）。

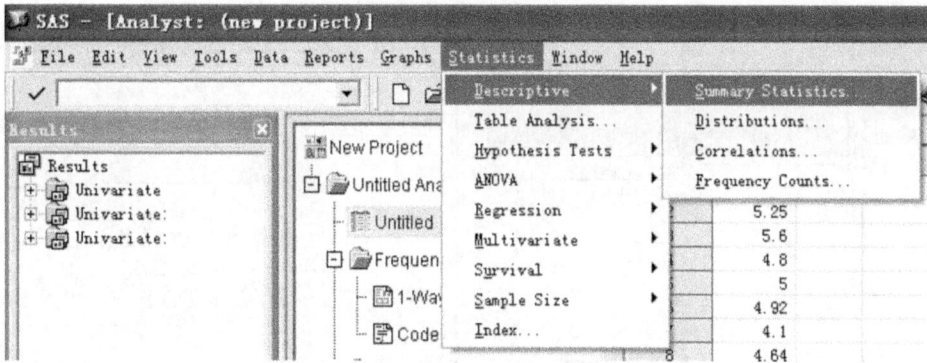

图 F1-7　选择描述统计

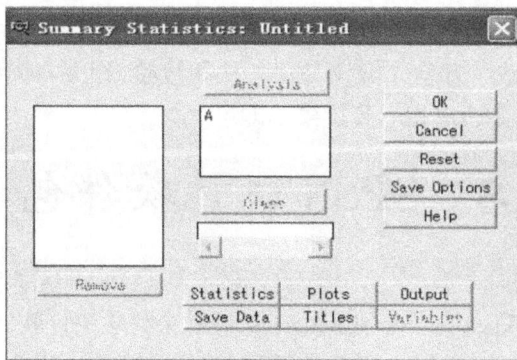

图 F1-8　统计描述窗口

点"Statistics",弹出统计选项对话框,默认计算观察例数(number of observations)、均数(mean)、标准差(standard deviation)、最小值(minimum)和最大值(maximum)。可增选标准误(standard error)、方差(variance)、全距(range)和中位数(median),点"OK"继续。选项结束后,单击"OK"即可输出结果。

2. t 检验

例 某医师用"克矽平"治疗矽肺患者 8 例,以血清黏蛋白为观察指标,治疗前后血清黏蛋白见表 F1-2。问"克矽平"治疗矽肺是否有效?

表 F1-2 克矽平治疗矽肺患者治疗前后血清黏蛋白(mg/L)

患者编号	1	2	3	4	5	6	7	8
治疗前	66	75	74	68	74	65	74	69
治疗后	36	38	35	29	42	35	45	44

【操作】 在 SAS 主菜单上,单击"Solutions→Analysis→Analyst",弹出分析家数据管理窗口,将治疗前后数据分别输入第一列(A)和第二列(B)(图 F1-9)。

单击"Statistics→Hypothesis Tests→Two-Sample Paired t-test for Mean…",弹出对话框,选中治疗前 A 变量,点"Group1"送入 Group1 分析框中,选中治疗后 B 变量,点"Group2"送入 Group2 分析框中(图 F1-10),单击"OK"按钮即可。

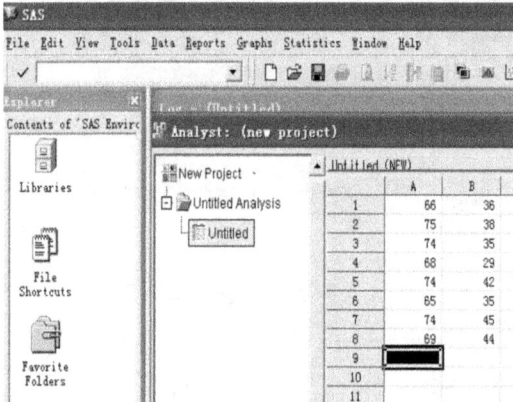

图 F1-9 数据录入

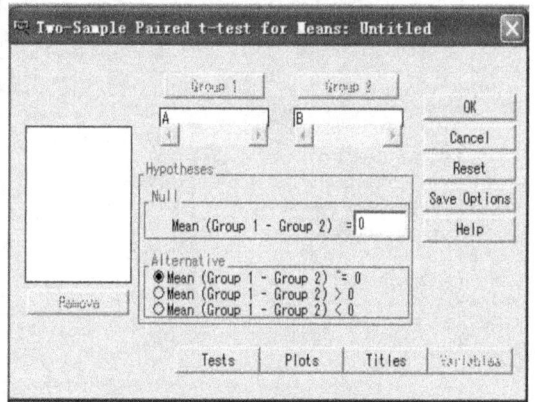

图 F1-10 t 检验窗口

3. 其他常用统计方法 方差分析、χ^2 检验、秩和检验、相关与回归分析等,操作方法与统计描述、t 检验相似,只要换成相应分析菜单即可。

二、SPSS 统计软件包

(一) SPSS 概述

SPSS (Statistical Package for Social Sciences,即社会科学统计软件包)是美国 SPSS 公司开发的大型统计软件包。SPSS1.0~5.0 为 DOS 版,SPSS6.0 以后为 Windows 版,现在用户使用的最新版为 SPSS17.0,2009 年改版为 PASW18.0,沿用 SPSS 版式。SPSS 统计软件包窗口式操作简便、输出结果美观、计算功能强大,是世界公认的最优秀统计分析软件之一。

SAS 和 SPSS、BMDP 并称为国际上最著名的三大统计软件包。在我国使用国际统计软件包的人员中,使用 SPSS 的占 80%。因此,掌握 SPSS 统计软件包,可以提高竞争能力或就业机会。2009 年 4 月 9 日,美国芝加哥 SPSS 公司宣布重新包装旗下的 SPSS 产品线,定位为预测统计分析软件(Predictive Analytics Software)PASW。

SPSS 是世界上最早的统计分析软件,由美国斯坦福大学的三位研究生于 20 世纪 60 年代末研制,同时成立了 SPSS 公司,并于 1975 年在芝加哥组建了 SPSS 总部。1984 年,SPSS 总部首先推出了世界上第一个统计分析软件微机版本 SPSS/PC+,开创了 SPSS 微机系列产品的开发方向,极大地扩充了它的应用范围,并使其能很快地应用于自然科学、技术科学、社会科学的各个领域,世界上许多有影响的报刊杂志纷纷就 SPSS 的自动统计绘图、数据的深入分析、使用方便、功能齐全等方面给予了高度的评价与称赞。迄今 SPSS 软件已有 30 余年的成长历史。全球约有 25 万家产品用户,它们分布于通信、医疗、银行、证券、保险、制造、商业、市场研究、科研教育等多个领域和行业,是世界上应用最广泛的专业统计软件。

SPSS 可进行统计报表、统计描述、均数比较分析、一般线性模型分析(方差分析等)、相关分析、回归分析、对数线性分析、非参数分析、聚类分析、判别分析、因子分析、生存分析、尺度分析、多重响应分析等,以及强大的作图功能。

本书主要简介 SPSS for Windows 13.0~17.0 版本在医学领域中的应用。

(二) SPSS 的安装与启动

1. SPSS 的安装　SPSS for Windows 17.0 安装十分简单,只要将 SPSS 系统光盘插入光驱,运行其上的 Setup. exe 程序并按照提示进行有关操作即可完成。

2. SPSS 的启动　双击桌面 SPSS 快捷图标,或点"开始→程序→SPSS inc→SPSS 17.0"即可启动 SPSS (图 F2-1)。

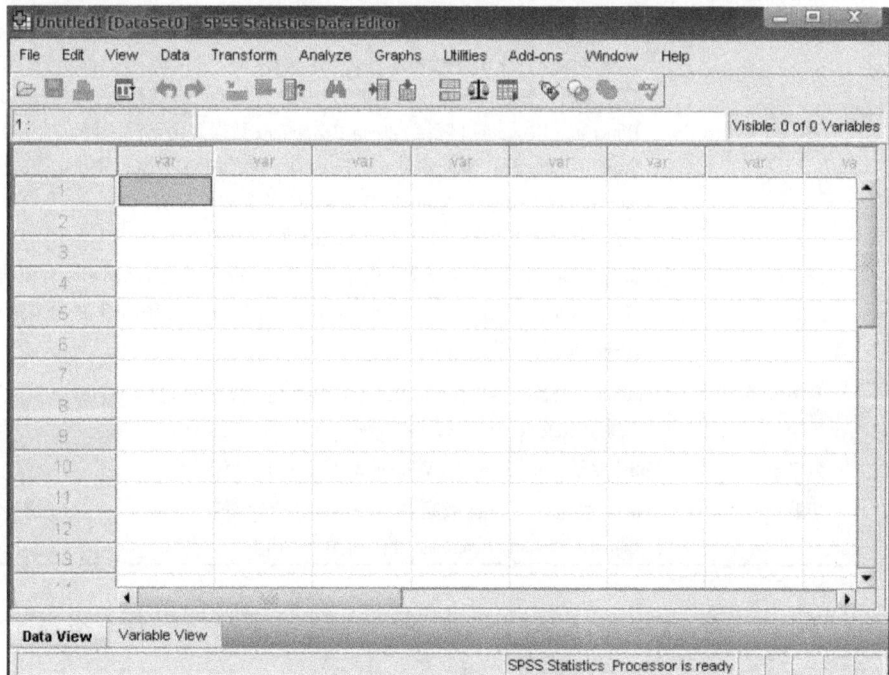

图 F2-1　SPSS 窗口界面

3. SPSS 的菜单（表 F2-1）

表 F2-1　菜单栏 10 个选项的主要功能

菜单项	中文含义	包括的命令项
File	文件操作	New(新建 5 种窗口)、Open(文件打开)、Open Database(读取数据库数据)、Read Text Data(读取文本数据)、Close(关闭)、Save(保存)、Save as(另存为)、Save All Data(保存所有数据)、Export to Database(导出到数据库)、Display Data Info(显示数据文件信息)、Print(打印)、Exit(退出 SPSS)等功能
Edit	编辑	Undo(撤消/恢复)、Cut(剪切)、Copy(复制)、Paste(粘贴)、Clear(清除)、Insert Variable(插入变量)、Insert Cases(插入个案)、Find(查找)、Replace(替换)及 Options(选项,选择 SPSS 参数)等
View	视图	Status Bar(状态栏)、Toolbars(工具栏)、Menu Edit(菜单编辑器)、Fond(字体设置)、Grid Lines(表格线的显示或隐藏)、Value Labels(变量值标签)等
Data	数据文件建立与编辑	Define Variable Properties(定义变量属性)、Copy Data Properties(复制数据属性)、New Cusmtom Attribute(新建设定属性)、Define Dates(定义日期)、Define Multiple Response Sets(定义多重响应集)、Validation(验证)、Sort Case(排序个案)、Sort Variable(排列变量)、Transpose(转置)、Restructure(重置)、Merge Files(合并文件)、Aggregate(分类汇总)、Orthogonal Design(正交设计)、Copy Dataset(复制数据集)、Split File(分割文件)、Select Cases(选择个案)、Weight Cases(个案加权)等
Transform	数据转换	Compute(计算新变量)、Count Values within Cases(对个案内的值计数)、Shift Values(转换值)、Recode into Same Variables(重新编码为相同变量)、Recode into Differnt Variables(重新编码为不同变量)、Automatic Recode(自动重新编码)、Visual Bining(可视离散化)、Rank Cases(个案排秩)等
Analyze	统计分析	Reports(统计报表)、Descriptive Statistics(描述性统计分析)、Compare Means(均数比较分析)、General Linear Model(一般线性模型)、Generalized Linear Models(广义线性模型)、Correlate(相关分析)、Regression(回归分析)、Loglinear(对数线性模型分析)、Neuveral Networks(神经网络)、Classify(分类分析:聚类、判别分析)、Dimension Reduction(降维):Data Reduction(数据简化分析:因子、对应等分析)、Scale(尺度分析)、Nonparametric Tests(非参数检验)、Mixed Models(混合模型)、Survival(生存分析)、Multiple Response(多重响应分析)、Missing Value Analysis(缺失值分析)、ROC curve(ROC 曲线)等
Graphs	统计图	Chart Builder (图表构建程序)、Graphboard Template Chooser(图形画板模版选择程序)、Legacy Dialogs(旧对话框):Bar 条图、Line 线图、Pie 饼分(圆形)图、Histogram 直方图、Scatter 散点图等
Utilities	实用程序	Variables(变量列表)、Define Variable Sets(定义变量集)、Use Variable Sets(使用变量集)、Run Script(运行脚本)等
Window	窗口控制	Split(拆分)、Minimize All Windows(所有窗口最小化)等
Help	帮助	Topics(主题)、Tutorial 教程、Case Studies(个案研究)、Statistic Coach(统计辅导)、Command Syntax Reference(指令语法参考)等

4. SPSS 的关闭　在 SPSS 的主窗口中,点"**File→Exit**"或点窗口右上角⊠即可关闭 SPSS。

(三) 实例分析

1. 统计描述

例 某地抽样调查 130 名 18~35 岁健康男性居民血清铁含量(表 F2-2)。请作统计分析:①编制频数分布表,简述其分布特征。②计算均数、中位数、几何均数、众数、调和均数。③计算极差、方差、标准差、标准误、最小值、最大值、四分位数、$P_{2.5}$、$P_{97.5}$。

表 F2-2 130 名 18~35 岁健康男性居民血清铁含量(μmol/L)

26.13	18.12	26.02	11.34	13.81	10.25	17.08	19.50	15.94	15.83	18.54	14.89	18.37
19.50	18.89	18.46	20.87	17.51	13.12	16.99	26.13	11.75	17.40	21.36	24.52	19.26
12.50	20.30	19.38	23.11	12.67	23.02	20.40	12.50	24.36	25.61	19.53	17.14	13.77
24.75	17.25	19.09	16.79	17.19	19.32	12.73	24.75	19.59	19.12	15.31	14.77	14.37
15.51	27.81	21.65	16.32	20.75	22.11	10.86	15.51	13.17	17.55	19.26	21.75	19.47
19.83	19.22	19.22	16.72	27.90	11.74	23.12	19.83	24.66	14.18	16.52	12.65	18.48
23.02	21.31	21.46	9.97	22.73	14.94	21.61	23.02	20.18	21.62	23.07	7.42	8.65
17.32	19.69	21.69	23.90	17.45	19.08	29.64	17.32	20.52	24.14	23.77	20.38	8.40
24.22	21.53	11.09	18.89	18.26	23.29	24.13	24.22	17.67	15.38	18.61	18.36	23.04
22.55	16.10	17.98	20.13	21.00	14.56	17.55	22.55	19.89	19.82	17.48	14.27	17.40

【分析】 该资料为完全随机设计的单组计量资料,应该用计量资料的统计描述进行分析。

【操作】

(1) 在 SPSS 数据编辑区中,依次将 130 个血清铁数据输在第一栏,单击"Variable View(变量浏览)"将变量名改为"血清铁",点"Data View"返回数据区(图 F2-2)。

(2) 在 SPSS 主菜单上点"Analyze→Descriptive Statistics→Frequencies"弹出 Frequencies(频数分布)分析主对话框,在可选变量框中选中血清铁后点右箭头送入分析变量 Variable(s)框中(图 F2-3),"Display frequency tables"(显示频数分布表)默认输出频数分布表。

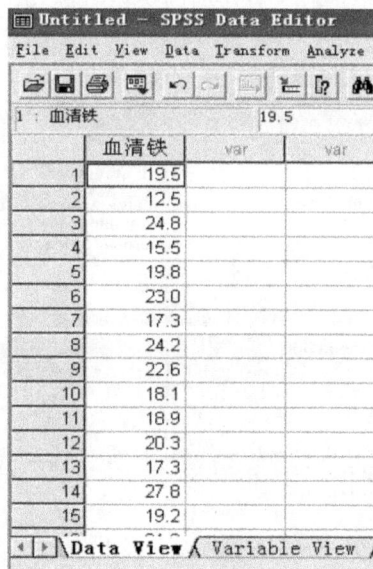

图 F2-2 数据录入界面

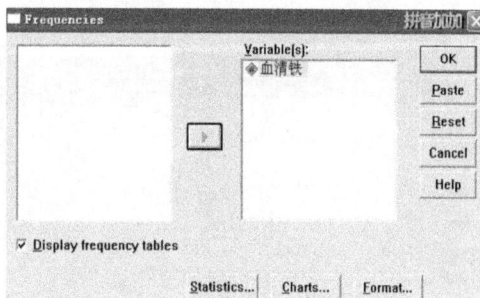

图 F2-3 频数分析对话框

（3）点"Statistics…"弹出统计选项对话框,在"Percentile Values（百分位数）"选项下选"Quartiles（四分位数）"和"Percentile(s)（百分位数）",在"Percentile(s)"后输入框中分别输入"2. 5"和"97. 5",点"Add"添加到分析框中。在"Central Tendency（集中趋势）"选项下选中"Mean（均数）"、"Median（中位数）"、"Mode（众数）"。在"Dispersion（离散趋势）"选项下选中"Std. Deviation（标准差）"、"Variance（方差）"、"Range（极差或全距）"、"Minimum（最小值）"、"Maximum（最大值）"、"S. E. mean（标准误）"。点"OK"返回"Frequencies（频数分布）"分析主对话框,点"OK"即可输出四分位数（第 25 百分位数、第 50 百分位数和第 75 百分位数）、百分位数（第 2.5 百分位数和第 97.5 百分位数）、集中趋势和离散趋势指标（图 F2-4）。

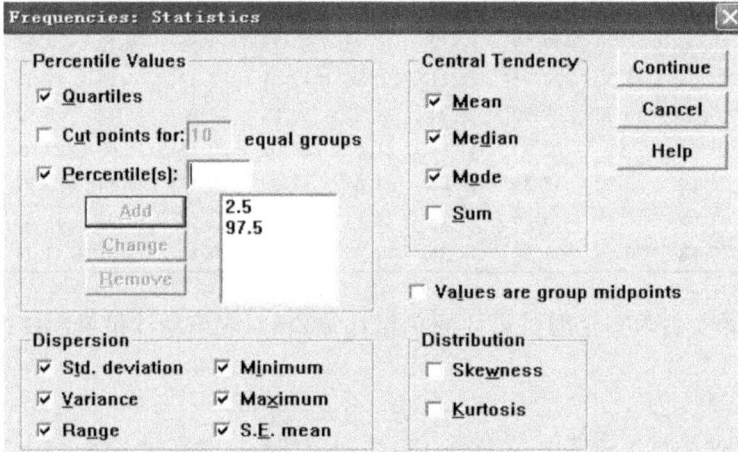

图 F2-4　频数分析统计选项对话框

（4）在 SPSS 主菜单上点"Analyze→Repots→Case Summaries…"弹出"Summaries Case（个案综合分析）"对话框,去掉"Limit cases to 100（最多分析个案的例数）"选项（图 F2-5）,点"Statistics…"弹出统计选项对话框,在"Statistics（备选统计量）"中分别选中"Geometric Mean（几何均数）"和"Harmonic Mean（几何均数）"后点右箭头送入"Cell Statistics（单元统计量）"框中（图 F2-6）,点"OK"返回"Summaries Case（个案综合分析）"对话框,点"OK"即可。

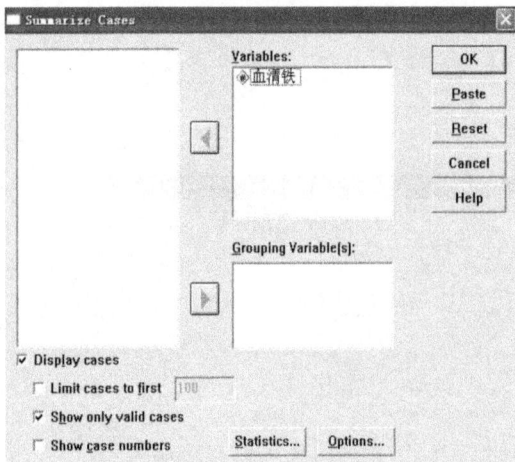

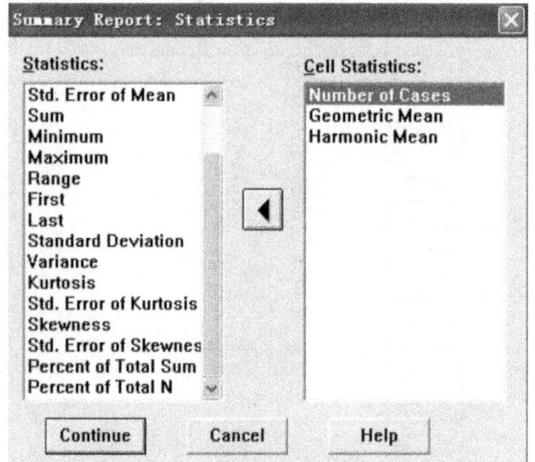

图 F2-5　个案分析对话框　　　　　图 F2-6　个案分析统计选项对话框

（5）在 SPSS 主菜单上点"Transform→Recode→Into Different Variables"弹出"Recode Into Different Variables（重新编码到不同变量）"对话框,在可选变量框中选择要重新编码的变量血清铁后点右箭头送入"Input Variable→Output Variable（输入变量到输出变量）"框,在"Output Variable Name（输出变量名）"中输入"血清铁2",点"Change（改变）"确定输出变量名（图 F2-7）。点"Old and Value"弹出老数据与新数据编码框,根据上述计算的"Range（极差）"为"22.2",一般分10组,组距等于极差除以10取整作组距,本例取组距为2。划分组段时注意第一组包括最小值,最后一组包括最大值。本例第一组从7开始到8.99（7 thru 8.99→7）,第二组从9开始到10.99（9 thru 10.99→9）,其他组依次类推（图 F2-8）。

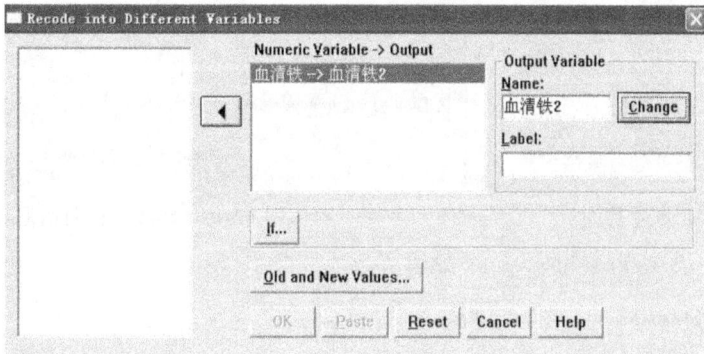

图 F2-7　重新编码对话框

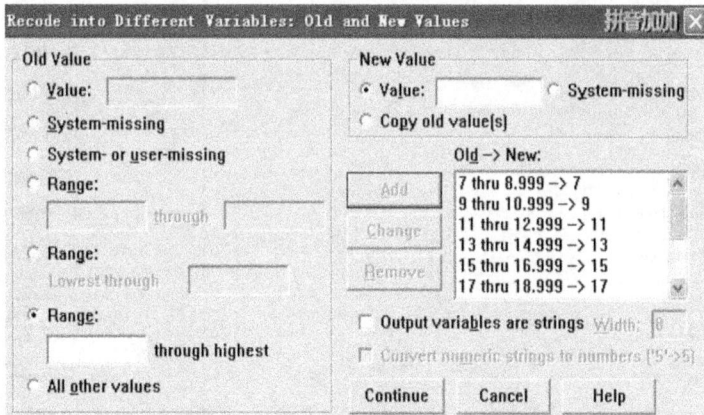

图 F2-8　重新编码新旧数据对话框

点"Continue（继续）"返回后点"OK"即可（图 F2-9）,变量血清铁2是重新编码后的变量。在 SPSS 主菜单上点"Analyze→Descriptive Statistics→Frequencies"弹出 Frequencies（频数分布）分析主对话框,在可选变量框中选中"血清铁2"后点右箭头送入分析变量 Variable（s）框中（图 F2-10）,如果要作直方图和正态分布图,可点"Charts"后选择"Histogram（直方图）"和"With normal curve（正态曲线）",点"OK"即可输出输出频数分布表。本例血清铁2除了作频数表外,同时作 Histogram（直方图）和 With normal curve（正态曲线）。

图 F2-9 返回 SPSS 主界面

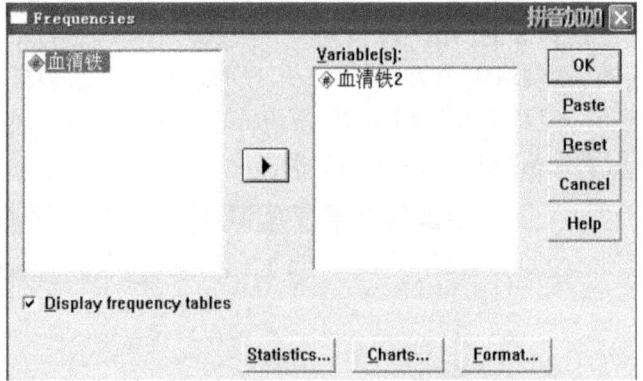

图 F2-10 频数分析对话框

【结果】 SPSS 输出结果为：

Statistics

血清铁

N	Valid	130
	Missing	0
Mean		18. 7612
Std. Error of Mean		. 38248
Median		19. 1050
Mode		23. 02
Std. Deviation		4. 36099
Variance		19. 01823
Range		22. 22
Minimum		7. 42
Maximum		29. 64
Percentiles	25	16. 0600
	50	19. 1050
	75	21. 6600
	92. 5	24. 6758
	97. 5	27. 3480

N	130
Geometric Mean	18. 2007
Harmonic Mean	17. 5634

血清铁 2

		Frequency	Percent	Valid Percent	Cumulative Percent
Valid	7.00	3	2.3	2.3	2.3
	9.00	3	2.3	2.3	4.6
	11.00	9	6.9	6.9	11.5
	13.00	11	8.5	8.5	20.0
	15.00	12	9.2	9.2	29.2
	17.00	25	19.2	19.2	48.5
	19.00	27	20.8	20.8	69.2
	21.00	14	10.8	10.8	80.0
	23.00	19	14.6	14.6	94.6
	25.00	4	3.1	3.1	97.7
	27.00	3	2.3	2.3	100.0
	Total	130	100.0	100.0	

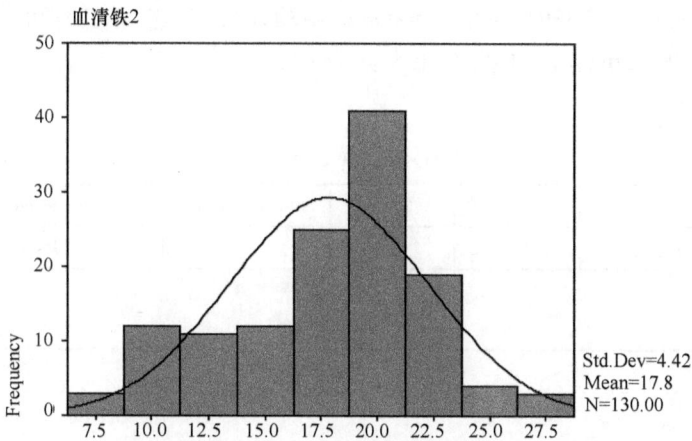

血清铁2 (Std.Dev=4.42 Mean=17.8 N=130.00)

【解释】 第一个表为血清铁变量的集中趋势和离散趋势指标,分别依次输出有效(Valid)例数(N)130,缺失值(Missing)0,均数(Mean)18.7612,标准误(Std. Error of Mean)0.38248,中位数(Median)19.1050,众数(Mode)23.02,标准差(0000)4.36099,方差(Variance)19.01823,全距或极差(Range)22.22,最小值(Minimum)7.42,最大值(Maximum)29.64,以及百分位数(Percentiles):第25百分位数16.0600,第50百分位数19.1050,第75百分位数21.6600,第92.5百分位数24.6758,第97.5百分位数27.3480。

第二个表为血清铁变量的例数(N)130,几何均数(Geometric Mean)18.2007,调和均数(Harmonic Mean)17.5634。

第三个表为血清铁 2 变量的频数表,依次为组段下限、频数(Frequency)、频率(Percent)、有效频率(Valid Percent)、累计频率(Cumulative Percent)。从频数分布可以看出,该资料呈近似正态分布。

最后为血清铁 2 变量的直方图(Histogram)和正态曲线(With normal curve),从图上可以看出,血清铁 2 变量呈近似正态分布。

综上所述,血清铁为近似正态分布资料,应该用均数(Mean)表示其集中趋势,用标准差(Std. Deviation)。

2. t 检验

(1) 样本均数与总体均数比较的 t 检验(单样本 t 检验)

例 某地正常成年男子的平均血红蛋白为14g%,今抽查该地某化工厂成年男子25人,测得其血红蛋白为 10.0、12.0、9.6、11.0、10.5、9.8、9.9、9.5、9.2、9.3、10.5、9.0、10.6、10.2、9.0、9.5、9.2、9.5、10.3、9.1、9.3、9.4、9.5、9.4、9.1。问该化工厂成年男子的血红蛋白是否低于正常人?

【分析】 该化工厂成年男子的血红蛋白与当地正常成年男子血红蛋白比较属于已知样本信息推断其总体均数 μ 是否低于某已知总体均数 μ_0,应该用单样本 t 检验分析。

【操作】 在 SPSS 数据编辑区中,依次将 25 个血红蛋白数据输在第一栏,单击"Variable View(变量浏览)"将变量名改为"血红蛋白",点"Data View(数据浏览)"返回数据区。

在 SPSS 主菜单上点"Analyze→Compare Mean→One-Sample T Test"弹出单样本 t 检验(One-Sample T Test)分析主对话框。在可选变量框中选中血红蛋白变量后点右箭头送入分析变量[Test Variable(s)]框中,在 Test Value 框中输入"14",点"OK"即可。

【结果】 SPSS 的单样本 t 检验结果为:

T-Test(t 检验)

One-Sample Statistics

	N	Mean	Std. Deviation	Std. Error Mean
血红蛋白	25	9.7760	.72300	.14460

One-Sample Test

	Test Value = 14					
					95% Confidence Interval of the Difference	
	t	df	Sig. (2-tailed)	Mean Difference	Lower	Upper
血红蛋白	−29.211	24	.000	−4.22400	−4.5224	−3.9256

【解释】 该化工厂成年男子的血红蛋白与正常人比较,$t = -29.211$,$P < 0.001$,差异有统计学意义,拒绝 H_0,接受 H_1,可认为该化工厂成年男子的血红蛋白低于正常人。

(2) 配对 t 检验

例 某研究所研究饮食中缺乏维生素 E 与肝中维生素 A 含量的关系,将同种属的大白鼠按性别相同,年龄、体重相近者配成对子,共 8 对,并将每对中的两只大白鼠随机分到正常饲料组和维生素 E 缺乏组,经过一定时间后将大白鼠杀死,测定其肝中维生素 A 的含量见下表,问不同饲料组的大白鼠肝中维生素 A 含量有无差别?

大白鼠对子号	1	2	3	4	5	6	7	8
正常饲料组	3600	3560	3850	3980	3750	2680	3240	3240
维生素 E 缺乏组	2600	2670	3240	2840	2450	1790	2650	2650

　　【分析】　正常饲料组和维生素 E 缺乏组的大白鼠是按性别、年龄、体重配对,属于配对资料,比较两组大白鼠肝中维生素 A 含量有无差别,应该用配对 t 检验。

　　【操作】　在 SPSS 数据编辑区中,依次将正常饲料组和维生素 E 缺乏组的大白鼠肝中维生素 A 含量数据输在第一栏和第二栏,单击"Variable View(变量浏览)"将变量名改为"正常"和"维 E 缺乏",点"Data View(数据浏览)"返回数据区。

　　在 SPSS 主菜单上点"Analyze→Compare Mean→Paired-Sample T Test"弹出配对 t 检验(Paired-Sample T Test)分析主对话框。在可选变量框中点正常或维 E 缺乏变量点箭头送入配对变量(Paired Variables)框中,点"OK"即可。

　　【结果】　SPSS 的配对 t 检验结果为:

T-Test(t 检验)

Paired Samples Statistics

		Mean(均数)	N(例数)	Std. Deviation (标准差)	Std. Error Mean (标准误)
Pair 1	正常饲料组	3417.1429	7	399.61291	151.03948
	维生素 E 缺乏组	2521.4286	7	342.26834	129.36527

Paired Samples Correlations

	N(对子数)	Correlation(相关系数)	Sig.(P 值)
Pair 1　正常饲料组 & 维生素 E 缺乏组	7	.784	.037

Paired Samples Test

		Paired Differences					t(t 值)	df (自由度)	Sig. (2-tailed) (双侧 P 值)
		Mean(均数 $\overline{d}$)	Std. Deviation(标准差 S_d)	Std. Error Mean(标准误 $S_{\overline{d}}$)	95% Confidence Interval of the Difference(95%可信区间)				
					Lower(下限)	Upper(上限)			
Pair 1	正常饲料组-维生素 E 缺乏组	895.71429	249.79039	94.41189	664.69671	1126.73186	9.487	6	.000

　　【解释】　正常饲料组和维生素 E 缺乏组的大白鼠肝中维生素 A 含量为 $t=9.487, P<0.001$,差异有统计学意义,拒绝 H_0,接受 H_1,可认为正常饲料组和维生素 E 缺乏组的大白鼠肝中维生素 A 含量不同,正常饲料组高于维生素 E 缺乏组。

　　(3) 成组设计的两样本均数比较的 t 检验(独立样本 t 检验)

　　例　某医师分别测得 14 例老年性慢性支气管炎病人及 14 例健康人的尿中 17 酮类固醇排出量(mg/dl)如下,试比较两组的均数有无差别。

病人	2.90	5.41	5.48	4.60	4.03	5.10	4.97	4.24	4.36	2.72
	2.37	2.09	7.10	5.92						
健康人	5.18	8.79	3.14	6.46	3.72	6.64	5.60	4.57	7.71	4.99
	4.01	4.58	3.25	3.45						

【分析】 该资料为成组设计的两样本资料,目的是比较两样本均数间有无差别,应该用独立样本 t 检验处理。

【操作】 在 SPSS 数据编辑区中,依次将病人和健康人尿中 17 酮类固醇排出量数据输在第一栏,在第二栏输入组别,分别用"1"、"2"表示病人和健康人,单击"Variable View(变量视窗)"将第一栏变量名改为"类固醇",第二栏为"分组组别",并在变量值(Values)定义中用 1 表示病人,2 表示健康人,点"Data View(数据视窗)"返回数据区。

在 SPSS 主菜单上点"Analyze→Compare Means→Independent Sample T Test"弹出 Independent Sample T Test(独立样本 t 检验)分析主对话框。在可选变量框中选类固醇变量点右箭头送入分析变量(Test Variables)框中;在可选变量框中选分组组别变量点右箭头送入分组变量(Grouping Variable)框中,点"Define Groups"定义组别,在最小值(Minimum)框中输入"1",在最大值(Maximum)框中输入"2",点继续(Continue)返回主对话框。点"OK"即可。

【结果】 SPSS 的独立样本 t 检验结果为:

T-Test

Group Statistics(分组统计量)

分组组别		N(例数)	Mean(均数)	Std. Deviation(标准差)	Std. Error Mean(标准误)
类固醇	病人	14	4.3779	1.44989	.38750
	健康人	14	5.1493	1.72123	.46002

Independent Samples Test(独立样本检验)

类固醇	Levene's Test for Equality of Variances		t-test for Equality of Means						
								95% Confidence Interval of the Difference	
	F	Sig.	t	df	Sig. (2-tailed)	Mean Difference	Std. Error Difference	Lower	Upper
Equal variances assumed	.402	.531	−1.283	26	.211	−.77143	.60148	−2.00778	.46492
Equal variances not assumed			−1.283	25.271	.211	−.77143	.60148	−2.00952	.46666

【解释】 SPSS 的独立样本 t 检验结果第一个表为 Group Statistics(分组统计量),老年性慢性支气管炎病人及健康人的尿中 17 酮类固醇排出量(mg/dl)的例数(N)、均数(Mean)、标准差(Std. Deviation)和标准误(Std. Error Mean)。

第二个表为 Independent Samples Test(独立样本检验),首先是方差齐性检验(Levene's Test for Equality of Variances)的 F 值(F)和 P 值(Sig.),如果 P 值大于 0.05,方差齐性,使用方差齐性(Equal variances assumed)行数据;如果 P 值小于等于 0.05,方差不齐,使用方差不齐(Equal variances not assumed)行数据。本例 $F=0.402$,$P=0.531$,方差齐性,使用方差齐性(Equal variances assumed)行数据。t 检验结果:$t=-1.283$,$P=0.211$,差异无统计学意义,不拒绝 H_0,尚不能认为老年性慢性支气管炎病人与健康人的尿中 17 酮类固醇排出量(mg/dl)有差别,即尿中 17 酮类固醇排出量不能作为老年性慢性支气管炎病人的诊断依据。

3. χ^2 检验

例 某医院分别用中西药治疗慢性气管炎患者,结果西药组治疗 60 人,有效 48 人,中药组治疗 55 人,有效 48 人,问两种药物的疗效有无差别?

【分析】 两种药物的疗效比较属于两个样本率的比较,应该用四格表 χ^2 检验。

【操作】

(1) 先将资料列成整理表如下表:

药物	有效人数	无效人数	合计	有效率(%)
西药	48	12	60	80.0
中药	52	3	55	94.5
合计	100	15	115	87.0

(2) 在 SPSS 数据编辑区中,依次将西药组的有效人数、无效人数和中药组的有效人数和无效人数输在第一栏,药物变量输在第二栏,西药用"1"表示,中药用"2"表示,疗效输在第三栏,有效用"1"表示,无效用"2"表示。单击"Variable View(变量浏览)"将第一栏变量名改为"频数",第二栏为"药物",并在变量值(Values)定义中用"1"表示西药,"2"表示中药;第三栏为疗效,并在变量值(Values)定义中用"1"表示有效,"2"表示无效,点"Data View(数据浏览)"返回数据区(图 F2-11)。点"Data→Weight Cases"弹出加权例数(Weight Cases)对话框,选择"Weight Cases by Frequency Variable",选中频数变量后点右箭头送入 Weight Cases by Frequency Variable 框中,点"OK"返回主对话框。

(3) 在 SPSS 主菜单上点"Analyze→Descriptive Statistics→Crosstabs"弹出 χ^2 检验主对话框。在可选变量框中选药物变量点右箭头送入行变量 Row(s)框中,在可选变量框中选疗效变量后点右箭头送入列变量 Column(s)框中(图 F2-12)。

(4) 点"Statistics"打开统计量选项(Statistics)对话框,选中"Chi-square"后(图 F2-13)点"Continue"返回主对话框。点"Cells"打开单元显示选项,选中行百分数(Row)(图 F2-14),点"Continue"返回主对话框。点"OK"即可。

图 F2-11　数据录入

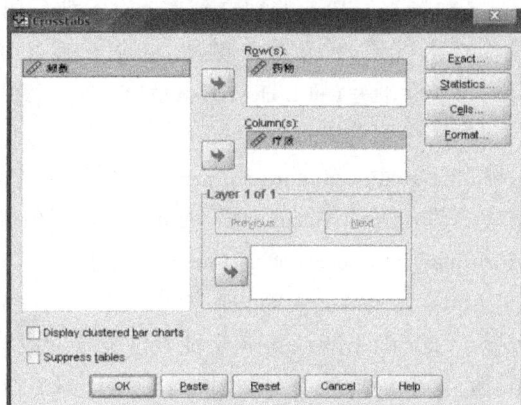

图 F2-12　χ² 检验主对话框

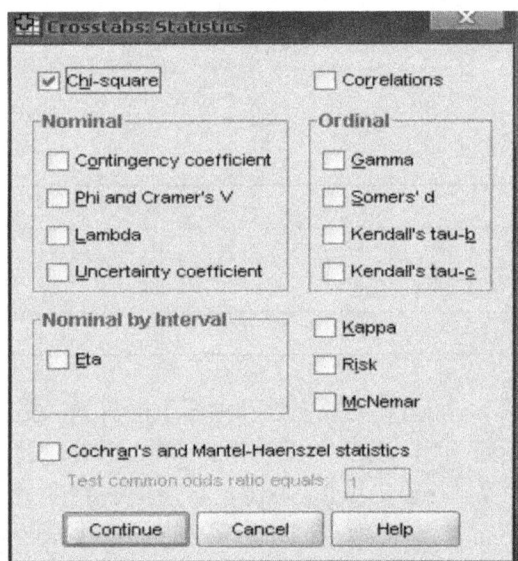

图 F2-13　χ² 检验统计选项对话框

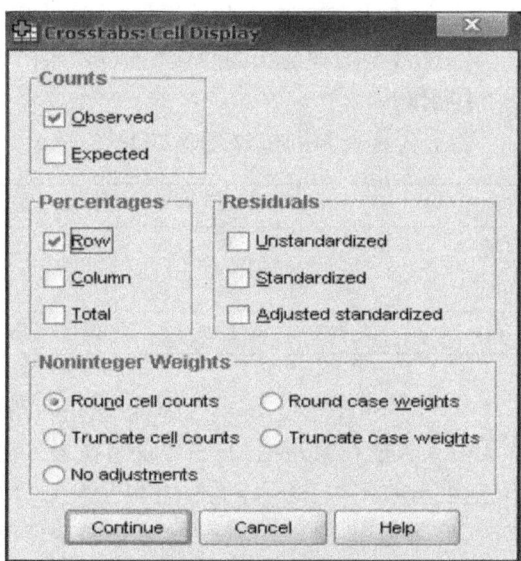

图 F2-14　χ² 检验单元选项对话框

【结果】　SPSS 的四格表 χ² 检验结果为：

Crosstabs

Case Processing Summary

	Cases					
	Valid		Missing		Total	
	N	Percent	N	Percent	N	Percent
药物 ＊ 疗效	115	100. 0%	0	. 0%	115	100. 0%

药物 * 疗效 Crosstabulation

			疗效		Total
			有效	无效	
药物	西药	Count	48	12	60
		% within 药物	80.0%	20.0%	100.0%
	中药	Count	52	3	55
		% within 药物	94.5%	5.5%	100.0%
Total		Count	100	15	115
		% within 药物	87.0%	13.0%	100.0%

Chi-Square Tests

	Value	df	Asymp. Sig. (2-sided)	Exact Sig. (2-sided)	Exact Sig. (1-sided)
Pearson Chi-Square	5.353[a]	1	.021		
Continuity Correction[b]	4.147	1	.042		
Likelihood Ratio	5.725	1	.017		
Fisher's Exact Test				.026	.019
Linear-by-Linear Association	5.306	1	.021		
N of Valid Cases	115				

a. 0 cells (.0%) have expected count less than 5. The minimum expected count is 7.17.

b. Computed only for a 2x2 table

【解释】　SPSS 的四格表 χ^2 检验结果第一个表为个案处理摘要表,有效例数 115,缺失值 0,总例数 115。

第二个表为两种药物的疗效频数表,西药治疗 60 人,有效人数 48 人,有效率 80.0%;中药治疗 55 人,有效人数 52 人,有效率 94.5%;两种药物共治疗 115 人,有效人数 100 人,有效率 87.0%。

第三个表为 χ^2 检验结果表,未校正 χ^2 值(Pearson Chi-Square)、校正 χ^2 值(Continuity Correction)、似然比估计(Likelihood Ratio)、费雪尔精确概率法(Fisher's Exact Test)等。如果总例数(N)和理论数(T)均大于 5,应用未校正 χ^2 值(Pearson Chi-Square);如果 $N \geqslant 40$,有 $1 \leqslant T < 5$,应用校正 χ^2 值(Continuity Correction);如果 $N < 40$ 或 $T < 1$,应用费雪尔精确概率法(Fisher's Exact Test)。本例全部理论数大于 5〔0 cells (.0%) have expected count less than 5〕,最小理论数为 7.17(The minimum expected count is 7.17),未校正 χ^2 值(Pearson Chi-Square)为 5.353,双侧 P 值〔Asymp. Sig. (2-sided)〕为 0.021,差异有统计学意义,拒绝 H_0,接受 H_1,可认为两种药物疗效有差别,中药治疗慢性气管炎患者的疗效高于西药。

（罗家洪）

三、STATA 统计软件包

Stata 统计软件包是由美国计算机资源中心(Computer Resource Center)研制,现在为 Stata 公司的产品,目前使用的最新版本为 11.0 版。Stata 具有数据管理软件、统计分析软件、绘图软件、矩阵计算软件和程序语言的功能特点,Stata 特点是短小精悍、功能强大,操作灵活、简单、易学易用,运算速度极快。Stata 一直坚持使用命令行/程序操作方式,命令语句极为简洁明快,输出结果简洁、图形精美,图形可直接被图形处理软件或字处理软件如 WORD 等直接调用。

Stata11.0 启动后的界面如下图,与 Windows 版本的软件一样,具有菜单栏、工具栏等。Stata 窗口主要有 4 个窗口:依次为命令回顾窗口(Review)、结果窗口(Results)、变量名窗口(Variables)、命令窗口(Command),见图 F3-1 所示。

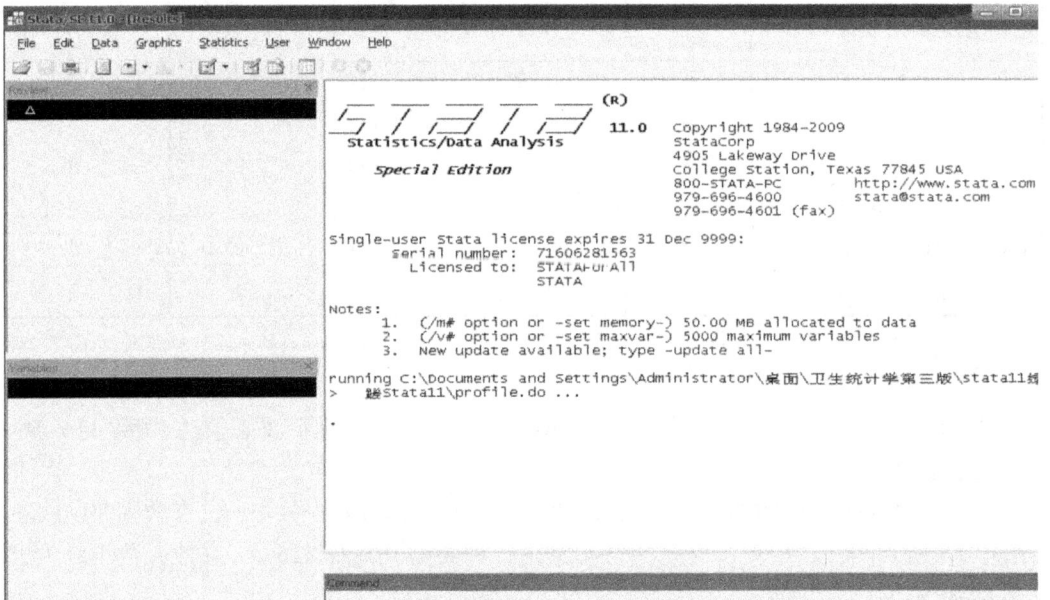

图 F3-1　Stata 主界面

Stata 的统计功能很强,具有以下统计功能:①计量资料分析,包括参数估计、t 检验、单因素和多因素的方差分析、协方差分析、交互效应模型、平衡和非平衡设计、嵌套设计、随机效应、多个均数的两两比较、缺项数据的处理、方差齐性检验、正态性检验、变量变换等。②分类资料分析,包括参数估计、列联表分析(χ^2 检验、确切概率法等)等。③等级资料分析,包括秩和检验、等级相关等。④相关与回归分析,包括简单相关与回归分析、多重线性回归、加权回归、二阶段回归等。⑤危险度分析,包括条件和非条件的 Logistic 回归、多分类与有序分类的 Logistic 回归、Probit 回归等。⑥生存分析,包括基线生存曲线的估计、相对危险度的估计、Kaplan-Meier 生存曲线、寿命表分析、Cox 比例风险模型等。⑦其他方法,包括诊断试验评价等。

Stata 的语法格式 Stata 的操作几乎完全依靠执行各种语句命令来进行,Stata 命令是由命令关键词、参数、选项等构成的字符串,注意所有命令、函数、变量名等都区分大小写,如"y"和"Y"属于两个变量,语句书写完毕后不需要特殊的结束符,Stata 自动将一行字符串按照一条命令来处理,即同一条命令必须在同一行中书写,而不同的命令必须出现在不同行中。

Stata 命令的基本语法格式如下:

[特殊选项:]关键词 命令参数[,命令选项]

如"input x y"输入变量"x"和"y","ttest $x=y$"用"x 和 y"做配对 t 检验。"input"和"ttest"属于关键词,"x"、"y"和"$x=y$"为命令参数。

Stata 操作方式有两种,命令行操作和程序方式操作。

1. 命令行操作

在 Command 窗口中直接输入每一行命令,输入后同时在命令回顾窗口和结果窗口显示,如对例 1 作配对 t 检验。

例 15 名接种卡介苗的儿童,8 周后用两批不同的结核菌素,一批是标准结核菌素,一批是新制结核菌素,分别注射在儿童的左右前臂。以皮肤浸润直径(mm)为指标。数据如下表所示,问标准品与新制品皮肤浸润直径(mm)差异有无统计学意义?

编号	1	2	3	4	5	6	7	8	9	10	11	12	13	14	15
标准品	12.0	14.5	15.5	13.0	12.0	10.5	7.5	9.0	15.0	13.0	14.0	14.0	6.5	11.0	5.5
新制品	10.0	10.0	12.5	10.0	5.5	8.5	6.5	5.5	8.0	6.5	5.5	10.0	4.0	3.5	3.5

依次在命令窗口输入 input x y,回车,12.0 10.0 回车,…,5.5 3.5 回车,end 回车,输入结果在 Review 窗口和 Results 窗口同时显示,变量则在 Variables 窗口显示图 F3-2。

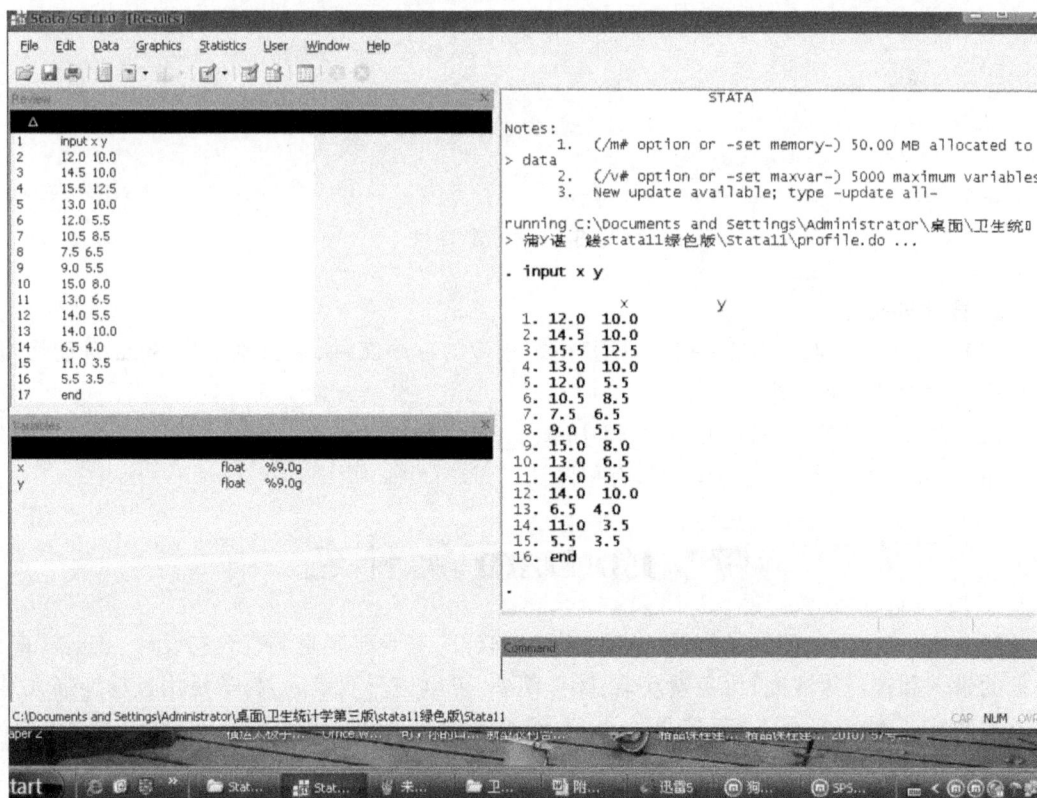

图 F3-2 数据录入

输入数据后如要保存数据,则输入"save 文件名"即可,如"save t-test1"回车即可进行配对 t 检验,结果在 Results 窗口中显示,依次显示 x 和 y 变量的例数[Obs(n)]、均数(Mean)、标准误(Std. Err.)、标准差(Std. Dev.)、95% 可信区间(95% Conf. Interval),接着输出 t = 6.9050,P = 0.0000 即 P<0.0001(图 F3-3)。按 α = 0.05 水准,拒绝 H_0,接受 H_1,差异有统计学意义,标准品与新制品皮肤浸润直径(mm)不同,新制品皮肤浸润直径(mm)小于标准品,即新制品质量优于标准品。

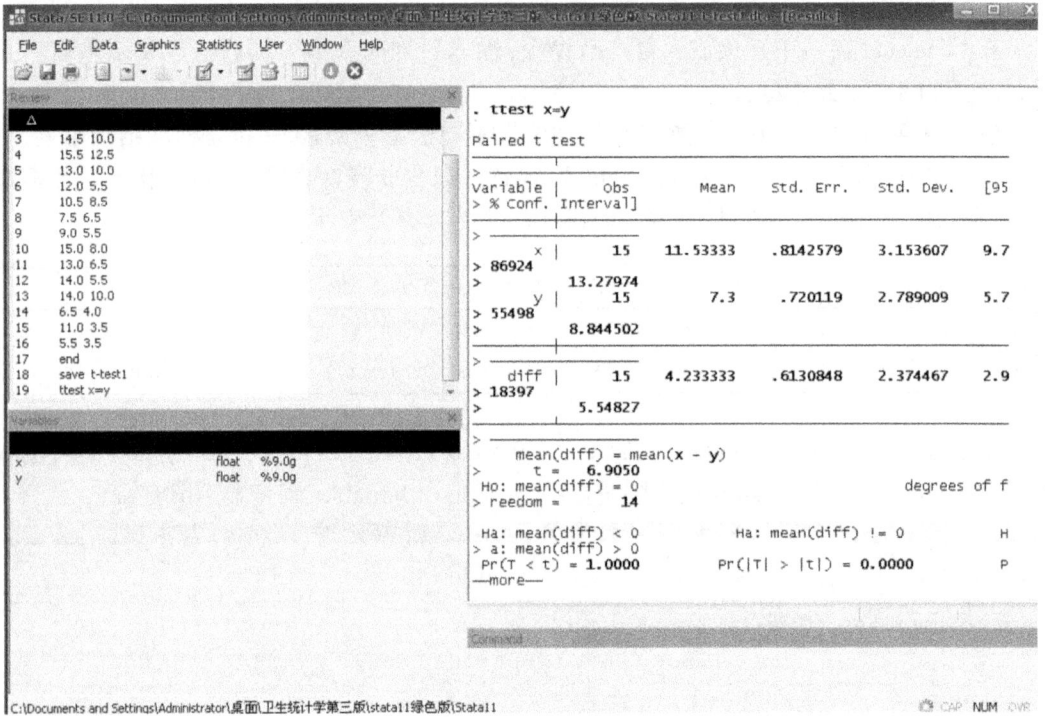

图 F3-3　显示统计结果

2. 程序式操作

(1) 使用菜单:点击"File→do",打开指定相应的程序文件,点击确定后 Stata 自动运行并执行文件中的所有程序。

(2) 命令行方式:在 Command 窗口中输入"do 路径与文件名",结果与使用菜单方式一样,Stata 自动运行并执行文件中的所有程序。

四、EpiData 软件包

EpiData 是一个免费的数据录入和数据管理软件,主要功能是调查表的设计、数据核查、数据的录入和管理等方面,可免费获取,操作简单,可以进行双录入,易学易用且功能强大是该软件的主要特点。开发者是丹麦欧登塞的一个非盈利组织 The EpiData Association(http://www.epidata.dk/)。程序设计者为 Jens M. Lauritsen,Michael Bruus 和 Mark Myatt。该软件目前有多种语言版本,如丹麦语、中文、法语、西班牙语、俄语、阿拉伯语、英语等。

EpiData 的工作原理源自 DOS 版本的 Epi Info 6,但是工作界面为 Windows 版。EpiData 的安装、运行不会依赖系统文件夹中的任何文件,也不会在电脑的系统文件夹中安装或替代任何 DLL 文件。程序设置等参数被保存在 EpiData. ini 的文件中。可以通过 setup. exe 在计算机中安装这个程序;也可以直接拷贝 EpiData. exe 文件到计算机中,同样可以运行。目前常用的版本是 EpiData3. 1,启动后窗口如图 F4-1 所示。

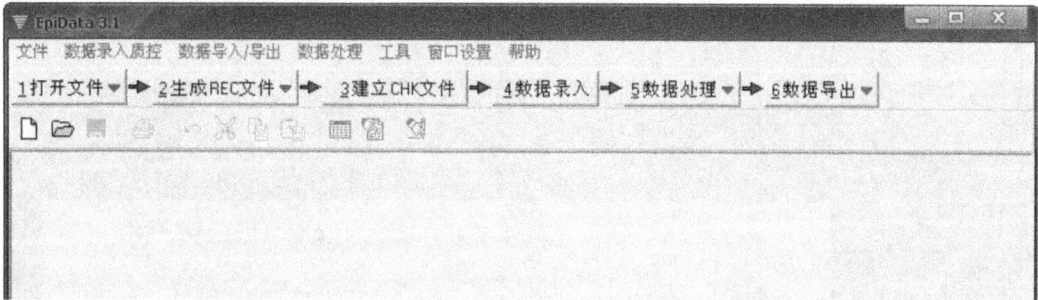

图 F4-1　EpiData 主界面

（一）建立调查表文件

使用 EpiData 录入数据的第一步,先建立数据库。如调查感冒时我们需要先写一个后缀是". qes"的"调查表文件",点击"打开→生成 QES 文件"窗口,可在 Word 中编辑如下问题后拷贝复制到生成 QES 文件窗口中(图 F4-2)。

（1）患者编号({BH}):@###

（2）性别({sex}):#1男 2女

（3）年龄({age}):@##

（4）诊断({ZD}):#1普通感冒 2流行性感冒

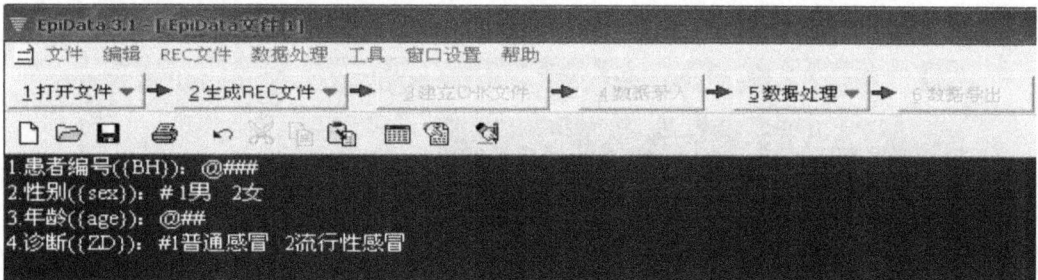

图 F4-2　建立 EpiData 文件

"患者编号"只是起到提示作用,在由. qes 文件生成数据库文件时不编译,就是说在数据库里面它还是显示"患者编号";后面括号{}里的"BH"是字段名,用{}定义字段名是 Epidata 字段命名的一种方式,当然如果不加的话也可以,Epidata 会根据系统的设置自动生成字段名(像这种:x1aa,x2,x3ae 等等);再后面的@###:@表示一种对齐方式,###是用来定义前面那个 BH 字段的属性的,#代表一位数字,###就代表 3 位数字,即患者编号最大只能输入 999。

(二) 生成 QES 和 REC 文件

点击"生成 REC 文件→生成 REC 文件→是→输入文件名(感冒调查)→保存→确定→确定→确定"即可(图 F4-3)。

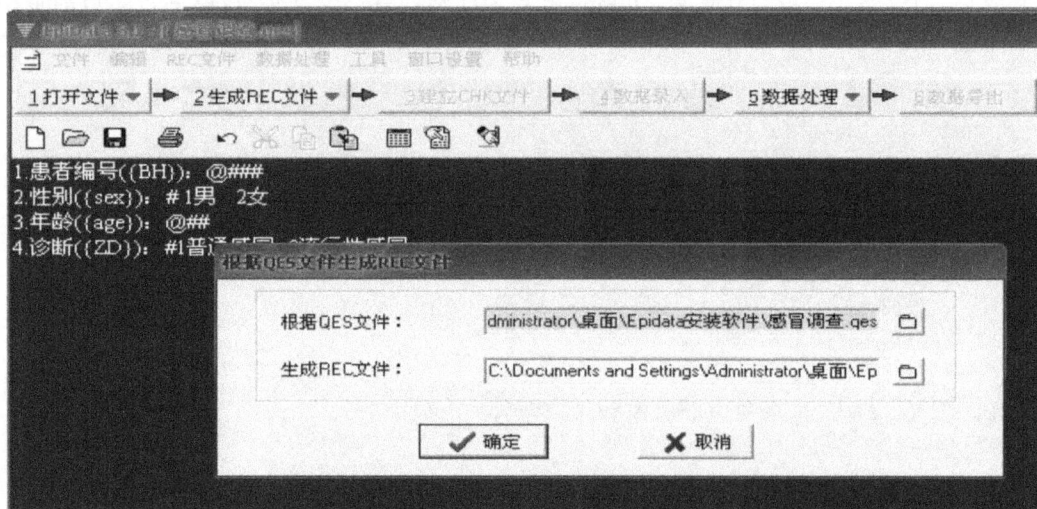

图 F4-3 生成 REC 文件

(三) 建立 CHK 文件

点击建立 CHK 文件,选择"感冒调查.REC"文件,点击打开"感冒调查.CHK"文件进行设置,选择变量,对变量数据的范围、合法数据设计(Range,Legal),跳跃(Jump)、是否必须输入(Muster enter)、重复次数(Repeat)、变量值标签(Value Label),如选择性别变量,Range,Legal 设为"1-2,1 2";Muster enter 为 Yes,Repeat 为 No,Value Label 为 1 男,2 女(图 F4-4),点击保存即可。

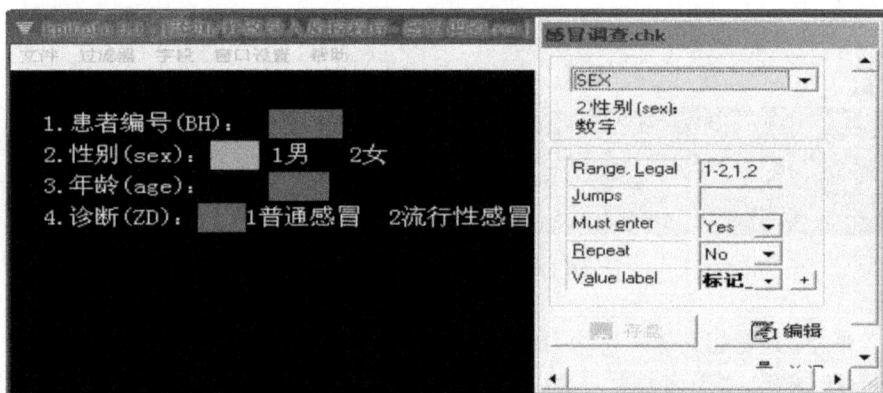

图 F4-4 建立 CHK 文件

(四) 输入数据

打开先前生成的那个"感冒调查.rec"文件,呈现在我们面前的就是数据录入界面(图 F4-5)。依次输入数据,如果设置了范围、合法数据,输入其他数据则提示非法录入,同时提示数据范围和合法数据,如输入编号"05"时,性别输入为"3",系统提示非法录入,同时提示"1-2,1,2"是合法数据(图 F4-6)。

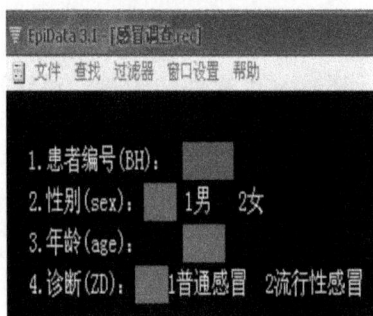

图 F4-5 数据录入界面

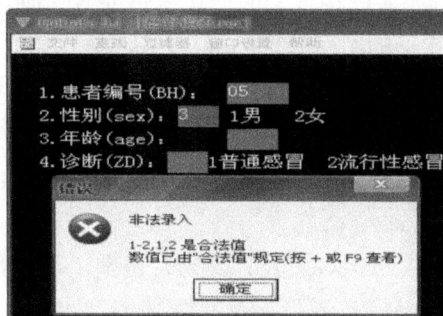

图 F4-6 非法录入提示

(五) 数据处理和数据导出

数据录入完成后可以进行数据处理或导出。

(1) 数据处理:点击数据处理可以进行一致性检验(对调查表双录入后的差异比较)、可靠性检验(对录入后的 REC 文件进行质控)、按字段统计记录条数等。

(2) 数据导出:点击数据导出可以将数据导出成 TXT、DBF、XLS、DTA、SPS、SAS 文件等,供 SAS、SPSS 等统计软件包使用。

(罗家洪)

五、PEMS 统计软件包

(一) PEMS 概况

PEMS 是《中国医学百科全书·医学统计学》统计组合软件 Package for Encyclo- paedia of Medical Statistics 的英文缩写。本软件由原华西医科大学卫生统计教研室编制,它以《中国医学百科全书·医学统计学》(以下简称《医百·医统》)的统计方法为蓝本,在 1986 年推出的 SOMS(即 PEMS1.0)的基础上进行多方面的改进后推出的。其中 1994 年推出 PEMS2.0 版,1996 年推出 PEMS2.1 版,2001 年推出 PEMS3.0 版,2003 年推出 PEMS3.1 版。以下就 3.1 版作一简单介绍。

(二) 主要特点

1. 方法齐全,功能完善 ①在前两版的基础上,参考了近年国内外医学统计学专著,精选了 118 种实用性较强的统计方法,增添了较多新方法,如 Meta 分析、诊断性试验等内容,极为全面、系统。并对软件进行严格测试,结果可靠。②数据编辑是电子表格的格式,内容清晰、直观。能直接读取或保存为 Excel、Access、FoxPro、txt(纯文本)数据文件。③编制的"结果编辑软件",可对分析结果直接编辑和打印。分析结果为 Word 文件格式。

2. 易学易用,有助教学 ①整个软件采用纯中文显示,建立数据和调用分析切换自如,操作简便,很适合基层人员使用。②PEMS 3.1 在软件的设计与使用上,与当今流行软件

(如 Office 97/2000)的界面和操作方式相同;配备的手册,对每种统计方法都有分析示例,并在应用条件、结果解释等方面作了简要阐述,与当前多种医学统计学及计算机教材保持一致。有助于医学统计学的计算机辅助教学或自学。

3. 完善的图形处理功能　PEMS3.1 增加了图形处理功能。能绘制常用统计图(线图、条图、散点图、箱图、饼图),还可作曲线拟合图、直线回归图、生存曲线图等。对图形的颜色、坐标、刻度、标题修改极为方便,作出的图形美观实用。

4. 在线联机帮助　访问 PEMS 网站:http://www.pems888.com。

(三) 主要方法

PEMS 统计软件包功能强大,包括了计量资料、分类资料、等级资料、多变量资料等统计方法(表 F5-1)。

表 F5-1　PEMS 主要方法

1. 统计设计	**3. 计数资料的分析**	升降趋势检验
样本含量估计(含九个条目)	计数资料描述	**5. 回归与相关**
单纯随机抽样	率的标准化	直线回归 (作图)
完全随机(两组及多组)设计	直接法求标准化率	总体回归直线的估计(作图)
随机区组(及配对)设计	间接法求标准化率	样本直线回归方程与指定直线方程的
交叉设计	二项分布的应用	比较
析因设计	二项分布的概率计算	两直线回归方程的比较与合并
正交设计	总体率的可信区间	多个直线回归方程的比较与合并
拉丁方设计	Poisson 分布的应用	(作图)
裂区(分割)设计	Poisson 分布的概率计算	直线相关
重复测量设计	Poisson 分布总体均数的可信区间	样本相关系数与总体相关系数的比较
2. 计量资料的分析	Poisson 分布两个均数比较	两直线相关系数的比较与合并
计量资料的描述(含正态性检验)	Poisson 分布间杂性检验	多个直线相关系数的比较与合并
频数表的编制	样本率与总体率比较	等级相关
总体参数的估计	两个样本率比较	曲线拟合
(均数、几何均数、百分位数)	多个样本率比较	正态曲线拟合(作图)
总体方差的估计	样本构成比的比较	指数曲线拟合(作图)
两个或多个方差齐性检验	配对计数资料的分析	双曲线拟合(作图)
样本均数与总体均数比较	计数资料的相关分析	多项式曲线拟合(作图)
两样本均数比较	R×2 表线性趋势分析	Logistic 曲线拟合 (作图)
两样本几何均数比较	四格表资料的合并	Gompertz 曲线拟合 (作图)
多个样本均数比较	四格表的诊断性试验分析	曲线拟合优度比较
各实验组与对照组的均数比较	ROC 曲线及曲线下的面积	**6. 多变量分析**
配对计量资料比较	**4. 非参数法**	多元均数向量的比较
随机区组设计的分析	配对资料的符号秩和检验	配对设计均向量比较
交叉设计的分析	样本中位数与总体中位数比较	成组设计两样本均向量比较
析因设计的分析	两样本比较的秩和检验	成组设计多个样本均向量比较
拉丁方试验设计的分析	多个样本比较的秩和检验	回归分析
裂区(分割)设计的分析	各实验组与对照组比较的秩和检验	多元线性回归
正交设计的分析	随机区组设计的秩和检验	多元逐步回归
成组设计的协方差分析	游程检验	Logistic 回归
随机区组设计的协方差分析	游程个数检验	非条件 Logistic 回归
重复测量设计的分析	游程长度检验	条件 Logistic 回归

续表

Poisson 回归	主成分分析	Meta 分析
指数回归	因子分析	计量资料的 Meta 分析（作图）
Cox 回归	**7. 其他统计分析**	计数资料的 Meta 分析（作图）
主成分回归	Ridit 分析	寿命表
相关分析	样本与参照组比较	简略寿命表
线性相关	两样本比较	去某死因寿命表
典型相关	多个样本比较	圆形分布法
判别分析	危险度分析	单一样本角度资料的分析
多类判别（Fisher 法）	队列研究	两样本角均数的比较
逐步判别（Bayes 法）	配对病例对照研究	半数效量
聚类分析	生存分析	**8. 统计图**
样品系统聚类	生存率分析（Kaplan-Meier 法）	条图、线图、散点图、箱图、圆图
指标系统聚类	（作图）	直方图
样品逐步聚类	生存率分析（寿命表法）（作图）	
有序样品聚类	Cox 回归	

（四）PEMS 软件安装

PEMS 软件的安装非常简单，点击光盘上相应版本（LPT 加密狗标准版、USB 加密狗标准版、赠送版等）中的 setup.exe 程序，并根据提示进行选择即可安装。

（五）PEMS 操作方法

安装后会在桌面上自动显示图标，插入加密狗，双击即可进入系统数据窗口（图 F5-1），按照所需目的选择菜单并根据提示输入有关信息后即可得出结果。具体来说，有两种基本的操作模式：

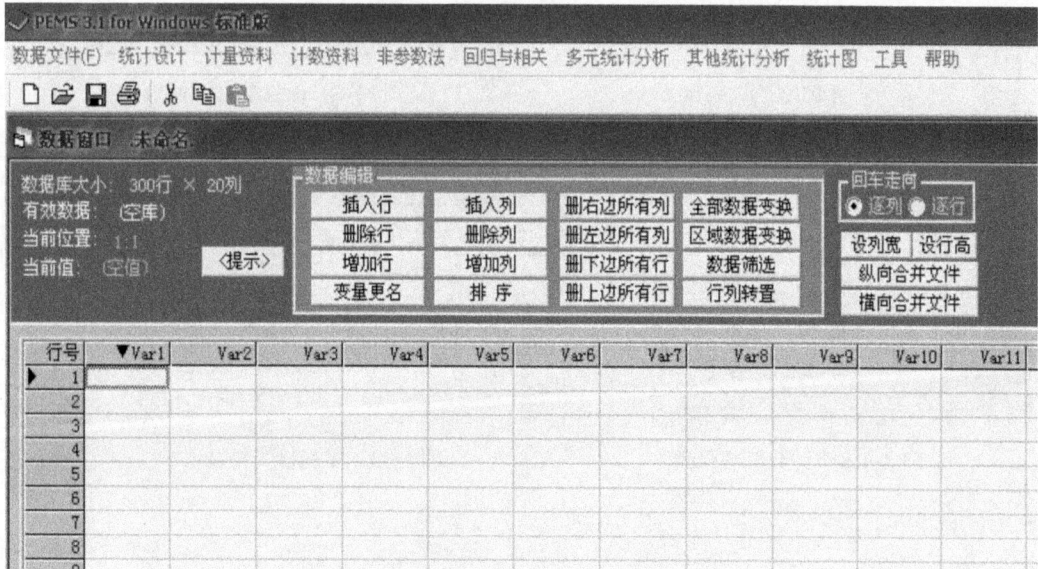

图 F5-1 PEMS 主界面

（1）点击分析菜单→屏幕录入基本数据→［修改或选择选项］→点击确定按钮。

（2）建立数据库→点击分析菜单→［修改或选择选项］→点击确定按钮。

模式 1 主要用于四格表资料分析和已知均数、标准差后的计量资料分析。其缺点是既不能保存数据，也不能对输入的数据作修改（图 F5-2）。

模式 2 就是在运行程序之前，先把原始数据录入并以数据文件的形式存磁盘。这种方式不仅实现了数据保存，也实现了多个程序对同一数据的共享，还可以对数据进行修改。特别是数据较多时，这些特点显得更突出。关键是要按不同设计类型（如配对、完全随机、区组等）来建立不同格式的数据库。计量配对资料数据输入见图 F5-3，三组或以上计数资料输入见图 F5-4，多变量资料见图 F5-5。

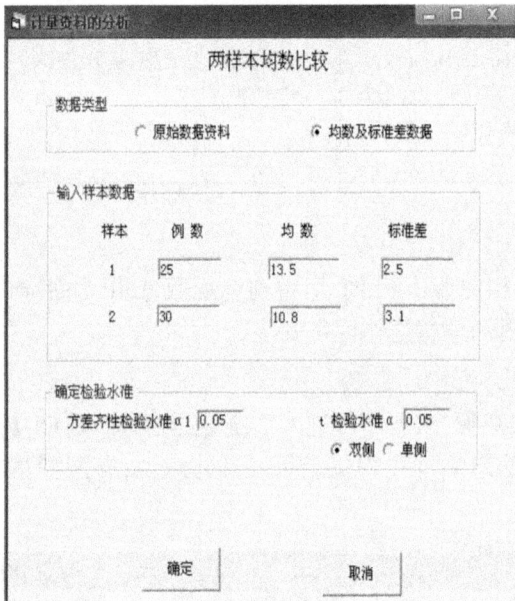

图 F5-2　模式 1

图 F5-3　计量配对资料录入

图 F5-4　多组计数资料录入

图 F5-5　多变量资料录入

（罗家洪）

附录二　模拟考试题

临床医学、口腔、麻醉、护理等各个专业《流行病学》模拟 考试试卷(A 卷)(一)

(考试时间:100 分钟) 考试日期_____年___月___日

姓名_____班级_____学号_____成绩_____

一、名词解释(每个 3 分,共 21 分)

1. 病例对照研究
2. 发病率
3. 暴发
4. 暴露
5. 筛检
6. 普查
7. 偏倚

二、是非题(正确记"+",错误记"-",每题 1 分,共 10 分)

1. 实验性研究与观察性研究的主要区别:是否人为施加干预措施。　　　　　(　　)
2. 在进行移民流行病学研究时,发现日本移居美国的人群胃癌的死亡率低于日本本土居民, 而与美国白人相近(略高),这个结果说明胃癌是多因子遗传病,在日本有高发因素。(　　)
3. 个案调查一般不宜分析变量与疾病或健康状况是否存在关系,在病因研究中只能起到提 出假设的作用。　　　　　　　　　　　　　　　　　　　　　　　　　　　(　　)
4. 病例对照研究可以同时研究多个因素与某种疾病的联系。　　　　　　　(　　)
5. 灵敏度和特异度是评价诊断试验可靠性的指标。　　　　　　　　　　　(　　)
6. 队列研究适合于罕见病的病因研究。　　　　　　　　　　　　　　　　(　　)
7. 酒与铅同时进入人体后,其病因学效应是协同关系。　　　　　　　　　(　　)
8. 偏倚一般可分为选择偏倚、信息偏倚和测量偏倚。　　　　　　　　　　(　　)
9. 新生儿在住院 48 小时内出现单纯疱疹、弓形体病、水痘等属于医院感染。　(　　)
10. 分子流行病学只能检测传染性疾病的分子生物标志。　　　　　　　　　(　　)

三、选择题(从 a~e 中选出一个最佳答案,每题 1 分,共 10 分)

1. 流行病学的主要用途有(　　　)

    a. 研究疾病的主要病因　　　　　　　　b. 研究人群的健康状况,做出"群体诊断"

    c. 研究疾病的防治策略和措施　　　　　d. 评价疾病的防治效果

    e. 以上均是

2. 流行病学病因定义是(　　　)

   a. 只要疾病发生,必然有病因存在　　　b. 病因存在,必然引起疾病

   c. 引起病理变化的因素　　　　　　　　d. 引起疾病发生概率升高的因素

   e. 引起疾病发生的诸多因素

3. 某病的病死率是指(　　　)

   a. 每 10 万人口中的粗死亡率　　　　　b. 某病患者中的死亡百分比

   c. 特殊原因引起的某病死亡率　　　　　d. 某病在所有死因中的比例

   e. 任何疾病的死亡结局

4. 某医师检查了1000人的HBsAg,结果发现100人阳性,该调查最合适的描述指标为(　　　)

   a. 发病率　　　　b. 患病率　　　　c. 罹患率　　　　d. 感染率　　　　e. 生存率

5. 队列研究时,当研究对象多且变化较大、随访时间长,应采用以下哪项指标测量疾病率(　　　)

   a. 发病率　　　　b. 发病密度　　　　c. 累积发病率　　d. SMR　　　　e. 患病率

6. 在一个城市里,甲型肝炎的发病率每年 3~5 月份有升高,这种现象称为疾病的(　　　)

   a. 暴发　　　　b. 流行　　　　c. 季节性　　　　d. 周期性　　　　e. 长期变异

7. 综合描述疾病的"三间分布",最经典的流行病学方法是(　　　)

   a. 出生队列研究　　　　　　b. 横断面研究　　　　　　c. 移民流行病学

   d. 血清流行病学　　　　　　e. 遗传流行病学

8. 病例对照研究的性质是(　　　)

   a. 回顾性研究　　　　　　　b. 前瞻性研究　　　　　　c. 横断面研究

   d. 描述性研究　　　　　　　e. 干预性研究

9. 心肌梗死与吸烟的关系的病例对照研究中,100 例心肌梗死者中,50 例有吸烟史,而在 200 个未患该病的对照中,也有 50 个有吸烟史。那么,该研究中,暴露于吸烟的 OR 值为(　　　)

   a. 1.0　　　　b. 1.5　　　　c. 2.0　　　　d. 3.0　　　　e. 5.0

10. 试验标准确定后,诊断结果的阳性预测值取决于(　　　)

   a. 灵敏度　　　b. 特异度　　　c. 患病率　　　d. 符合率　　　e. 约登指数

四、应用题(59 分)

1. 为评价某项诊断胃癌的新试验的真实性,选取 1000 人作为研究对象,其中被金标准诊断为胃癌的有 500 人,新试验的诊断为胃癌的阳性率为 40%,两者诊断一直阳性率为 30%。(10 分)

【问题】

(1) 列出数据分析表

(2) 计算除灵敏度外的其余评价真实性的指标

(3) 解释以上计算结果的意义

2. 某医学院晚餐后有 256 个学生分别出现不同程度的心悸、胸闷、恶心、呕吐、四肢乏困、气短、全身麻木、四肢无力、不能行走、心率减慢、心律不齐、血压下降、呼吸困难等,送附属

医院急诊科对症治疗抢救。(15分)

【问题】

(1) 患者发病原因是什么？

(2) 疾病的三间分布如何？

(3) 该疾病的防治对策如何？

3. 某市医院某医师以不明原因收治一例转诊危重急性肺炎病人,该患者男性,35岁,农民,主要养殖猪、鸡和鸭,两天前因发热、头痛、咳嗽、喉痛、身体疼痛、肌肉痛、疲倦、眼睛发红,以上呼吸道感染住县医院治疗,对抗生素无效,因病情加重,高烧39.5℃、急性肺炎转市医院治疗。(15分)

【问题】

(1) 患者发病原因是什么？

(2) 该疾病的防治对策如何？

(3) 怎样调查该患者的病因？

4. 2006年3~5月,川东北N市D镇陆续出现5例奇特发病死亡事件。5例死亡者的共同临床经过是:突然发病,表现为心慌、气紧胸闷、心悸、烦躁、四肢乏力、不能行走,甚至不能站立、口吐白沫,呼吸窘迫、衰竭、死亡。死者间隔10天,其中男2,女3,年龄7~14岁,分属两个有血亲关系的家庭。(11分)

【问题】

(1) 患(死)者发病及死亡的原因是什么？

(2) 疾病的流行病学特征如何？

(3) 应如何防范该疾病？

5. 某医师研究一项新技术对临床疾病诊断的意义,在实验设计当中实验组选用被金标准证实有病的典型的病例,而对照组则选用了即使仅靠临床诊断也有把握排除的、甚至是完全无病的健康人。结果表明应用此项新技术对临床疾病的诊断有很高的灵敏度和特异度,并且该医师认为其是最有潜力的筛查和诊断工具。(8分)

【问题】

(1) 该医师的做法是否正确？

(2) 该实验设计存在哪些问题？

(罗家洪)

临床医学、口腔、麻醉、护理等各个专业《流行病学》模拟考试试卷(A卷)(二)

(考试时间:100分钟) 考试日期_____年___月___日

姓名_____ 班级_____ 学号_____ 成绩_____

一、名词解释(每个3分,共21分)

1. 疾病监测
2. 患病率
3. 流行
4. 暴露
5. 描述性研究
6. 抽样调查
7. 现况调查

二、是非题(正确记"+",错误记"-",每题1分,共10分)

1. 现场试验与社区干预试验均以某病病人为研究对象。 ( )
2. 某病的病死率指的是某病在所有死因中的比例。 ( )
3. 描述性研究的资料来源可以是常规登记资料。 ( )
4. 从因果关系的角度看,病例对照研究属于"由果推因"的研究方法。 ( )
5. ROC曲线上敏感度最高的点或邻近点是确定参考值的最佳临界点。 ( )
6. 队列研究的对象可以只选具有某种暴露特征的人群。 ( )
7. 吸烟是肺癌的必需且充分的病因。 ( )
8. 入院率偏倚、现患-新发病例偏倚、无应答偏倚都属于选择偏倚。 ( )
9. 意外事故就是伤害。 ( )
10. 分子流行病学与传统流行病学一样,难以揭示从暴露到疾病之间的秘密。 ( )

三、选择题(从a~e中选出一个最佳答案,每题1分,共10分)

1. ( )在揭示暴露与疾病的因果关系的探索过程中是最基础的步骤。
   a. 分析性研究   b. 实验性研究   c. 描述性研究
   d. 理论性研究   e. 以上都不是

2. 血吸虫病多存在于南方,这在地区分布上称为( )
   a. 自然地方性   b. 自然疫源性   c. 统计地方性
   d. 输入性   e. 外来性

3. 调查某地区幽门螺杆菌的携带情况,可采用( )
   a. 监测   b. 队列研究   c. 暴发调查
   d. 抽样调查   e. 病例对照研究

4. 在病例对照研究中如果病例组的某暴露史的比例显著地高于对照组,则可认为(　　)

　　a. 暴露是疾病的原因　　　　　　b. 该病与暴露存在联系　　　　c. 该病与暴露无联系

　　d. 该病是由于这种暴露引起的 e. 暴露与疾病有因果关系

5. 队列研究最大的优点是(　　)

　　a. 较直接地验证病因与疾病的因果关系 b. 发生偏倚的机会多

　　c. 对较多的人进行较长时间的随访　　　d. 研究要设立对照组

　　e. 研究的结果常能代表全人群

6. 对于某些危险、高度传染的疾病(甲型 H1N1 流感),选择的诊断试验应具有(　　)

　　a. 特异度高　　　　　　　　　　b. 灵敏度高　　　　　　　　　　c. 准确度高

　　d. 阳性预测值高　　　　　　　　e. 阴性预测值高

7. 某因素与某疾病可能有因果关系,下列哪种观点不正确(　　)

　　a. 暴露于该因素必须在疾病发生前　　　b. 患者中有该因素的比较高于非患者

　　c. 因素与疾病的发生呈剂量-反应关系　 d. 所有患者中均可发现该因素

　　e. 消除了该因素后可减少发生该病的危险性

8. 以医院的住院病例或门诊病例为调查对象,由于入院率或就诊率的不同造成偏差是(　　)

　　a. 抽样误差　　　　　　　　　　b. Berkson 偏倚　　　　　　　　c. 易感性偏倚

　　d. 混杂偏倚　　　　　　　　　　e. 无应答偏倚

9. 对某传染病接触者留验、检疫或医学观察是依据该传染病的(　　)

　　a. 传染期　　　b. 临床症状期　　　c. 恢复期　　　d. 潜伏期　　　e. 传染力

10. 以下属于精神疾病的是(　　)

　　a. 精神分裂症 b. 抑郁症　　　　c. 强迫症　　　d. 以上都是　　　e. 以上都不是

四、应用题(59分)

1. 某幼儿园自 2008 年 11 月 6 日~23 日,先后有 12 名儿童出现了以发热、头痛及红色皮疹为主的症状,皮疹特点为最初为红斑疹,数小时后变为深红色丘疹,再经数小时后发展为疱疹。少数病例还伴有咳嗽、流涕等。在当地儿童医院治疗后全部治愈。(10 分)

【问题】

(1) 患者发生的是何种疾病?

(2) 该病的三间分布如何?

(3) 该疾病应采取何种防治措施?

2. 某市历年来肺癌患病情况的统计结果显示,该市居民的肺癌患病率较高。2000 年,某课题组以该市全体常住居民为研究对象,采用抽样调查的方式,进行了居民肺癌患病率及其影响因素的调查研究。经统计学分析,农村患病率高于城市($P<0.05$),男性村民与女性村民患病率的差异无统计学意义($P>0.05$);Logistic 回归分析结果提示,煤矿作业史和室内燃煤空气污染与肺癌患病之间有正相关关系($P<0.05$)。据此课题组认为,煤矿作业史和室内燃煤空气污染是当地肺癌的病因。(15 分)

【问题】

（1）该研究采用了何种流行病学研究方法？

（2）该结论是否正确？为什么？

3. 大学生是一个特殊的社会群体,其心理问题阳性检出率呈逐年上升趋势,随着高等教育制度的改革、择业方式的改变,高校竞争意识不断增强、人际关系日益复杂,传统的医学教育模式只注重学生个人专业能力的培养,忽视了作为社会人的全面发展。再加上医学生繁重的学习任务,医学生要接受大量超负荷刺激,从而导致心理冲突乃至各种心理疾患的发生。某研究者为了解某医学院学生心理健康问题阳性检出情况及可疑的影响因素,从而为高等医学院校开展学生心理卫生工作提供某些线索,展开心理流行病学调查。（10分）

【问题】

（1）本次采用了什么流行病学调查方法？

（2）某医学院学生心理健康问题阳性检出情况如何？

（3）某医学院学生心理健康问题的可疑的影响因素是什么？

4. 吸烟是肺癌的病因已举世公认。可是怎样解释"不是所有吸烟者都得肺癌,不吸烟也得肺癌"的临床实际。（10分）

5. 一批成年男性准备参加运动锻炼来医院作体格检查。其中265例过去曾有心前区疼痛史。经冠状动脉造影与心电图运动试验检查,获得如下结果:在159例显示冠状动脉狭窄（≥75%）者中,心电图运动试验阳性为130例,阴性为29例。未显示冠状动脉狭窄的106例中,心电图运动试验阳性11例,阴性95例。（14分）

【问题】

（1）心电图运动试验对诊断冠状动脉狭窄有何意义？

（2）心电图运动试验的真实性如何？

（3）心电图运动试验的可靠性如何？

（4）心电图运动试验的预测值如何？

（罗家洪）

临床医学、口腔、麻醉、护理等各个专业《流行病学》模拟考试试卷(A卷)(三)

(考试时间:100分钟)考试日期_____年___月___日

姓名_____ 班级_____ 学号_____ 成绩_____

一、名词解释(每个3分,共21分)

1. 生态学研究

2. 罹患率

3. 诊断试验

4. 队列研究

5. 医院感染

6. 初级卫生保健

7. 暴露标志

二、是非题(正确记"+",错误记"-",每题1分,共10分)

1. 描述性研究主要包括横断面研究、生态学研究、病例对照研究等。　　　　(　)

2. 疾病的季节性研究仅适用于节肢动物作为传播媒介的疾病。　　　　(　)

3. 现况调查是描述性研究的一种,通过该研究可以得到疾病的发病率。　　(　)

4. 病例组有暴露史的比例显著高于对照组,则暴露与该病有因果联系。　　(　)

5. 队列研究的对象可以只选具有某种暴露特征的人群。　　　　(　)

6. 预评价A、B两种药物治疗心绞痛效果,100例病人接受A药治疗,观察了一个疗程后接受B药治疗,此对照方式为交叉对照。　　　　(　)

7. 对于治疗效果不理想,且确诊及治疗费用又较昂贵的疾病,则要求试验具有灵敏度高的判定标准。　　　　(　)

8. 如果病因假设清单没有包括真正的病因,Mill准则就不能提任何帮助。　　(　)

9. 许多性传播疾病可经胎盘、产道等途径由母亲传给胎儿,这种传播途径称为性接触传播。

　　　　(　)

10. 临床试验结果的好坏是一份高质量Meta分析报告的基础。　　　　(　)

三、选择题(从a~e中选出一个最佳答案,每题1分,共10分)

1. 下列哪种疾病没有明显的必需病因(　 　)

　　a. 流脑　　　　b. 高血压　　　　c. AIDS　　　　d. 痢疾　　　　e. 疟疾

2. 某市疾病预防控制中心的工作人员接到区疾控中心电话报告,称某小区出现一例甲型流感疑似病例,已收治入院。市疾控中心工作人员对其家庭进行了消毒。该消毒属于(　 　)

　　a. 预防性消毒　　b. 随时消毒　　c. 疫源地消毒　　d. 终末消毒　　e. 及时消毒

3. 在某社区开展的糖尿病普查中,有75%糖尿病患者的空腹血糖试验阳性。试问该值所反

映的是空腹血糖试验的(　　　)

 a. 灵敏度   b. 特异度   c. 假阳性率 d. 真阴性率 e. 一致率

4. 随机化分组可使试验组和对照组(　　　)

 a. 暴露因素均匀分布   b. 暴露因素不均匀分布

 c. 干预措施一致   d. 人群特征一致

 e. 试验结局出现概率一致

5. 恶性肿瘤的年龄别发病率变动类型有(　　　)

 a. 婴儿高峰型,发病率以婴儿时为多,以后明显下降

 b. 持续下降型,发病率随年龄持续下降,如肾母细胞瘤等

 c. 上升后下降型,发病率上升至一定年龄后下降

 d. 双峰型,发病率在人生过程中可出现两个年龄高峰

 e. 持续升高型,发病率随年龄持续升高,如胃癌、食管癌等

6. 对文献合并分析前应不可缺少的工作是(　　　)

 a. 标准化   b. 异质性检验 c. 方差齐性检验 d. 正态性检验 e. 敏感性分析

7. 膳食暴露的测量方法包括(　　　)

 a. 24 小时膳食回顾法   b. 食物记录法

 c. 定性食物频率法   d. 定量食物频率法

 e. 以上都是

8. 服用广谱抗生素所引起的二重感染,属于(　　　)

 a. 过度作用 b. 副作用   c. 后遗效应 d. 毒性作用 e. 继发反应

9. 下列哪一项不是突发公共卫生事件的预防与应急处理的工作程序中的内容?(　　　)

 a. 突发公共卫生事件应急处理指挥部(统一领导、统一指挥)启动预案

 b. 应急协调中心(卫生行政部门)

 c. 疾病控制中心、医疗救助机构

 d. 突发公共卫生事件现场(预防、控制)、人员疏散、医学防护、隔离观察

 e. 上报国际组织

10. 在分子流行病学研究中,根据研究目的不同一项生物标志(　　　)

 a. 作为暴露标志,就不能作为效应标志

 b. 作为效应标志,就不能作为暴露标志

 c. 有时作为效应标志,有时作为暴露标志

 d. 可作为暴露标志,又可作为效应标志

 e. 只能作为暴露标志

四、应用题(59 分)

1. 若某地发生伤寒的暴发,上级卫生部门派你去组织该项调查,你认为应从哪几个方面着手开展工作? (写出具体实施步骤)(8 分)

2. 采用某种方法对 100 例乳腺癌病人和 100 例非病人进行检测,其结果显示 100 例病人中 90 例为阳性;而 100 名非病人中有 5 名为阳性,请评价。(12 分)

【问题】

(1) 列出计算表格。

(2) 此方法的真实性和阳性预测值。

(3) 如果用该方法对一般正常人群进行乳腺癌筛检,你认为存在什么问题?如何解决?

3. 探讨母亲围产期放射暴露与儿童白血病的关系,选择 150 例白血病和 150 例非白血病儿童,调查得知白血病儿童中的 60 位母亲和非白血病儿童中的 30 位母亲曾在孕期做过放射诊断。(12 分)

【问题】

(1) 该研究为何种流行病学方法?

(2) 列出分析表格。

(3) 若 $\chi^2 = 14.3$,请对结果进行完整分析评述。

4. 某医师选择病例-病例研究分析吸烟与 p53 基因突变在膀胱癌发生中是否存在交互作用。选择临床确诊的膀胱癌患者为研究对象,收集其吸烟暴露信息,并检测 p53 基因突变情况,结果见下表。(12 分)

吸烟状态	病例组		OR(95%CI)
	p53 突变(p53+)	p53 未突变(p53−)	
吸烟	65(a)	41(b)	2.22(1.03~4.79)
不吸烟	15(c)	21(d)	

【问题】

(1)本例能否计算吸烟与膀胱癌及 p53 基因突变与膀胱癌关联的各自单独效应?

(2)本案例能否得到吸烟与 p53 基因突变的交互效应?

5. 患者,男,72 岁,因脑动脉硬化、脑梗死于 1999 年 1 月 11 日入院治疗。12 日开始给予葛根素注射液 500mg,每日 1 次,静脉点滴。1 月 23 日停药 3 天。1 月 26 日继续给药,用法用量同前。从 2 月 2 日开始,患者自诉乏力,头晕加重,食欲差,小便浓茶样。查体:皮肤、巩膜黄染,肝脾未触及。2 月 3 日急查肝功能显示总胆红素 36.5μmol/L,间接胆红素 30.5μmol/L,总胆酸 15μmol/L。血常规:红细胞 $2.11 \times 10^{12}/L$,血红蛋白 73g/L。考虑药物引起溶血,即停药。给予静脉点滴地塞米松,口服碳酸氢钠,并嘱多饮水,患者症状渐改善。2 月 24 日(停药 3 周后)复查血常规:红细胞 $3.36 \times 10^{12}/L$,血红蛋白 125g/L;肝功能检查正常。(15 分)

【问题】

(1)患者发生溶血的原因是什么?

(2)应如何判断药物与不良反应之间是否存在因果关系?

(3)如何预防与控制此类药物不良反应的发生?

(罗家洪)

临床医学、口腔、麻醉、护理等各个专业《流行病学》模拟考试试卷(A卷)(四)

(考试时间:100分钟) 考试日期_____年___月___日

姓名_____ 班级_____ 学号_____ 成绩_____

一、名词解释(先翻译,后解释。每个3分,共21分)

1. public health emergency

2. causal inference

3. screening

4. food frequency

5. exposure

6. quasi-experiment or semi-experiment

7. case-control study

二、是非题(正确记"+",错误记"−",每题1分,共10分)

1. 病因就是能使发病概率发生变化的因素。 ( )

2. 筛检试验就是诊断试验。 ( )

3. 被研究的因素可作为匹配因素进行匹配。 ( )

4. 不同的国家和地区的婴儿死亡率可直接进行比较。 ( )

5. 分子流行病学只能研究疾病,不能研究健康状态。 ( )

6. 有效率、治愈率、生存率是评价药物疗效的主要指标。 ( )

7. Meta分析是定性的系统评价。 ( )

8. "关联的合理性"是因果判断的必需标准。 ( )

9. 病例对照研究通常运用食物记录法了解过去的膳食情况。 ( )

10. 精神卫生流行病学的研究内容是各种精神疾病。 ( )

三、选择题(从a~e中选出一个或多个最佳答案,每题1分,共10分)

1. 据WHO估计目前全球约有4.5亿人患有精神疾病,占全球疾病负担的近( )%。
   a. 8   b. 9   c. 0   d. 11   e. 12

2. 乙酰化酶缺乏患者服用肼屈嗪时引起的红斑狼疮样反应属于( )
   a. 后遗效应   b. 撤药反应   c. 变态反应   d. 特异质反应   e. 毒性作用

3. 皮褶厚度测量最重要的部位是( )
   a. 上臂肱三头肌部   b. 肩胛下角部   c. 腹部
   d. 髂嵴上部   e. a+b+c

4. 下列属于突发公共卫生事件监测特点的是( )
   a. 系统地收集有关资料   b. 系统地汇总、分析资料

    c. 对资料置之不理   d. 系统地评价资料

    e. 及时反馈信息

5. 以下属于精神疾病的是(   )

    a. 精神分裂症   b. 抑郁症   c. 强迫症   d. 以上都是   e. 以上都不是

6. 下列关于发展中国家与发达国家在各种伤害的发展趋势上表述错误的有(   )

    a. 发达国家的道路交通伤害有逐年下降的趋势

    b. 发展中国家的他杀呈逐年上升的趋势

    c. 发达国家的职业性伤害有逐年上升的趋势

    d. 发展中国家的道路交通伤害有逐年上升的趋势

    e. 总体上发达国家的伤害死亡低于发展中国家

7. 恶性肿瘤的年龄别发病率变动类型有(   )

    a. 婴儿高峰型,发病率以婴儿时为多,以后明显下降

    b. 持续下降型,发病率随年龄持续下降,如肾母细胞瘤等

    c. 上升后下降型,发病率上升至一定年龄后下降

    d. 双峰型,发病率在人生过程中可出现两个年龄高峰

    e. 持续升高型,发病率随年龄持续升高,如胃癌、食管癌等

8. 循证医学的最佳证据的提供者包括(   )

    a. 临床流行病学家   b. 各专业临床学家

    c. 医学科学信息工作者   d. 卫生统计学家

    e. 社会医学家

9. 下列属于化学事故的特点的是(   )

    a. 发生突然   b. 防救困难

    c. 扩散迅速,受害广泛   d. 污染环境,较易洗消

    e. 影响巨大,危害很远

10. 冠心病的危险因素有(   )

    a. 高血压   b. 饮酒   c. 吸烟   d. 糖尿病   e. 劳累

四、应用题(59分)

1. 为了解某地 40 岁以上常住居民糖尿病的患病情况及其影响因素,2010 年 7 月,某研究者采用单纯随机抽样的方法,从当地 3 个县级医疗机构中各随机抽取了 200 名住院患者作为糖尿病筛检对象,按照 1999 年 WHO 推荐的糖尿病诊断标准检测空腹血糖,结果该 600 名对象中初筛为糖尿病者共 185 名。该研究者据此报道当地 40 岁以上常住居民的糖尿病患病率为 30.8%。(10 分)

【问题】

(1) 该研究采用了何种流行病学研究方法?

(2) 该结论是否可靠? 为什么?

2. 为研究户外(日晒)对唇癌发生的影响,研究者选择了 93 例唇癌患者及 100 例对照为研究对象,经调查,唇癌患者中有 66 例、对照中有 40 例为户外工作者。(10 分)

【问题】

(1) 该研究为何流行病学方法?

(2) 列出分析表格。

(3) 若 $\chi^2 = 18.65$,对结果进行分析。

(4) 计算比值比,若比值比的 95% 可信区间为(1.72,4.70),对该结果进行分析。

3. 某血吸虫流行区总人口为 1 万人,用金标准诊断其感染率为 12%,某医师采用灵敏度和特异度均为 90% 的新方法诊断血吸虫病感染者。(10 分)

【问题】

(1) 列出分析表格。

(2) 计算真阳性人数、真阴性人数、漏诊人数、误诊人数,并写出计算过程。

(3) 计算阳性预测值和阴性预测值。

4. 患者,女,从初一开始,经常感觉紧张、恐惧、头晕、肌肉紧绷、颤抖。要求自己走路的姿势要潇洒大方,感觉自己不是在走路,而是在舞台上表演。害怕碰见同学老师,担心表现不好,心里害怕,总是躲着他们。不断提醒自己走路要小心,不能把脏东西弄到鞋、脚或身上,看到脏东西心里就紧张,如果必须处于脏环境中,就浑身不舒服。平时洗澡洗衣服很费劲,耗时很长,老是担心哪里没洗干净,一提到洗澡就提不起精神,因为觉得麻烦经常不愿洗。跟母亲一起居住,俩人经常发生争吵,动不动就打骂母亲,下手很大力,母亲左手因此受伤不能抬高。打过以后患者又觉得内疚,但一受到刺激又反复。几乎每天都不能高兴起来,郁闷不堪,觉得生活没意义,度日如年,对未来感觉一片渺茫。请对此案例进行分析。(10 分)

5. WHO 从 20 世纪 70 年代开始进行了广泛的调查分析,发现世界上许多国家居民的生存条件恶劣,全世界 154 个国家中,有 70 多个国家的人均期望寿命不到 55 岁,有 50 个国家的婴儿死亡率在 100‰ 以上,发展中国家大约只有不到 1/3 的人口能够得到清洁的饮用水;传染病、寄生虫病流行,心脑血管疾病、癌症、意外事故等发病率上升;文化教育普及程度低,成人识字率低;社会经济发展不平衡;卫生资源分配不合理;人口剧增和老龄化,都成为保健资源的负担。(9 分)

【问题】

(1)针对上述状况,WHO 逐步明确了哪些观点?

(2)世界卫生组织提出的主要卫生目标是什么?

6. 某小学校的两个学生课间休息时,在学校空置的教室内玩耍。下午 1 时 40 分左右,学生玩耍的教室房顶突然坍塌,造成 1 人死亡,3 人重伤,18 人不同程度的伤害。事故发生后,学生得到及时的救治,所有受伤的学生病情得到稳定。请结合案例分析减少伤害的发生预防策略与措施?(10 分)

(罗家洪)